J.-P. Lepoittevin

C.J. Le Coz

Dictionnaire des allergènes de contact

Springer

Paris
Berlin
Heidelberg
New York
Hong Kong
Londres
Milan
Tokyo

J.-P. Lepoittevin
C.J. Le Coz

Dictionnaire des allergènes de contact

Avec la contribution de Peter J. Frosch

Avec 4 figures en couleur et 12 tableaux

Springer

Professeur Jean-Pierre Lepoittevin
(e-mail : jplepoit@chimie.u-strasbg.fr)
Laboratoire de dermato-chimie
Clinique dermatologique, CHU
67091 Strasbourg Cedex

Christophe J. Le Coz
(e-mail : christophe.lecoz@wanadoo.fr)
Cabinet de dermatologie
19, rue de l'Observatoire
67000 Strasbourg

Traduit de l'édition anglaise
Dictionary of Contact Allergens, 2007
ISBN: 978-3-540-74164-0

ISBN : 978-2-287-84879-7 Springer Paris Berlin Heidelberg New York

Springer est membre du groupe Springer Science + Business Media
Imprimé en France

Couverture : Jean-François Montmarché

Préface

La chimie joue un rôle majeur dans notre compréhension de l'allergie de contact, mais jouer avec les molécules n'est pas toujours chose aisée pour un non-spécialiste. Cet ouvrage a été rédigé pour familiariser le lecteur avec la structure de certaines molécules impliquées dans l'allergie de contact. Nous avons essayé de donner des informations utiles pour ceux qui souhaiteraient faire des recherches complémentaires dans la littérature ou sur Internet : le nom principal, les synonymes les plus importants, le numéro de registre du *Chemical Abstract Service* (CAS) qui est le numéro d'identification d'une molécule et quelques références importantes de la littérature. La comparaison de la structure chimique de deux molécules est le seul moyen pour discuter les réactions en allergie croisée lorsque plusieurs tests épicutanés sont positifs chez le même patient.
De nombreuses molécules listées dans cet ouvrage ne sont présentes ni dans la batterie standard européenne ni dans les batteries plus spécialisées, mais l'expérience montre que les patients peuvent les rencontrer dans leur environnement. C'est la raison pour laquelle nous avons ajouté à ce *Dictionnaire des allergènes de contact* quelques conseils sur la réalisation de tests épicutanés avec les produits apportés par le patient.

Bienvenue dans le monde de la chimie !

Sommaire

Dictionnaire des allergènes de contact : structures chimiques, sources et références

Christophe J. Le Coz et Jean-Pierre Lepoittevin

Introduction

Ce chapitre a pour objet de familiariser le lecteur avec les structures chimiques des molécules les plus impliquées dans les allergies de contact. Pour chaque molécule, le nom principal est utilisé mais les principaux synonymes sont également mentionnés. Le numéro de registre du *Chemical Abstract Service* (CAS), qui caractérise toutes les molécules, ainsi que la structure chimique sont présents. Le lecteur trouvera aussi quelques références de la littérature. Il n'est pas possible d'être exhaustif et certains allergènes n'ont pas été cités parce qu'ils étaient soit anciens, extrêmement rares ou parce que les descriptions étaient trop imprécises. Pour des raisons pratiques, les acrylates, cyanoacrylates et méthacrylates, les céphalosporines et les parabènes ont été groupés.

1. ABIÉTIQUE (ACIDE)

Numéro de registre CAS [514-10-3]

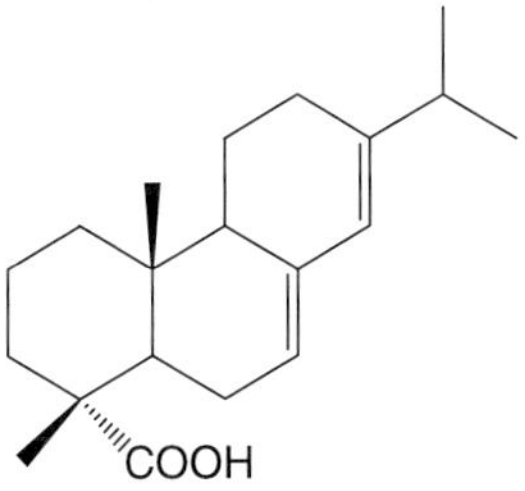

L'acide abiétique et l'acide déhydroabiétique forment, par réaction avec l'air, des produits d'oxydation allergisants. La détection d'acide abiétique dans un produit indique la présence de composés allergisants de la colophane dans le matériel testé.

Bergh M, Menné T, Karlberg AT. Colophony in paper-based surgical clothing. *Contact Dermatitis* 1994; 31: 332-3.
Karlberg AT, Bergstedt E, Boman A *et al.* Is abietic acid the allergenic component of colophony? *Contact Dermatitis* 1985; 13: 209-15.
Karlberg AT, Bohlinder K, Boman A *et al.* Identification of 15-hydroperoxyabietic acid as a contact allergen in Portuguese colophony. *J Pharm Pharmacol.* 1988; 40: 42-7.

2. ACÉTALDÉHYDE

Aldéhyde acétique, Éthanal, Aldéhyde éthylique

Numéro de registre CAS [75-07-0]

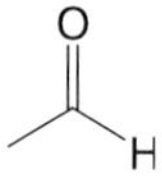

En tant que métabolite de l'éthanol, l'acétaldéhyde est responsable de la majorité des effets toxiques de celui-ci, en particulier hépatiques ou neurologiques. Un cas d'eczéma de contact allergique à l'acétaldéhyde a été rapporté dans l'industrie du textile. En effet, le diméthoxane, utilisé comme agent biocide dans les textiles, libérait de l'acétaldéhyde.

Eriksson CJ. The role of acetaldehyde in the actions of alcohol (update 2000). *Alcohol Clin Exp Res.* 2001; 25 (Suppl 5): 15S-32S.
Shmunes E, Kempton RJ. Allergic contact dermatitis to Dimethoxane in a spin finish. *Contact Dermatitis* 1980; 6: 421-4.

3. ACRYLAMIDE

Numéro de registre CAS [79-06-1]

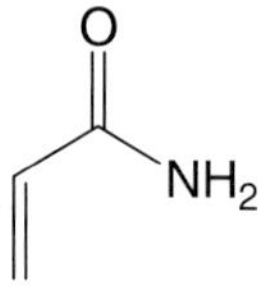

L'acrylamide est employé dans l'industrie des polymères, dans le traitement des eaux, la stabilisation des sols, et pour préparer les gels d'électrophorèses. Cette substance est neurotoxique, carcinogène, génotoxique, et peut entraîner des allergies de contact dans l'industrie et chez les employés de laboratoire.

Beyer DJ, Belsito DV. Allergic contact dermatitis from acrylamide in a chemical mixer. *Contact Dermatitis* 2000; 42: 181-2.
Dooms-Goossens A, Garmyn M, Degreef H. Contact allergy to acrylamide. *Contact Dermatitis* 1991; 24: 71-2.
Lambert J, Mathieu L, Dockx P. Contact dermatitis from acrylamide. *Contact Dermatitis* 1988; 19: 65.

4. ACRYLATES, CYANOACRYLATE ET MÉTHACRYLATES

Acrylique (acide) et acrylates

Numéro de registre CAS [79-10-7]

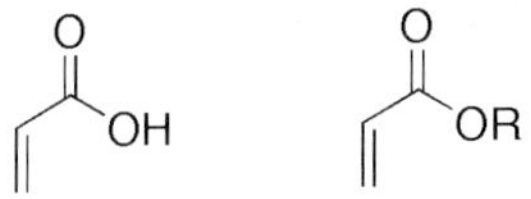

Acide acrylique Acrylate

Les acrylates sont les esters de l'acide acrylique. Les eczémas de contact allergiques professionnels ont été fréquemment signalés, et concernent principalement les salariés exposés aux colles et aux résines acryliques, les dentistes et leurs collaborateurs, ainsi que les esthéticiennes confectionnant des faux ongles.

Bisphénol A diglycidyléther diacrylate, 2,2-bis[4-(2-Hydroxy-3-acryloxypropoxy)phényl]-propane, (Bis-GA)

Numéro de registre CAS [8687-94-9]

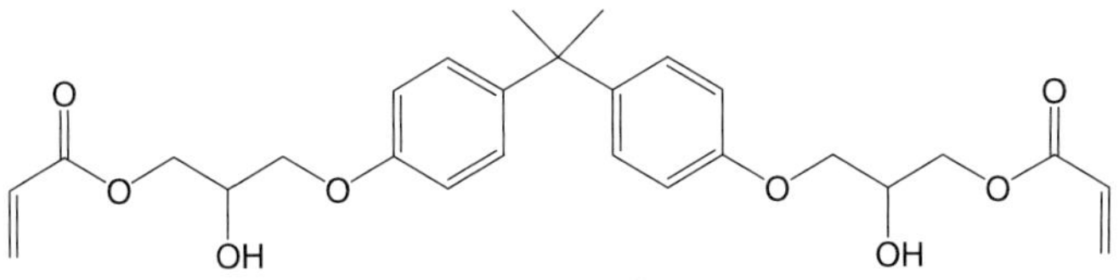

Le Bis-GA est un diacrylate. Il a été mis en cause dans un cas d'eczéma de contact chez un travailleur manipulant des peintures polymérisant en lumière ultraviolette.

Jolanki R, Kanerva L, Estlander T. Occupational allergic contact dermatitis caused by epoxy diacrylate in ultraviolet-light-cured paint, and bisphenol A in dental composite resin. *Contact Dermatitis* 1995; 33: 94-9.

Bisphenol A glycidyléther méthacrylate

Bis-GMA

Numéro de registre CAS [1565-94-2]

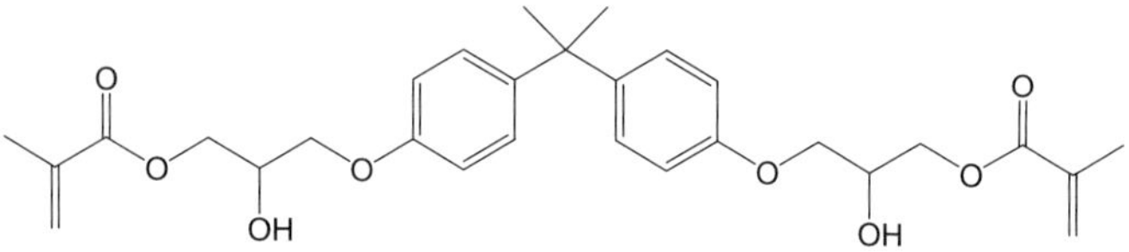

Le Bis-GMA est un méthacrylate. Les sensibilisations de contact apparaissent chez les dentistes, les esthéticiennes et onglières confectionnant des ongles photo-polymérisables et leurs clientes.

Kanerva L, Estlander T, Jolanki R. Allergic contact dermatitis from dental composite resins due to aromatic epoxy acrylates and aliphatic acrylates. *Contact Dermatitis* 1989; 20: 201-11.

1,4-Butanediol (diacrylate de)

Numéro de registre CAS [1070-70-8]

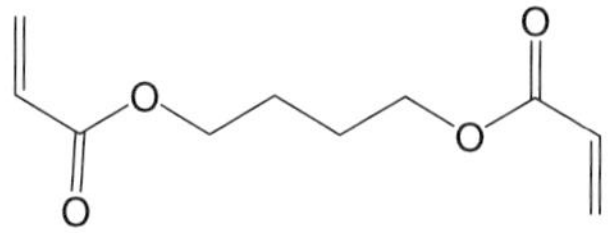

Diacrylate de 1,4-butanediol

Un patch test positif a été signalé chez un ouvrier d'une fabrique de peintures, sensibilisé au diacrylate-époxyde contenu dans une peinture photopolymérisable. Ce test positif résultait probablement d'une réactivité croisée.

Jolanki R, Kanerva L, Estlander T. Occupational allergic contact dermatitis caused by epoxy diacrylate in ultraviolet-light-cured paint, and bisphenol A in dental composite resin. *Contact Dermatitis* 1995; 33: 94-9.

1,4-Butanediol (diméthacrylate de)

Numéro de registre CAS
[2082-81-7]

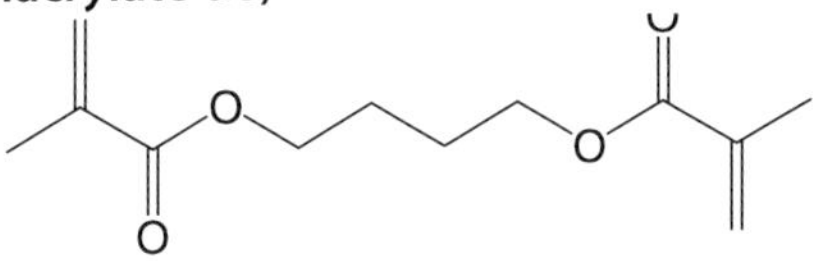

Diméthacrylate de 1,4-butanediol
La sensibilisation à cette substance a été rapportée chez des techniciens dentaires réagissant également au méthacrylate de méthyle.

Rustemeyer T, Frosch PJ. Occupational skin diseases in dental laboratory technicians (I). Clinical picture and causative factors. *Contact Dermatitis* 1996; 34: 125-33.

n-Butyl (acrylate de)

Numéro de registre CAS
[141-32-2]

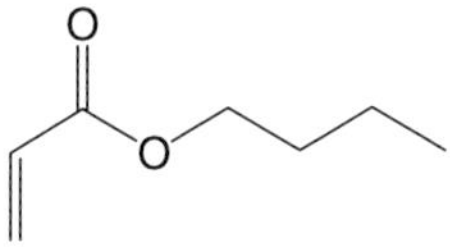

Acrylate de n-butyle
La sensibilisation de contact à l'acrylate de *n*-butyle se rencontre en dentisterie.

Daecke C, Schaller J, Goos M. Acrylates as potent allergens in occupational and domestic exposures *Contact Dermatitis* 1994; 30: 190-1.
Kanerva L, Estlander T, Jolanki R, Tarvainen K. Occupational allergic contact dermatitis caused by exposure to acrylates during work with dental prostheses. *Contact Dermatitis* 1993; 28: 268-75.
Rustemeyer T, Frosch PJ. Occupational skin diseases in dental laboratory technicians (I). Clinical picture and causative factors. *Contact Dermatitis* 1996; 34: 125-33.

tert-Butyl (acrylate de)

Numéro de registre CAS
[1663-39-4]

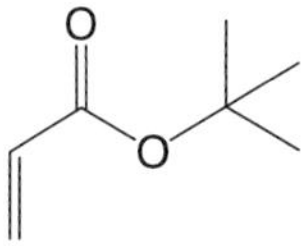

Acrylate de *tert*-butyle
L'allergie de contact à l'acrylate de butyle tertiaire concerne l'art dentaire.

Kanerva L, Estlander T, Jolanki R, Tarvainen K. Occupational allergic contact dermatitis caused by exposure to acrylates during work with dental prostheses. *Contact Dermatitis* 1993; 28: 268-75.

Cyanoacrylique (acide) et cyanoacrylates

Acide 2-cyanoacrylique

Numéro de registre CAS [15802-18-3]

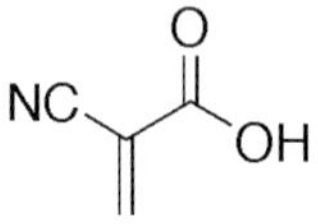

Acide cyanoacrylique

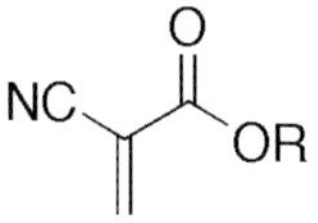

Cyanoacrylate

Les cyanoacrylates, et en particulier le cyanoacrylate de 2-éthyle, dérivent de l'acide cyanoacrylique. Ce sont des adhésifs puissants employés aussi comme agents d'étanchéité.

Tarvainen K. Analysis of patients with allergic patch test reactions to a plastics and glue series. *Contact Dermatitis* 1995; 32: 346-51.
Fischer AA. Reactions to cyanoacrylate adhesives: " instant glue ". *Cutis.* 1985; 35: 18, 20, 22.

Diéthylèneglycol (diacrylate de)

Numéro de registre CAS [4074-88-8]

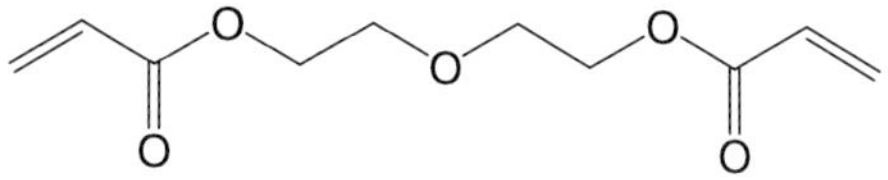

Ce diacrylate a donné un épidermotest positif chez un peintre sensibilisé à sa peinture acrylique.

Nakamura M, Arima Y, Yoneda K *et al.* Occupational contact dermatitis from acrylic monomer in paint. *Contact Dermatitis* 1999; 40: 228-9.

Éthyle (acrylate d')

Numéro de registre CAS [140-88-5]

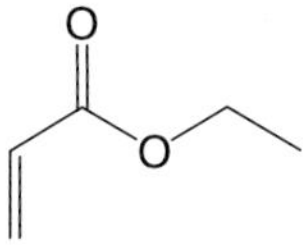

L'acrylate d'éthyle est un sensibilisant de contact dans la profession dentaire.

Kanerva L, Estlander T, Jolanki R, Tarvainen K. Occupational allergic contact dermatitis caused by exposure to acrylates during work with dental prostheses. *Contact Dermatitis* 1993; 28: 268-75.

Rustemeyer T, Frosch PJ. Occupational skin diseases in dental laboratory technicians. (I). Clinical picture and causative factors. *Contact Dermatitis* 1996; 34: 125-33.

Éthyle (cyanoacrylate d')

Éthyl-2-cyanoacrylate

Numéro de registre CAS [7085-85-0]

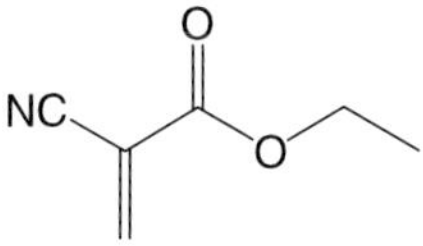

Le cyanoacrylate de 2-éthyle est l'ingrédient des colles instantanées employées pour le métal, le verre, les caoutchoucs, les plastiques, les textiles, les tissus biologiques et certains faux ongles. Il polymérise presque instantanément à l'air libre et à température ambiante. Les esthéticiennes onglières sont exposées au risque de ces colles.

Bruze M, Björkner B, Lepoittevin JP. Occupational allergic contact dermatitis from ethyl cyanoacrylate. *Contact Dermatitis* 1995; 32: 156-9.

Fitzgerald DA, Bhaggoe R, English JSC. Contact sensitivity to cyanoacrylate nail-adhesive with dermatitis at remote sites. *Contact Dermatitis* 1995; 32: 175-6.

Tomb R, Lepoittevin JP, Durepaire F, Grosshans E. Ectopic contact dermatitis from ethyl cyanoacrylate instant adhesives. *Contact Dermatitis* 1993; 28: 206-8.

Jacobs MC, Rycroft RJG. Allergic contact dermatitis from cyanoacrylate? *Contact Dermatitis* 1995; 33: 71.

Éthylène glycol (diméthacrylate d')

Numéro de registre CAS [97-90-5].

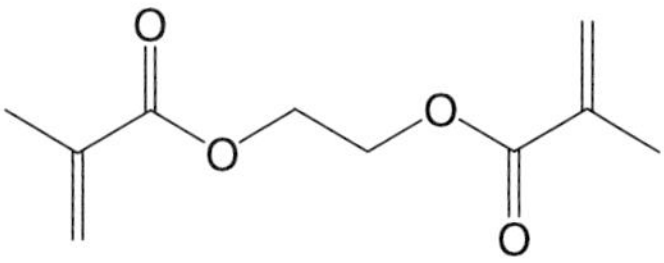

Le diméthacrylate d'éthylène glycol (EGDMA) est un agent de réticulation des résines acryliques. Il est employé pour optimiser la dilution des monomères de haute viscosité et ponter les macromolécules du polymère entre elles. Il entraîne des sensibilisations de contact chez les professionnels de l'art dentaire. Un cas a été signalé chez un fabricant de rétroviseurs automobiles.

Farli M, Gasperini M, Francalanci S *et al.* Occupational contact dermatitis in 2 dental technicians. *Contact Dermatitis* 1990; 22: 282-7.
Rustemeyer T, Frosch PJ. Occupational skin diseases in dental laboratory technicians (I). Clinical picture and causative factors. *Contact Dermatitis* 1996; 34: 125-33.
Tosti A, Rapacchiale S, Piraccini BM, Peluso AM. Occupational airborne contact dermatitis due to ethylene glycol dimethacrylate. *Contact Dermatitis* 1991; 24: 152-3.
Kanerva L, Jolanki R, Estlander T. Occupational allergic contact dermatitis from 2-hydroxyethyl methacrylate and ethylene glycol dimethacrylate in a modified acrylic structural adhesive. *Contact Dermatitis* 1995; 35: 84-9.

Éthylhexyle (acrylate d')

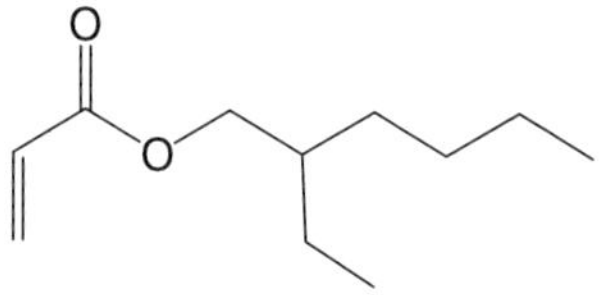

2-EHA

Numéro de registre CAS
[1322-13-0]

L'acrylate de 2-éthylhexyle a sensibilisé un patient par le biais d'un pansement chirurgical.

Daecke C, Schaller J, Goos M. Acrylates as potent allergens in occupational and domestic exposures. *Contact Dermatitis* 1994; 30: 190-1.

Éthyle (méthacrylate d')

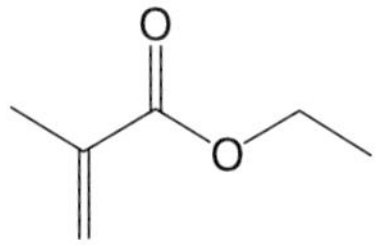

Numéro de registre CAS
[97-63-2].

Le méthacrylate d'éthyle est employé dans la fabrication de prothèses dentaires ou celle des ongles artificiels photopolymérisables.

Kanerva L, Estlander T, Jolanki R, Tarvainen K. Occupational allergic contact dermatitis caused by exposure to acrylates during work with dental prostheses. *Contact Dermatitis* 1993; 28: 268-75.

Rustemeyer T, Frosch PJ. Occupational skin diseases in dental laboratory technicians. (I). Clinical picture and causative factors. *Contact Dermatitis* 1996; 34: 125-33.
Kanerva L, Lauerma A, Estlander T *et al.* Occupational allergic contact dermatitis caused by photobonded sculptured nails and a review of (meth) acrylates in nail cosmetics. *Am J Contact Dermatitis* 1996; 7: 109-15.

Glycidyl méthacrylate

Numéro de registre CAS [106-91-2]

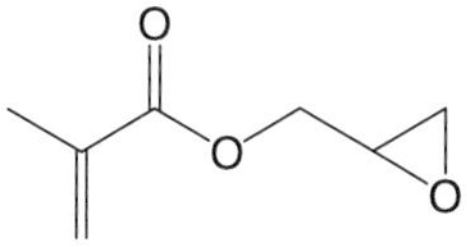

Le méthacrylate glycidique était l'allergène de la résine d'étanchéité anaérobie Sta-Lok.

Dempsey KJ. Hypersensitivity to Sta-Lok and Loctite anaerobic sealants. *J Am Acad Dermatol* 1982; 7: 779-84.

1,6-Hexanediol diacrylate

Hexaméthylène diacrylate

Numéro de registre CAS [13048-33-4]

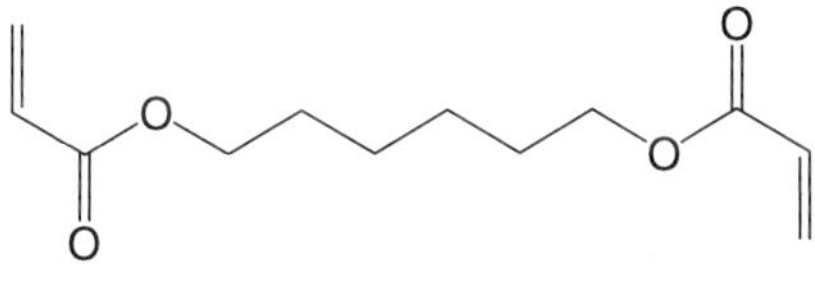

Un cas de sensibilisation professionnelle accidentelle a été signalé chez un technicien du laboratoire d'une fabrique de peintures.

Botella-Estrada R, Mora E, de La Cuadra J. Hexanediol diacrylate sensitization after accidental occupational exposure. *Contact Dermatitis* 1992; 26: 50-1.

2-Hydroxyéthyle (acrylate de)

2-HEA, Éthylène glycol acrylate

Numéro de registre CAS [818-61-1]

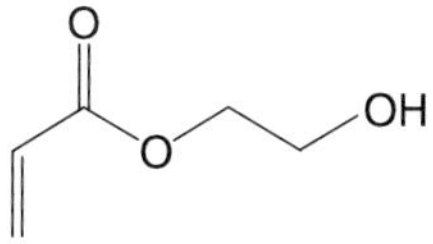

Le 2-HEA est l'ingrédient des résines Lowicryl 4KM et K11M. Il a ainsi déclenché des dermatites de contact lors de la préparation des blocs pour la microscopie électronique. On peut aussi le rencontrer dans les gels utilisés pour la fabrication d'ongles artificiels photopolymérisables.

Tobler M, Wüthrich B, Freiburghaus AU. Contact dermatitis from acrylate and methacrylate compounds in Lowicryl® embedding media for electron microscopy. *Contact Dermatitis* 1990; 23: 96-102.
Kanerva L, Lauerma A, Estlander T *et al.* Occupational allergic contact dermatitis caused by photobonded sculptured nails and a review of (meth) acrylates in nail cosmetics. *Am J Contact Dermatitis* 1996; 7: 109-15.

2-Hydroxyéthyle (méthacrylate de)

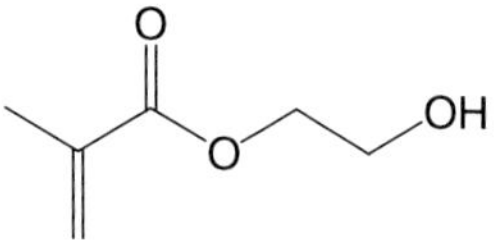

2-HEMA

Numéro de registre CAS [868-77-9]

Le 2-HEMA sensibilise les dentistes et les techniciens dentaires, les employés de l'imprimerie ou les onglières et leurs clientes.

Jolanki R, Kanerva L, Estlander T, Tarvainen K. Concomitant sensitization to triglycidyl isocyanurate, diaminodiphenylmethane and 2-hydroxyethyl methacrylate from silk-screen printing coatings in the manufacture of circuit boards. *Contact Dermatitis* 1994; 30: 12-5.
Kanerva L, Estlander T, Jolanki R, Tarvainen K. Occupational allergic contact dermatitis caused by exposure to acrylates during work with dental prostheses. *Contact Dermatitis* 1993; 28: 268-75.
Rustemeyer T, Frosch PJ. Occupational skin diseases in dental laboratory technicians. (I). Clinical picture and causative factors. *Contact Dermatitis* 1996; 34: 125-33.
Kanerva L, Jolanki R, Estlander T. Occupational allergic contact dermatitis from 2-hydroxyethyl methacrylate and ethylene glycol dimethacrylate in a modified acrylic structural adhesive. *Contact Dermatitis* 1995; 35: 84-9.
Geukens S, Goossens A. Occupational contact allergy to (meth)acrylates. *Contact Dermatitis* 2001; 44: 153-9.

2-Hydroxypropyle (acrylate de)

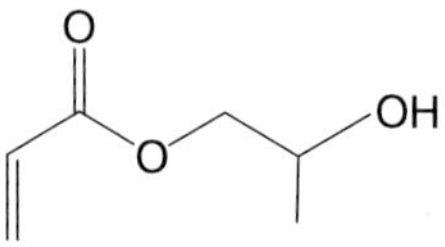

Numéro de registre CAS [999-61-1].

Un cas d'eczéma de contact professionnel a été signalé dans l'industrie.

Lovell CR, Rycroft RJG, Williams DMJ, Hamlin JW. Contact dermatitis from the irritancy (immediate and delayed) and allergenicity of hydroxypropyl acrylate. *Contact Dermatitis* 1985; 12: 117-8.

2-Hydroxypropyle (méthacrylate de)

Numéro de registre CAS [27813-02-1]

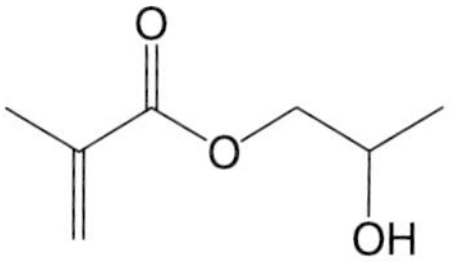

L'hypersensibilité retardée à cet haptène se rencontre surtout dans l'art dentaire.

Kanerva L, Estlander T, Jolanki R, Tarvainen K. Occupational allergic contact dermatitis caused by exposure to acrylates during work with dental prostheses. *Contact Dermatitis* 1993; 28: 268-75.
Kanerva L, Estlander T, Jolanki R. Occupational allergic contact dermatitis caused by triacrylic tri-cure glass ionomer. *Contact Dermatitis* 1997; 37: 49.
Rustemeyer T, Frosch PJ. Occupational skin diseases in dental laboratory technicians (I). Clinical picture and causative factors. *Contact Dermatitis* 1996; 34: 125-33.

Acide méthacrylique et méthacrylates

Numéro de registre CAS [79-41-4]

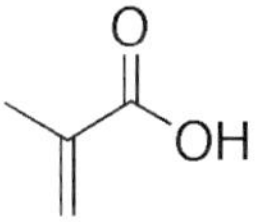

Acide méthacrylique

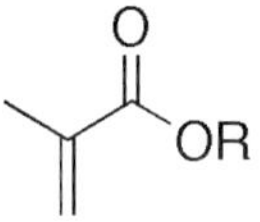

Méthacrylate

Les méthacrylates dérivent de l'acide méthacrylique. Ils sont utilisés dans la fabrication d'un grand nombre de polymères. Classés comme allergènes de moyens à forts, ils peuvent sensibiliser diverses professions. On les rencontre ainsi chez les dentistes et les techniciens dentaires, les chirurgiens, les esthéticiennes onglières.

Méthyle (acrylate de)

MA

Numéro de registre CAS [96-33-3]

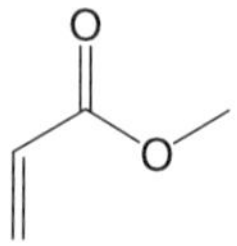

L'acrylate de méthyle peut être contenu dans des vernis à ongles.

Kanerva L, Estlander T, Jolanki R, Tarvainen K. Occupational allergic contact dermatitis caused by exposure to acrylates during work with dental prostheses. *Contact Dermatitis* 1993; 28: 268-75.
Kanerva L, Lauerma A, Estlander T *et al.* Occupational allergic contact dermatitis caused by photobonded sculptured nails and a review of (meth) acrylates in nail cosmetics. *Am J Contact Dermatitis* 1996; 7: 109-15.

Méthyle et polyméthyle (méthacrylate de)

Numéro de registre CAS [80-62-6] et [9011-14-7]

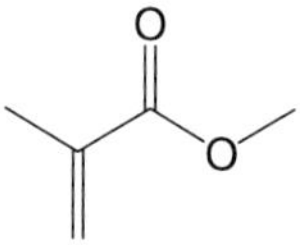

Le méthacrylate de méthyle est l'un des méthacrylates les plus courants. Le monomère, constituant essentiel du liquide mélangé à la poudre lors de la préparation de la résine, est responsable de dermatites de contact chez les dentistes et les techniciens dentaires. Certains cas ont été imputés à l'utilisation d'ongles artificiels et signalés dans l'industrie de la céramique. Le méthacrylate de polyméthyle résulte de la polymérisation de monomères de méthacrylate de méthyle, servant à la fabrication de feuilles, de moulages, de poudres d'extrusion, de résines de surfaçage, d'émulsions, de fibres, d'encres et de films. On l'utilise également dans les implants dentaires, les ciments osseux ou dans la fabrication de lentilles de contact rigides.

Farli M, Gasperini M, Francalanci S *et al.* Occupational contact dermatitis in 2 dental technicians. *Contact Dermatitis* 1990; 22: 282-7.
Gebhardt M, Geier J. Evaluation of patch test results with denture material series. *Contact Dermatitis* 1996; 34: 191-5.
Kanerva L, Estlander T, Jolanki R, Tarvainen K. Occupational allergic contact dermatitis caused by exposure to acrylates during work with dental prostheses. *Contact Dermatitis* 1993; 28: 268-75.

Kanerva L, Lauerma A, Estlander T *et al.* Occupational allergic contact dermatitis caused by photobonded sculptured nails and a review of (meth) acrylates in nail cosmetics. *Am J Contact Dermatitis* 1996; 7: 109-15.
Kiec-Swierczynska MK. Occupational allergic contact dermatitis due to acrylates in Lodz. *Contact Dermatitis* 1996; 34: 419-22.
Rustemeyer T, Frosch PJ. Occupational skin diseases in dental laboratory technicians (I). Clinical picture and causative factors. *Contact Dermatitis* 1996; 34: 125-33.

Pentaérythrityle (triacrylate de)

Numéro de registre CAS [3524-68-3]

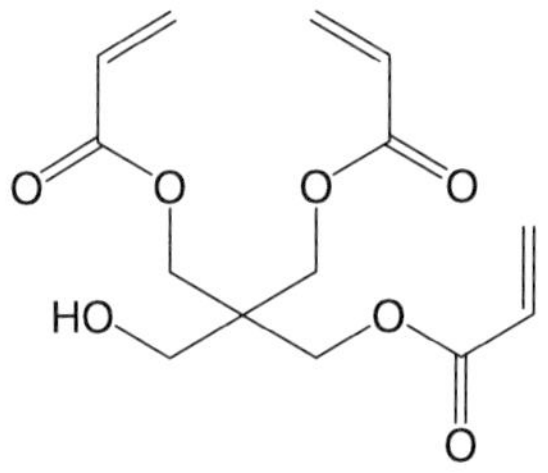

Le triacrylate de pentaérythrityle est un monomère acrylique multifonctionnel. On le rencontre dans les encres d'imprimerie et les vernis photopolymérisables. Les sensibilisations ont été décrites chez les techniciens dentaires et chez un imprimeur sur textiles.

Kiec-Swierczynska MK. Occupational allergic contact dermatitis due to acrylates in Lodz. *Contact Dermatitis* 1996; 34: 419-22.
Kanerva L, Estlander T, Jolanki R, Tarvainen K. Occupational allergic contact dermatitis and contact urticaria caused by polyfunctional aziridine hardener. *Contact Dermatitis* 1995; 33: 304-9.
Rustemeyer T, Frosch PJ. Occupational skin diseases in dental laboratory technicians. (I). Clinical picture and causative factors. *Contact Dermatitis* 1996; 34: 125-33.
Geukens S, Goossens A. Occupational contact allergy to (meth)acrylates. *Contact Dermatitis* 2001; 44: 153-9.

Polyuréthane (diméthacrylate de)

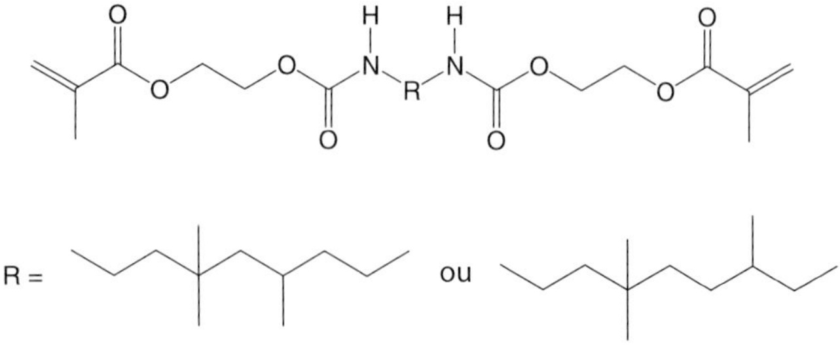

Le diméthacrylate de polyuréthane était contenu dans les colles Loctite des séries 300 et 500.

Dempsey KJ. Hypersensitivity to Sta-Lok and Loctite anaerobic sealants. *J Am Acad Dermatol.* 1982; 7: 779-84.

Tétraéthylène glycol (diméthacrylate de)

Numéro de registre CAS [109-17-1]

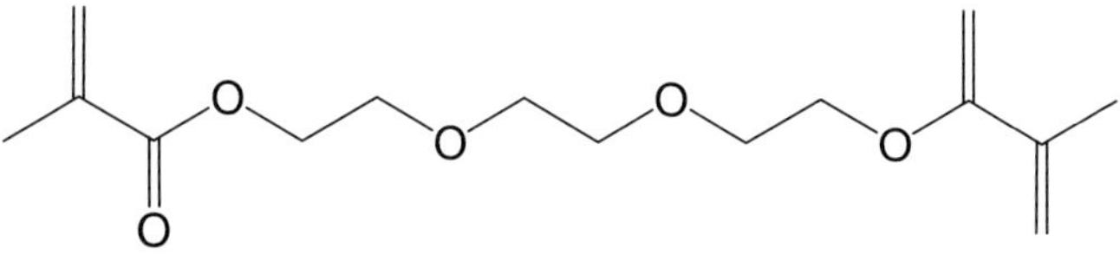

Le diméthacrylate de tétraéthylène glycol agit comme agent pontant des résines acryliques, utilisé pour améliorer la dilution des monomères de haute viscosité, et pour lier entre elles les macromolécules constitutives du polymère, rigidifiant ainsi sa structure tridimentionnelle. Une dermatite de contact professionnelle a été signalée chez un technicien dentaire.

Farli M, Gasperini M, Francalanci S *et al.* Occupational contact dermatitis in 2 dental technicians. *Contact Dermatitis* 1990; 22: 282-7.

Triéthylène glycol (diméthacrylate de)

Numéro de registre CAS [109-16-0]

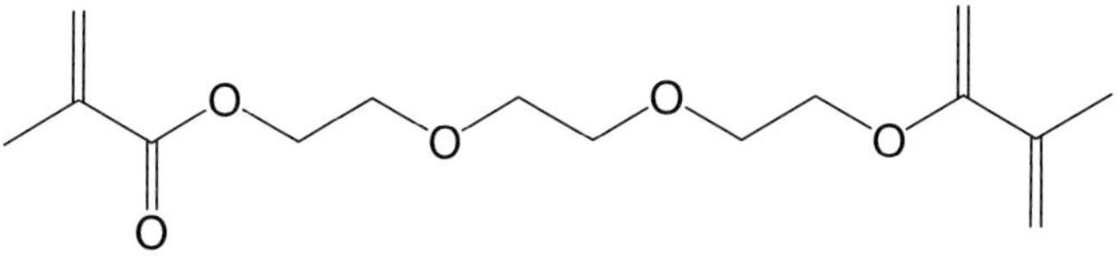

Le diméthacrylate de triéthylène glycol (TREGDMA), agent pontant des résines acryliques, est employé dans les résines d'étanchéité et surtout par les dentistes et les techniciens dentaires dans les résines composites.

Farli M, Gasperini M, Francalanci S *et al.* Occupational contact dermatitis in 2 dental technicians. *Contact Dermatitis* 1990; 22: 282-7.

Kiec-Swierczynska MK. Occupational allergic contact dermatitis due to acrylates in Lodz. *Contact Dermatitis* 1996; 34: 419-22.

Kanerva L, Lauerma A, Estlander T *et al.* Occupational allergic contact dermatitis caused by photobonded sculptured nails and a review of (meth) acrylates in nail cosmetics. *Am J Contact Dermatitis* 1996; 7: 109-15.

Rustemeyer T, Frosch PJ. Occupational skin diseases in dental laboratory technicians. (I). Clinical picture and causative factors. *Contact Dermatitis* 1996; 34: 125-33.

Triméthylolpropane (triacrylate de)

Numéro de registre CAS [15625-89-5]

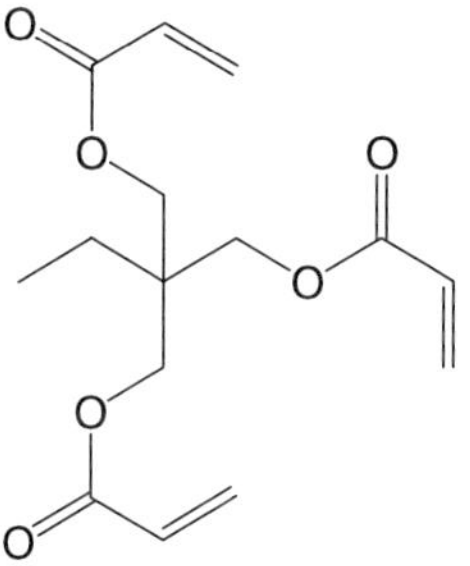

Le triacrylate de triméthylolpropane (TMPTA) est un monomère acrylique multifonctionnel. Il forme une aziridine polyfonctionnelle après réaction avec la propylèneimine. Une allergie de contact a été signalée chez un imprimeur sur textiles, avec patch test positif pour le durcisseur de l'aziridine polyfonctionnelle, mais négatif pour le TMPTA. Le monomère de TMPTA déclencha une dermatite de contact chez un ouvrier de l'industrie des fibres optiques et fut rapporté comme sensibilisant dans un revêtement de sol ou dans les encres photopolymérisables.

Kanerva L, Estlander T, Jolanki R, Tarvainen K. Occupational allergic contact dermatitis and contact urticaria caused by polyfunctional aziridine hardener. *Contact Dermatitis* 1995; 33: 304-9.

Maurice PDL, Rycroft RJG. Allergic contact dermatitis from UV curing acrylate in the manufacture of optical fibres. *Contact Dermatitis* 1986; 15: 92-3.

Kiec-Swierczynska MK. Occupational allergic contact dermatitis due to acrylates in Lodz. *Contact Dermatitis* 1996; 34: 419-22.

Tripropylène glycol (diacrylate de)

Numéro de registre CAS [42978-66-5]

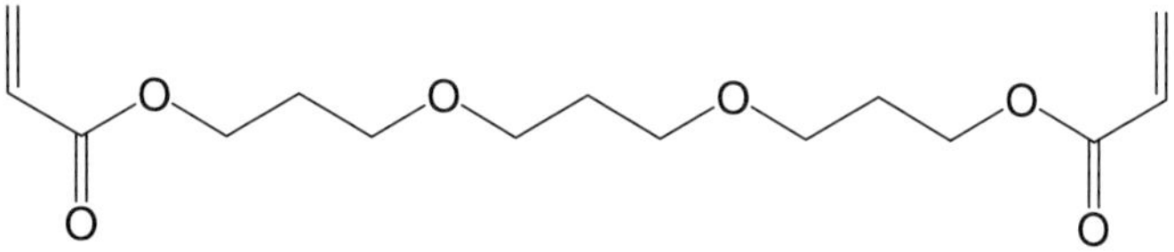

Le diacrylate de triproplyène glycol est un allergène professionnel rencontré dans les résines composites dentaires, les encres photopolymérisables ou les vernis à ongles.

Kanerva L, Estlander T, Jolanki R, Tarvainen K. Occupational allergic contact dermatitis caused by exposure to acrylates during work with dental prostheses. *Contact Dermatitis* 1993; 28: 268-75.

Kanerva L, Lauerma A, Estlander T *et al.* Occupational allergic contact dermatitis caused by photobonded sculptured nails and a review of (meth) acrylates in nail cosmetics. *Am J Contact Dermatitis* 1996; 7: 109-15.

Uréthane (acrylate d')

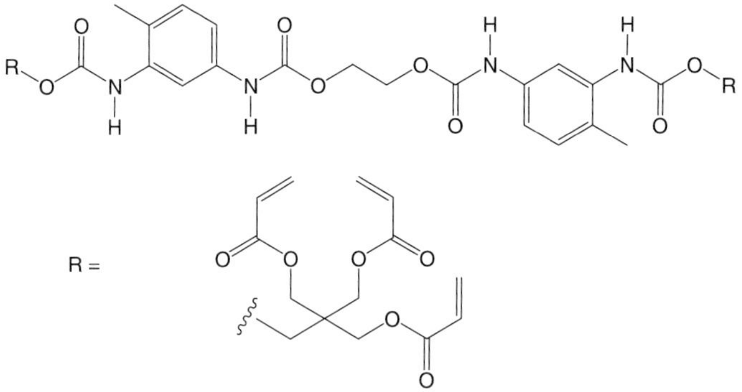

L'acrylate d'uréthane a donné une réaction positive chez un employé manipulant une machine destinée à traiter la surface des tickets de loterie, sensibilisé aux acrylates d'époxy contenus dans un vernis.

Guimaraens D, Gonzalez MA, Del Rio E, Condé-Salazar L. Occupational airborne allergic contact dermatitis in the national mint and fiscal-stamp factory. *Contact Dermatitis* 1994; 30: 172-3.

Kanerva L, Estlander T, Jolanki R, Tarvainen K. Occupational allergic contact dermatitis caused by exposure to acrylates during work with dental prostheses. *Contact Dermatitis* 1993; 28: 268-75.

5. ACRYLONITRILE

2-Propènenitrile

Numéro de registre CAS [107-13-1]

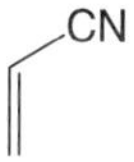

L'acrylonitrile est une substance largement utilisée dans l'industrie, essentiellement pour la fabrication de fibres acryliques et modacryliques, de résines acrylonitrile-butadiène-styrène et styrène-acrylonitrile, d'adiponitrile employé pour la synthèse du Nylon, pour les fibres de caoutchouc et les matières plastiques. Il est également utilisé comme insecticide. Cette substance très toxique et irritante est aussi un allergène de contact, pouvant provoquer des dermatites de contact de mécanisme irritatif et allergique en milieu industriel.

Bakker JG, Jongen SMJ, Van Neer FCJ, Neis JM. Occupational contact dermatitis due to acrylonitrile. *Contact Dermatitis* 1991; 24: 50-3.
Chu CY, Sun CC. Allergic contact dermatitis from acrylonitrile. *Am J Contact Dermatitis* 2001; 12: 113-4.

6. ALACHLOR®

2-Chloro-2',6'-diéthyl-N-(méthoxyméthyl)-acétanilide, 2-Chloro-N-(2,6-diéthylphényl)-N-(méthoxyméthyl)acétamide

Numéro de registre CAS [15972-60-8]

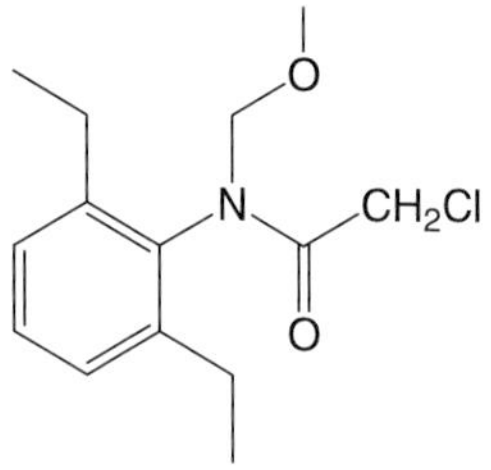

L'Alachlor® est un herbicide. Les rares cas de dermatite de contact concernent les agriculteurs.

Won JH, Ahn SK, Kim SC. Allergic contact dermatitis from the herbicide Alachlor®. *Contact Dermatitis* 1993; 28: 38-9.

7. ALANTOLACTONE

Numéro de registre CAS [546-43-0]

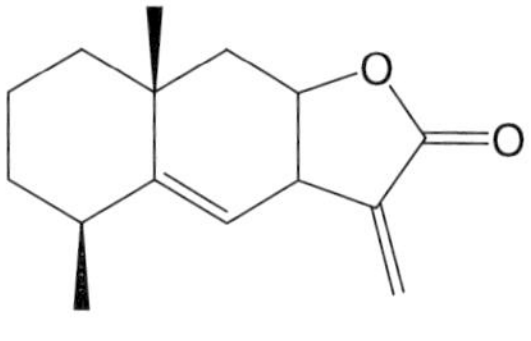

L'alantolactone, lactone sesquiterpénique possédant une structure eudesmanolide, est extraite de la grande aunée (*Inula helenium* L.). Avec le costunolide et la déhydrocostuslactone, elle compose le (sesquiterpène) lactone mix, testé pour rechercher les sensibilités de contact aux plantes de la famille des Composées-Astéracées.

Ducombs G, Benezra C, Talaga P *et al.* Patch testing with the "sesquiterpene lactone mix": a marker for contact allergy to Compositae and other sesquiterpene-lactone-containing plants. *Contact Dermatitis* 1990; 22: 249-52.
Lamminpää A, Estlander T, Jolanki R, Kanerva L. Occupational allergic contact dermatitis caused by decorative plants. *Contact Dermatitis* 1996; 34: 330-5.

8. ALKYL GLUCOSIDES

Les alkyl glucosides sont des copolymères d'alcools gras et de polymères glucosidiques. Ils comptent entre autres le décyl glucoside, le coco glucoside et le lauryl (ou dodécyl) glucoside dans les cosmétiques, ou encore le cétéaryl glucoside employé comme surfactant et agent émulgateur pour sa plus grande viscosité. De par les techniques de leur synthèse, ce sont en fait des mélanges de plusieurs copolymères. Par exemple, on trouve des alcools gras en C_6, C_8, C_{10}, C_{12}, C_{14} et C_{16} dans le coco glucoside. Cela explique les imprécisions quant aux numéros de CAS, et les réactivités concomittantes à plusieurs alkyl glucosides. Ainsi un patient allergique à un alkyl glucoside donné peut-il réagir aux autres alkyl glucosides. (Voir 127, décyl glucoside.)

Goossens A, Decraene T, Platteaux N *et al.* Glucosides as unexpected allergens in cosmetics. *Contact Dermatitis* 2003; 48: 164-6.
Le Coz CJ, Meyer MT. Contact allergy to decyl glucoside in antiseptic after body piercing. *Contact Dermatitis* 2003; 48: 279-80.

9. ALLICINE

Numéro de registre CAS [539-86-6]

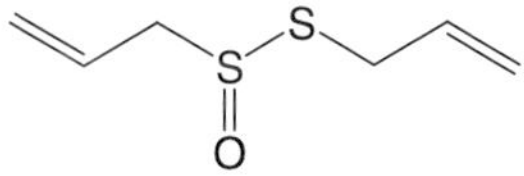

L'allicine est l'un des allergènes majeurs de l'ail (*Allium sativum* L.), également responsable de son odeur caractéristique, et de ses propriétés immunomodulatrices et antibactériennes.

Bruynzeel DP. Bulb dermatitis. Dermatological problems in the flower bulb industries. *Contact Dermatitis* 1997; 37: 70-7.

Lamminpää A, Estlander T, Jolanki R, Kanerva L. Occupational allergic contact dermatitis caused by decorative plants. *Contact Dermatitis* 1996; 34: 330-5.
Papageorgiou C, Corbet JP, Menezes-Brandao F *et al.* Allergic contact dermatitis to garlic (*Allium sativum L.*). Identification of the allergens: the role of mono-, di- and tri-sulfides present in garlic. A comparative study in man and animal (guinea pig). *Arch Dermatol Res* 1983; 275: 229-34.

10. ALLYL GLYCIDYL ÉTHER

Numéro de registre CAS [106-92-3]

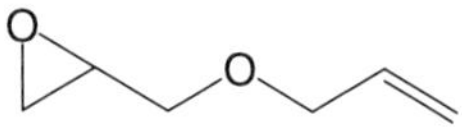

L'éther allyl glycidylique est un dérivé monoglycidylique employé comme diluant réactif pour les résines époxy. Il a été rendu responsable d'allergie de contact chez un salarié de la plasturgie, en tant qu'impureté responsable de la sensibilisation au 3-glycidyloxypropyl triméthoxysilane, un époxy silane utilisé comme additif dans la silicone et le polyuréthane.

Angelini G, Rigano L, Foti C *et al.* Occupational sensitization to epoxy resin and reactive diluents in marble workers. *Contact Dermatitis* 1996; 35: 11-6.
Dooms-Goossens A, Bruze M, Buysse L *et al.* Contact allergy to allyl glycidyl ether present as an impurity in 3-glycidyloxypropyltrimethoxysilane, a fixing additive in silicone and polyurethane. *Contact Dermatitis* 1995; 33: 17-9.
Jolanki R, Kanerva L, Estlander T *et al.* Occupational dermatoses from epoxy resin compounds. *Contact Dermatitis* 1990; 23: 172-83.

11. ALLYL ISOTHIOCYANATE

Numéro de registre CAS [57-06-7]

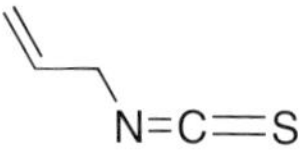

L'isothiocyanate d'allyle résulte de l'hydrolyse enzymatique du glucosinate sinigrine, présent dans les végétaux de la famille des Crucifères-Brassicacées, dont la graine de moutarde noire (*Brassica nigra* Koch). Il peut entraîner des dermatites de contact, irritatives et parfois allergiques, mimant la dermatite des cultivateurs de tulipes (« *tulip finger* » *dermatitis*).

Ettlinger MG, Lundeen AJ. The structures of sinigrin and sinalbin; an enzymatic rearrangement. J Ann Chem Soc. 1956; 78: 4172-3.
Lerbaek A, Chandra Rastogi S, Menné T. Allergic contact dermatitis from allyl isothiocyanate in a Danish cohort of 259 selected patients. *Contact Dermatitis* 2004; 51: 79-83.

12. ALLYLPROPYLDISULFIDE- DISULFURE D'ALLYLEPROPYLE

Numéro de registre CAS [2179-59-1]

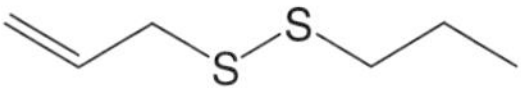

Comme l'allicine et le sulfure de diallyle, le sulfure d'allylepropyle est un allergène de l'ail (*Allium sativum* L.).

Bruynzeel DP. Bulb dermatitis. Dermatological problems in the flower bulb industries. *Contact Dermatitis* 1997; 37: 70-7.

13. ALPRENOLOL

Numéro de registre CAS [13655-52-2]

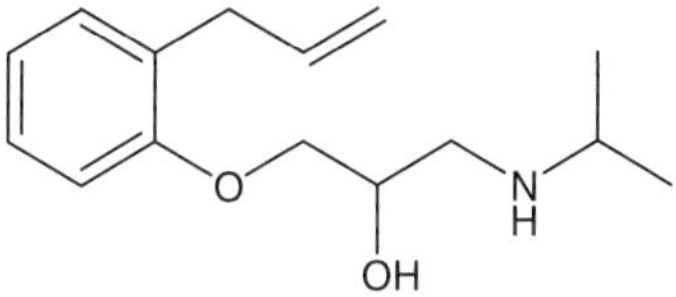

Des cas d'allergie de contact à ce bêta-bloquant ont été signalés dans l'industrie pharmaceutique.

Ekenvall L, Forsbeck M. Contact eczema produced by a β-adrenergic blocking agent (Alprenolol). *Contact Dermatitis* 1978; 4: 190-4.

14. AMÉTHOCAÏNE

Pantocaïne, Tétracaïne

Numéro de registre CAS
[136-47-0]

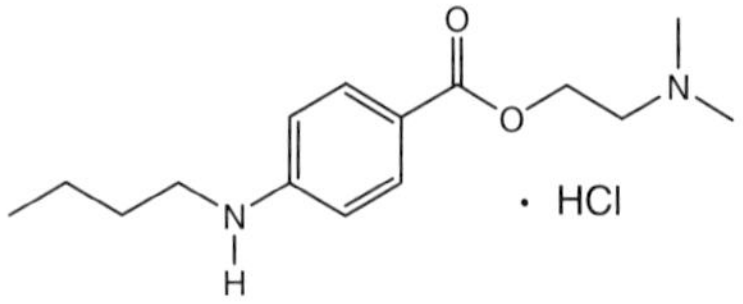

L'améthocaïne est un anesthésique local surtout employé en chirurgie dentaire. C'est un allergène de contact des dentistes, des assistantes dentaires et des oculistes.

Condé-Salazar L, Llinas MG, Guimaraens D, Romero L. Occupational allergic contact dermatitis from amethocaine. *Contact Dermatitis* 1988; 19: 69-70.
Rebandel P, Rudzki E. Occupational contact sensitivity in oculists. *Contact Dermatitis* 1986; 15: 92.
Berova N, Stranky L, Krasteva M. Studies on contact dermatitis in stomatological staff. *Dermatol Monatschr.* 1990; 176: 15-8.

15. *P*-AMINOAZOBENZÈNE

Solvent Yellow 1 (Solvant jaune 1), CI 11000, Solvent Blue 7 (Solvant bleu 7)

Numéro de registre CAS
[60-09-3]

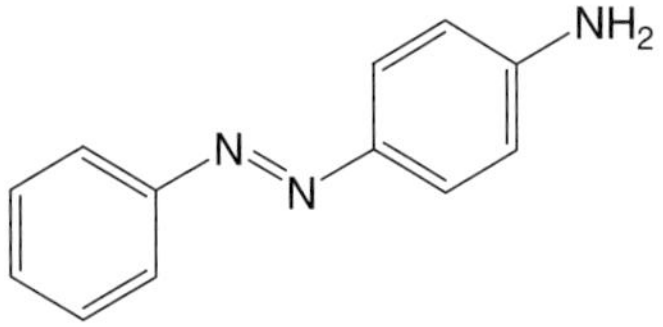

Ce colorant azoïque d'emploi industriel peut être réduit en paraphénylènediamine (PPD). Il a pu être utilisé dans certaines teintures capillaires semi-permanentes et on observe environ 30 % de patch tests positifs chez les coiffeurs avec une dermatite des mains. Étant donné l'hydrolyse du *p*-aminoazobenzène en PPD, la détection de l'hypersensibilité peut être effectuée par un test à la PPD.

Condé-Salazar L, Baz M, Guimaraens D, Cannavo A. Contact dermatitis in hairdressers: patch test results in 379 hairdressers (1980-1993). *Am J Contact Dermatitis* 1995; 6: 19-23.

16. *P*-AMINO-*N,N*-DIÉTHYLANILINE SULFATE

Sulfate de 1,4-Benzènediamine-*N,N*-diéthyle

Numéro de registre CAS
[6065-27-6]

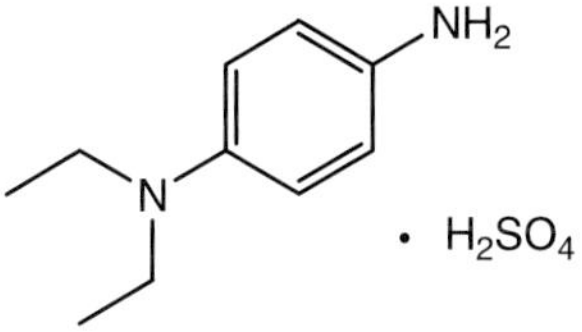

Cet agent de développement couleur peut induire des sensibilisations chez les photographes.

Aguirre A, Landa N, Gonzalez M, Diaz-Perez JL. Allergic contact dermatitis in a photographer. *Contact Dermatitis* 1992; 27: 340-1.

17. *P*-AMINODIPHÉNYLAMINE (CHLORHYDRATE DE)

4-Aminodiphénylamine (HCl), CI 76086 (CI 75085)

Numéro de registre CAS
[101-54-2]
(Numéro de registre CAS
[2198-59-6])

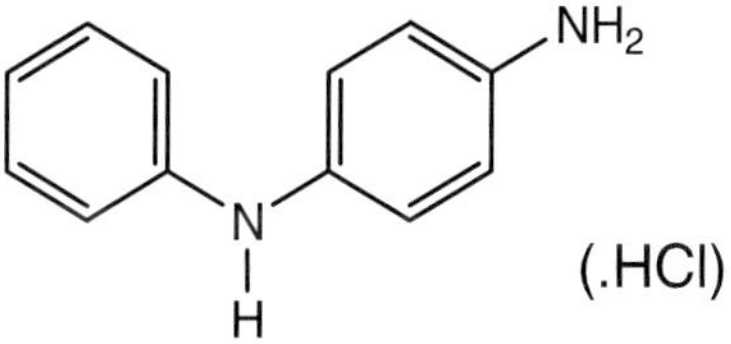

Cette substance a été utilisée autrefois dans les teintures capillaires.

Frosch PJ, Burrows D, Camarasa JG *et al.* Allergic reactions to a hairdresser's series: results from 9 European centres. *Contact Dermatitis* 1993; 28: 180-3.

18. AMINOÉTHYLÉTHANOLAMINE

N-(2-Hydroxyéthyl)éthylènediamine

Numéro de registre CAS
[111-41-1]

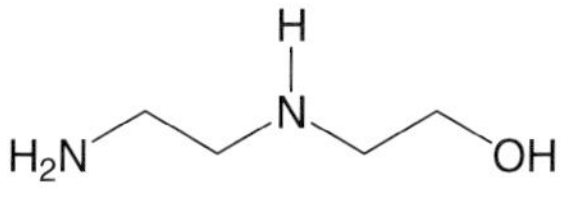

L'aminoéthyléthanolamine est présente dans la colophane des fils de soudure et peut causer des dermatites de contact parfois aéroportées chez les ouvriers de l'électronique ou les soudeurs de câbles.

Crow KD, Harman RRM, Holden H. Amine-flux sensitization dermatitis in electricity cable jointers. *Br J Dermatol.* 1968; 80: 701-10.
Goh CL. Occupational contact dermatitis from soldering flux among workers in the electronics industry. *Contact Dermatitis* 1985; 13: 85-90.
Goh CL, Ng SK. Airborne contact dermatitis to colophony in soldering flux. *Contact Dermatitis* 1987; 17: 89-91.

19. 4-AMINO-3-NITROPHÉNOL

3-Nitro-4-aminophénol

Numéro de registre CAS
[610-81-1]

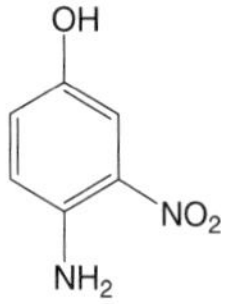

Ce colorant utilisé pour les teintures capillaires semi-permanentes est un sensibilisant rare.

Sánchez-Pérez J, García del Río I, Alvares Ruiz S, García Diez A. Allergic contact dermatitis from direct dyes for hair coloration in hairdressers' clients. *Contact Dermatitis* 2004; 50: 261-2.

20. *O*-AMINOPHÉNOL

2-Aminophénol, CI 76520

Numéro de registre CAS
[95-55-6]

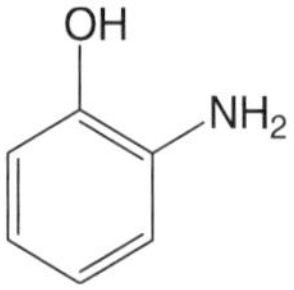

Cet ingrédient des teintures capillaires permanentes peut sensibiliser les coiffeurs et leurs clients.

Matsunaga K, Hosokawa K, Suzuki M *et al.* Occupational allergic contact dermatitis in beauticians. *Contact Dermatitis* 1988; 18: 94-6.

21. *P*-AMINOPHÉNOL

4-Aminophénol, Amino-4 hydroxybenzène, Hydroxy-4 aniline, CI 76550

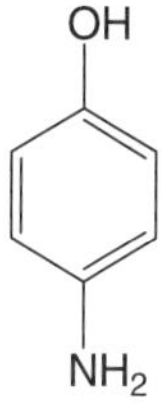

Numéro de registre CAS [123-30-8]

Ce colorant capillaire est fréquemment impliqué dans les eczémas des coiffeurs, de leurs clients, ou chez les sujets par ailleurs sensibilisés à la *p*-phénylènediamine, par le biais des tatouages transitoires au « henné noir » e.g.

Guerra L, Tosti A, Bardazzi F *et al.* Contact dermatitis in hairdressers: the Italian experience. Gruppo Italiano Ricerca Dermatiti da Contatto e Ambientali. *Contact Dermatitis* 1992; 26: 101-7.

Le Coz CJ, Lefebvre C, Keller F, Grosshans E. Allergic contact dermatitis caused by skin painting (pseudotattooing) with black henna, a mixture of henna and p-phenylenediamine and its derivatives. *Arch Dermatol.* 2000; 136: 1515-7.

22. AMINOPHYLLINE

Théophylline éthylènediamine

Numéro de registre CAS [317-34-0]

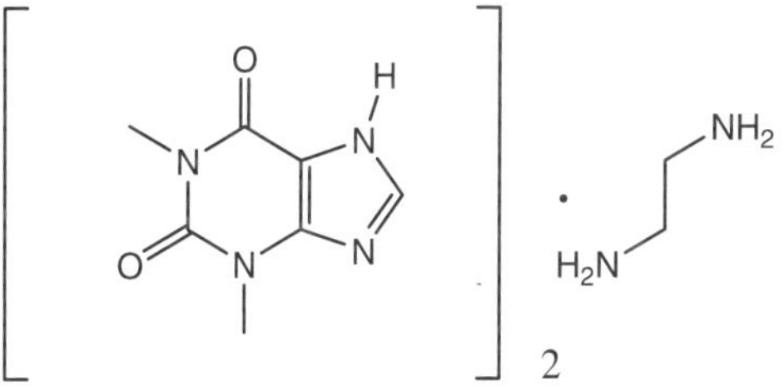

L'aminophylline est un mélange 2/1 de l'alcaloïde théophylline et d'éthylènediamine (*cf. infra*). Elle a été responsable de dermatites de contact professionnelles dans l'industrie pharmaceutique, chez les pharmaciens ou les infirmières. C'est l'éthylènediamine qui est le sensibilisant ; les tests sont généralement positifs pour l'éthylènediamine et l'aminophylline, négatifs avec la théophylline.

Corazza M, Mantovani L, Trimurti L, Virgili A. Occupational contact sensitization to ethyl-enediamine in a nurse. *Contact Dermatitis* 1994; 31: 328-9.

Dias M, Fernandes C, Pereira F, Pacheco A. Occupational dermatitis from ethylenediamine. *Contact Dermatitis* 1995; 33: 129-30.

23. *N,N*-BIS-(3-AMINOPROPYL) DODÉCYLAMINE

N-(3-Aminopropyl)-*N*-dodécyl-1,3-propanediamine

Numéro de registre CAS [2372-82-9]

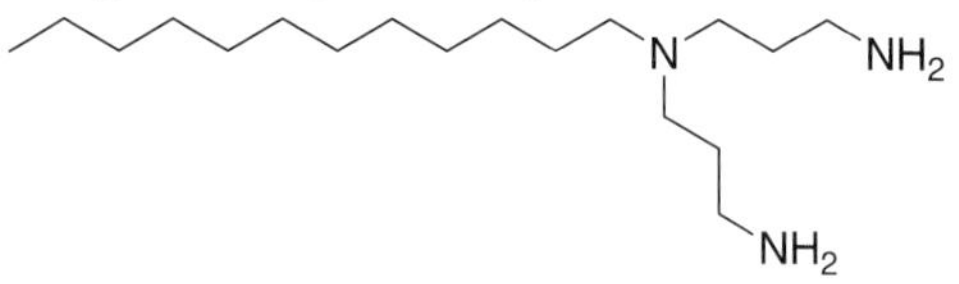

Cette alkylamine est présente dans les détergents-désinfectants utilisés pour les matériels médicaux. On peut aussi la trouver, associée à la 3-aminopropyl dodécylamine, dans certains nettoyants-désinfectants pour le linge tels qu'Aset® aqua (Johnson Wax SpA, Rydelle).

Dibo M, Brasch J. Occupational allergic contact dermatitis from N,N-bis(3-aminopropyl)dodecylamine and dimethyldidecylammonium chloride in 2 hospital staff. *Contact Dermatitis* 2001; 45: 40.

24. AMMONIUM (PERSULFATE D')

Ammonium peroxydisulfate

Numéro de registre CAS [7727-54-0]

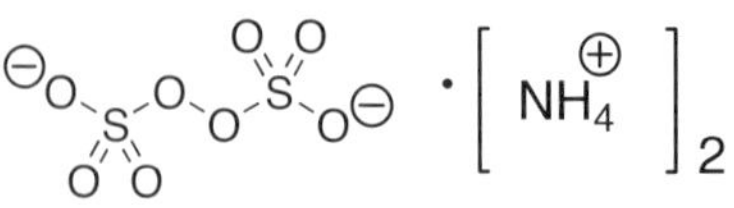

Les persulfates sont des oxydants forts, fréquemment utilisés dans la production de métaux, de textiles, la photographie, la fabrication de cellophane, de caoutchouc, d'adhésifs, d'aliments, de savons, de détergents, et de décolorants capillaires. Le persulfate d'ammonium est utilisé comme décolorant capillaire. Il peut induire des dermatites de contact irritatives ou allergiques (surtout chez les coiffeurs pour lesquels il est un allergène important), et des urticaires de contact le plus souvent non immunoallergiques. Les sujets sensibilisés au persulfate d'ammonium réagissent aux autres persulfates, dont le persulfate de potassium.

Frosch PJ, Burrows D, Camarasa JG *et al.* Allergic reactions to a hairdresser's series: results from 9 European centres. *Contact Dermatitis* 1993; 28: 180-3.

Van Joost T, Roesyanto ID. Sensitization to persulphates in occupational and non-occupational hand dermatitis. *Contact Dermatitis* 1991; 24: 376-7.

Le Coz CJ, Bezard M. Allergic contact cheilitis due to effervescent dental cleanser: combined responsibilities of the allergen persulfate and prosthesis porosity. *Contact Dermatitis* 1999; 41: 268-71.

25. AMMONIUM (THIOGLYCOLATE D')

Ammonium mercaptoacétate

Numéro de registre CAS [5421-46-5]

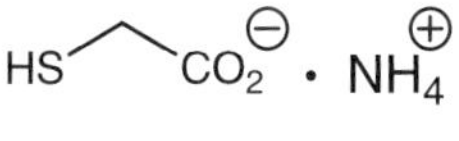

Cette substance est un ingrédient des permanentes « alcalines » et déclenche des eczémas de contact allergiques chez les coifffeurs.

Guerra L, Tosti A, Bardazzi F *et al.* Gruppo Italiano Ricerca Dermatiti da Contatto e Ambientali. *Contact Dermatitis* 1992; 26: 101-7.

Frosch PJ, Burrows D, Camarasa JG *et al.* Allergic reactions to a hairdresser's series: results from 9 European centres. *Contact Dermatitis*1993; 28: 180-3.

26. AMOXICILLINE

Numéro de registre CAS [26787-78-0]

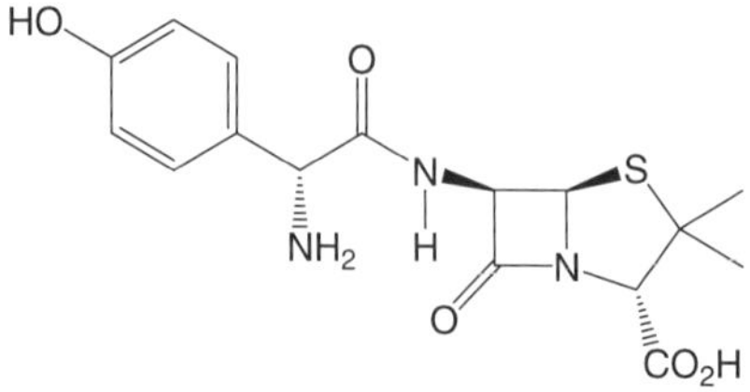

Amoxicilline trihydrate

Numéro de registre CAS [61336-70-7]

Amoxicilline sel de sodium

Numéro de registre CAS [34642-77-8]

L'amoxicilline est un sensibilisant par voie topique et systémique. La sensibilisation par voie cutanée apparaît chez les personnels soignants. Les réactions systémiques, dont les mécanismes sont souvent complexes, sont fréquentes : urticaire, exanthème maculopapuleux, syndrome du babouin, pustulose exanthématique aiguë généralisée, nécrolyse toxique épidermique. La réactivité croisée, commune avec les pénicillines A comme l'ampicilline, peut s'observer avec d'autres pénicillines.

Gamboa P, Jauregui I, Urrutia I. Occupational sensitization to aminopenicillins with oral tolerance to penicillin V. *Contact Dermatitis* 1995; 32: 48-9.
Rudzki E, Rebandel P. Hypersensitivity to semisynthetic penicillins but not to natural penicillin. *Contact Dermatitis* 1991; 25: 192.

27. AMPICILLINE

Numéro de registre CAS [69-53-4]

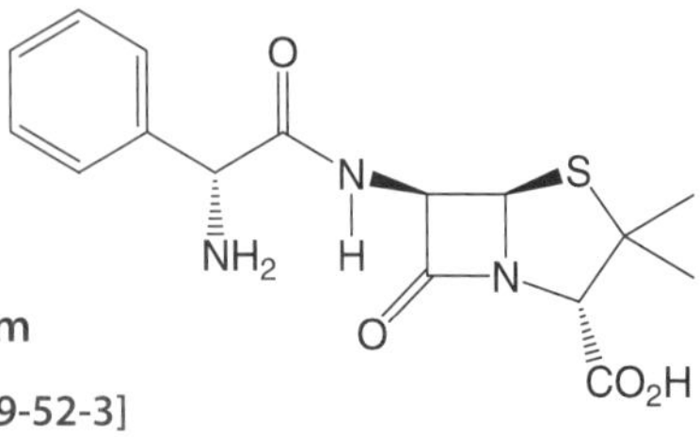

Ampicilline trihydrate

Numéro de registre CAS [7177-48-2]

Ampicilline sel de sodium

Numéro de registre CAS [69-52-3]

L'ampicilline a pu déclencher des dermatites de contact chez les personnels soignants, comme cette infirmière également sensibilisée à l'amoxicilline (mais tolérant la phénoxyméthylpénicilline par voie orale), ainsi que chez ceux de l'industrie pharmaceutique. Les réactions systémiques à l'administration générale sont fréquentes. La réactivité croisée est attendue avec l'amoxicilline, mais n'est pas systématique avec les autres pénicillines.

Gamboa P, Jauregui I, Urrutia I. Occupational sensitization to aminopenicillins with oral tolerance to penicillin V. *Contact Dermatitis* 1995; 32: 48-9.
Rudzki E, Rebandel P. Hypersensitivity to semisynthetic penicillins but not to natural penicillin. *Contact Dermatitis* 1991; 25: 192.

28. AMPROLIUM (CHLORHYDRATE)

Numéro de registre CAS [121-25-5] (Numéro de registre CAS [137-88-2])

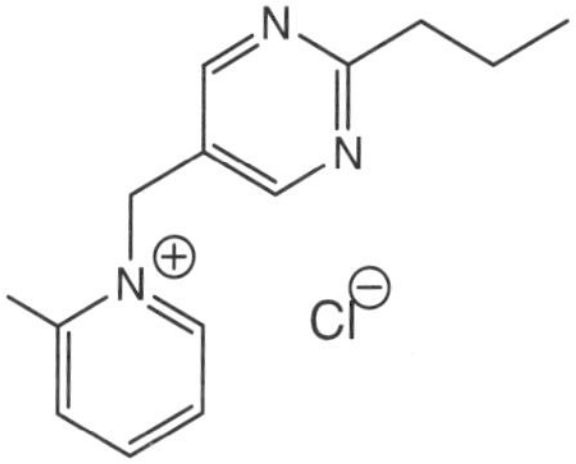

L'amprolium est un agent antiprotozoaire employé en prévention de la coccidiose aviaire.

Mancuso G, Staffa M, Errani A *et al.* Occupational dermatitis in animal feed mill workers. *Contact Dermatitis* 1990; 22: 37-41.

29. AMYL CINNAMYL ALCOOL

2-Pentyl-3-phénylprop-2-èn-1-ol, Pentyl-cinnamique alcool, α-Amyl-cinnamique alcool, Buxinol

Numéro de registre CAS [101-85-9]

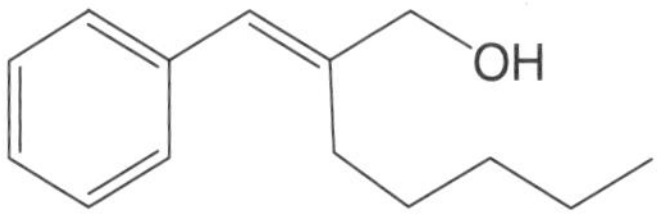

L'alcool alpha-amylcinnamique est une fragrance très proche de l'aldéhyde alpha-amylcinnamique, qui en est la forme oxydée. Sa présence doit être mentionnée sur l'étiquetage des cosmétiques dans la Communauté européenne.

Rastogi SC, Johansen JD, Menné T. Natural ingredients based cosmetics. Content of selected fragrance sensitizers. *Contact Dermatitis* 1996; 34: 423-6.

30. AMYLCINNAMALDÉHYDE

α-Amyl cinnamic aldehyde
Amylcinnamal,
2, Benzylidèneheptanal,
2-Pentylcinnamaldéhyde,
Jasminal

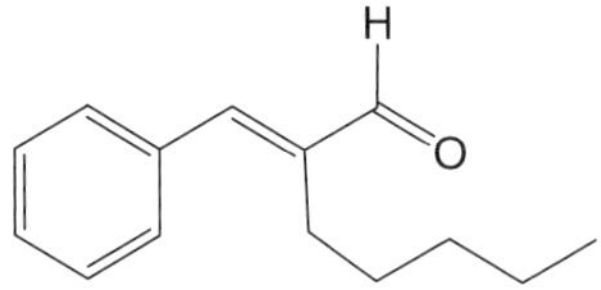

Numéro de registre CAS [122-40-7]

L'aldéhyde alpha-amylcinnamique est un produit d'oxydation de l'alcool cinnamique (*cinnamic alcohol*). Cet allergène parfumé contenu dans le fragrance mix 1 peut également sensibiliser les boulangers. Sa présence doit être mentionnée sur l'étiquetage des cosmétiques dans la Communauté européenne.

Nethercott JR, Holness DL. Occupational dermatitis in food handlers and bakers. *J Am Acad Dermatol* 1989; 21: 485-90.

31. ANACARDIQUE (ACIDES)

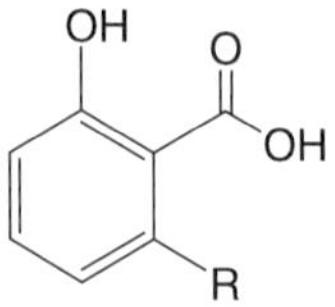

Les acides anacardiques sont des mélanges naturels de molécules voisines possédant une structure commune, et une chaîne alkyle (-R) comprenant 13, 15, 17 ou 19 atomes de carbone, et de 0 à 3 liaisons insaturées. Ce sont les principaux composants de l'huile de coquille de noix de cajou, avec les cardols, allergènes responsables des dermatites de contact chez les ouvriers récoltant ces noix. (Cf. aussi le 405, urushiol.)

Diogenes MJN, De Morais SM, Carvalho FF. Contact dermatitis among cashew nut workers. *Contact Dermatitis* 1996; 35: 114-5.

32. ANÉTHOLE

1-Méthoxy-4-(1-propenyl)-benzène

Numéro de registre CAS [104-46-1]

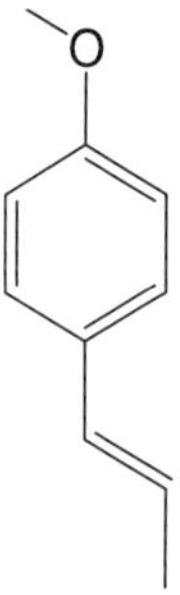

L'anéthol est le principal composant des huiles essentielles d'anis, d'anis étoilé, et de fenouil. On l'emploie dans les parfums, les cosmétiques tels que les dentifrices, les aliments, comme agent décolorant dans la photographie.

Garcia-Bravo B, Pérez Bernal A, Garcia-Hernandez MJ, Camacho F. Occupational contact dermatitis from anethole in food handlers. *Contact Dermatitis* 1997; 37: 38.

33. ANISYL ALCOOL

4-Méthoxybenzyl alcool, Méthoxybenzèneméthanol, Anise alcool

Numéro de registre CAS [105-13-5]

Mélange de *o*-, *m*- et *p*-Méthoxybenzyl alcool

Numéro de registre CAS [1331-81-3]

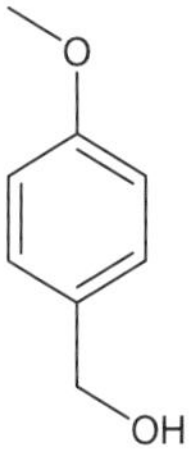

L'alcool anisylique, ou alcool d'anis, est un allergène parfumé, dont la présence doit être mentionnée sur l'emballage des cosmétiques dans la Communauté européenne.

Budavari S, O'Neil MJ, Smith A *et al. The Merck Index*, 12th edition, Merck & Co., Inc. Whitehouse Station, NJ, USA, 1996.

34. ANTIMOINE (TRIOXYDE D')

Numéro de registre CAS [1309-64-4] Sb_2O_3

L'antimoine est un métal dur et brillant souvent employé dans des alliages. On l'utilise, ainsi que ses sels, dans diverses situations industrielles : batteries électriques, alliages de soudure, caractères d'imprimerie, alliages antifriction, pour le textile, dans la fabrication du verre et de la céramique. Le trioxyde d'antimoine a donné des réactions positives chez deux travailleurs de l'industrie de la céramique.

Motolese A, Truzzi M, Giannini A, Seidenari S. Contact dermatitis and contact sensitization among enamellers and decorators in the ceramics industry. *Contact Dermatitis* 1995; 28: 59-62.

35. ARSENIC ET ARSÉNIATES (ARSÉNIATE DE SODIUM)

Numéro de registre CAS [7440-38-2] As AsO_4H_2Na
et Numéro de registre CAS [7778-43-0]

Les sels d'arsenic ou arséniates sont des irritants, parfois sensibilisants. Ils sont (ou ont été) utilisés dans l'extraction du cuivre ou de l'or, le verre, la céramique, en dermatologie (liqueur de Fowler), dans l'agroalimentaire, comme désherbants ou insecticides. Un ouvrier de cristallerie avait un épidermotest positif à l'arséniate de sodium.

Barbaud A, Mougeolle JM, Schmutz JL. Contact hypersensitivity to arsenic in a crystal factory worker. *Contact Dermatitis* 1995; 33: 272-3.

36. ARTICAÏNE (CHLORHYDRATE DE)

Carticaïne (chlorhydrate)

Numéro de registre CAS [23964-58-1] (Numéro de registre CAS [23964-57-0])

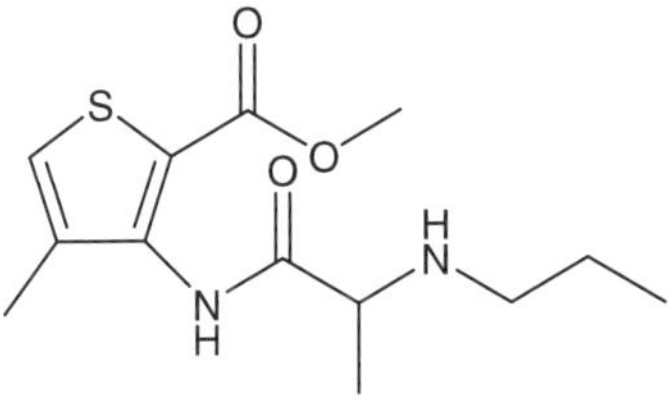

L'articaïne (ou carticaïne) est un anesthésique local du type amide ; il est très rarement allergisant, même chez les patients sensibilisés aux anesthésiques du même groupe comme la lidocaïne, la prilocaïne, la mépivacaïne ou la bupivacaïne.

Duque S, Fernandez L. Delayed-type hypersensitivity to amide local anaesthetics. *Allergol Immunopathol* (Madr). 2004; 32: 233-4.

37. ATRANOL

2,6-Dihydroxy-4-méthyl-benzaldéhyde

Numéro de registre CAS [526-37-4]

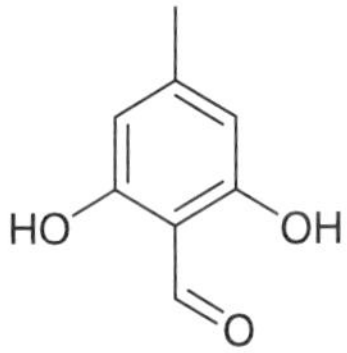

L'atranol a été identifié comme un allergène puissant, dans l'extrait naturel végétal mousse de chêne (*oak moss*) utilisé en parfumerie.

Johansen JD, Andersen KE, Svedman C *et al.* Chloroatranol, an extremely potent allergen hidden in perfumes: a dose response elicitation study. *Contact Dermatitis* 2003; 49: 180-4.

Rastogi SC, Bossi R, Johansen JD *et al.* Content of oak moss allergens atranol and chloroatranol in perfumes and similar products. *Contact Dermatitis* 2004; 50: 367-70.

38. AZAPÉRONE

4'-Fluoro-4-(4-(2-pyridyl)-1-pipérazininyl)butyrophénone

Numéro de registre CAS [1649-18-9]

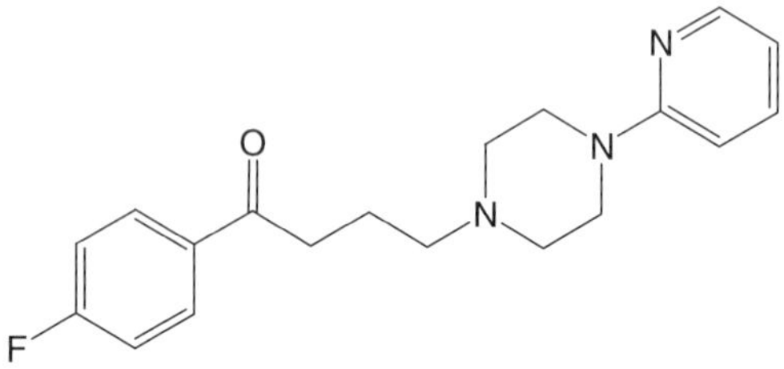

L'azapérone est un sédatif utilisé en médecine vétérinaire, afin de diminuer la mortalité des porcs durant leur transport avant leur abattage. Cette drogue alternative à la chlorpromazine est, elle aussi, sensibilisante et photosensibilisante.

Brasch J, Hessler HJ, Christophers E. Occupational (photo)allergic contact dermatitis from azaperone in a piglet dealer. *Contact Dermatitis* 1991; 25: 258-9.

39. AZATHIOPRINE

6-(1-Méthyl-4-nitroimidazol-5-ylthio)purine

Numéro de registre CAS [446-86-6]

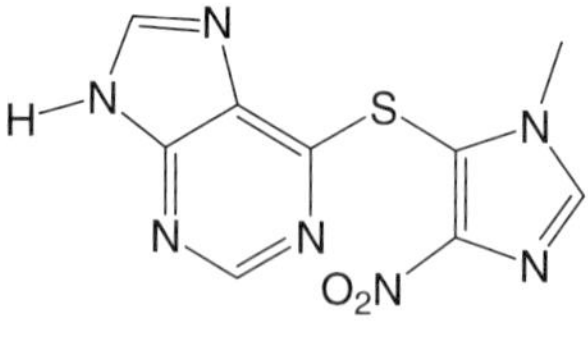

L'azathioprine est une drogue immunosuppressive et antinéoplasique qui dérive de la 6-mercaptopurine. Elle est sensibilisante par voie cutanée comme le montre l'exemple d'une mère qui broyait les comprimés pour son fils atteint de leucémie, ou celui de sujets au contact des comprimés lors de leur conditionnement ou de leur recyclage.

Burden AD, Beck MH. Contact hypersensitivity to azathioprine. *Contact Dermatitis* 1992; 27: 329-30.
Lauerma A, Koivuluhta M, Alenius H. Recalcitrant allergic contact dermatitis from Azathioprine tablets. *Contact Dermatitis* 2001; 44: 129.
Soni BP, Sherertz EF. Allergic contact dermatitis from azathioprine. *Am J Contact Dermatitis* 1996; 7: 116-7.

40. BASIQUE ROUGE 22

Synacril Red 3B

Numéro de registre CAS
[12221-52-2]

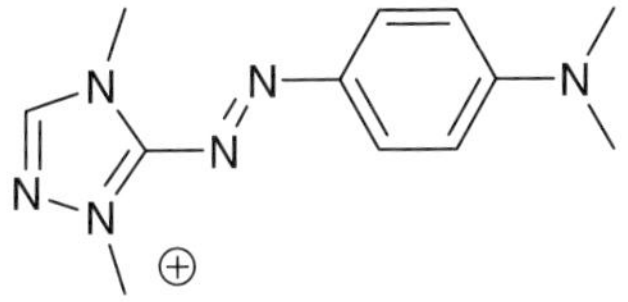

Il s'agit d'un colorant monoazoïque impliqué dans une allergie de contact à une mousse colorante pour coloration capillaire fugace, chez une femme également sensibilisée à la *p*-phénylènediamine.

Salim A, Orton D, Shaw S. Allergic contact dermatitis from Basic Red 22 in a hair-colouring mousse. *Contact Dermatitis* 2001; 45: 123.

41. BASIQUE ROUGE 46

Numéro de registre CAS
[12221-69-1]

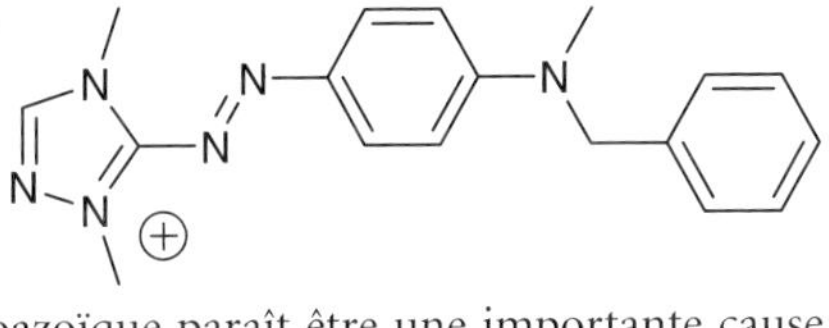

Ce colorant textile monoazoïque paraît être une importante cause de dermatite de contact des pieds, car il est fréquemment utilisé dans les chaussettes en acrylique. La sensibilisation professionnelle a été rapportée dans l'industrie textile.

Soni BP, Sherertz EF. Contact dermatitis in the textile industry: a review of 72 patients. *Am J Contact Dermatitis* 1996; 7: 226-30.
Opie J, Lee A, Frowen K *et al.* Foot dermatitis caused by the textile dye Basic Red 46 in acrylic blend socks. *Contact Dermatitis* 2003; 49: 297-303.

42. BÉFUNOLOL

Numéro de registre CAS [39552-01-7]

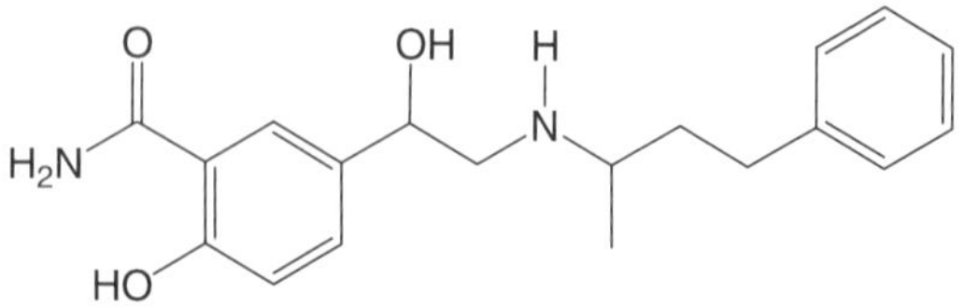

Le béfunolol a été impliqué dans les allergies de contact aux collyres bêta-bloquants utilisés pour traiter les glaucomes chroniques.

Giordano-Labadie F, Lepoittevin JP, Calix I, Bazex J. Allergie de contact aux b-bloqueurs des collyres : allergie croisée ? *Ann Dermatol Venereol.* 1997; 124: 322-4.

43. BÉNOMYL

Numéro de registre CAS [17804-35-2]

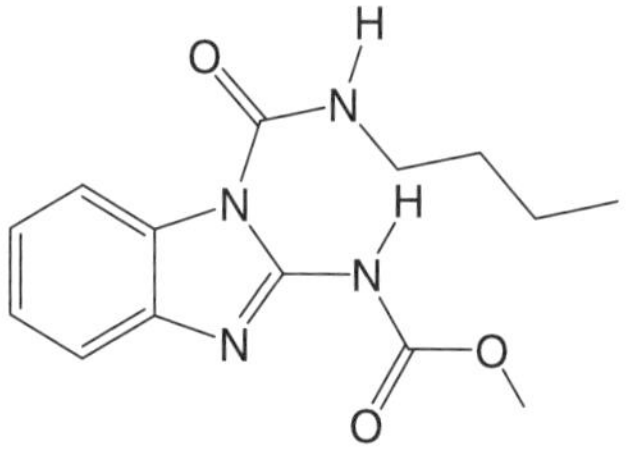

Le bénomyl est un fongicide dérivé du benzimidazole. Des cas de sensibilisation ont été signalés parmi les horticulteurs et les fleuristes. Il s'agit cependant, au plus, d'un sensibilisant faible, et les réactions observées pouvaient être des tests faussement positifs ou résulter d'une réactivité croisée avec d'autres fongicides.

Jung HD, Honemann W, Kloth C *et al.* Kontaktekzem durch Pestizide in der Deutschen Demokratischen Republik. *Dermatologische Monats.* 1989; 175: 203-14.
Larsen AI, Larsen A, Jepsen JR, Jorgensen R. Contact allergy to the fungicide benomyl ? *Contact Dermatitis* 1990; 22: 278-81.
O'Malley M, Rodriguez P, Maibach HI. Pesticide patch testing : California nursery workers and controls. *Contact Dermatitis* 1995 ; 32 : 61-2.

44. BENZALKONIUM (CHLORURE DE)

Numéro de registre CAS
[8001-54-5]

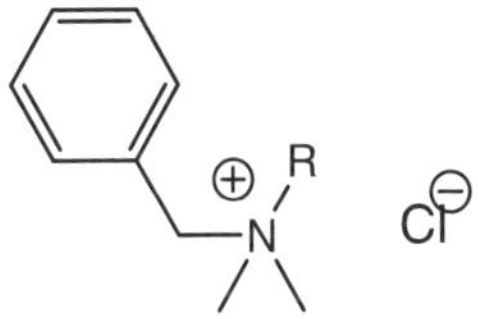

Ce produit, surfactant cationique, est en fait un mélange de chlorures d'ammoniums quaternaires, chlorures d'alkyl-diméthyl-benzyl-ammoniums (la chaîne alkyle est représentée par la lettre R-). Plus irritant que sensibilisant, il peut déclencher des dermatites de contact allergiques dues à divers topiques (crèmes, antiseptiques, spécialités ophtalmiques) chez les personnels médicaux, dentaires et vétérinaires. On en trouve également dans le plâtre de Paris.

Klein GF, Sepp N, Fritsch P. Allergic reactions to benzalkonium chloride? Do the use test! *Contact Dermatitis* 1991; 25: 269-70.
Corazza M, Virgili A. Airborne allergic contact dermatitis from benzalkonium chloride. *Contact Dermatitis* 1993; 28: 195-6.
Stanford D, Georgouras K. Allergic contact dermatitis from benzalkonium chloride in plaster of Paris. *Contact Dermatitis* 1996; 35: 371-2.
Basketter DA, Marriott M, Gilmour NJ, White IR. Strong irritants masquerading as skin allergens: the case of benzalkonium chloride. *Contact Dermatitis* 2004; 50: 213-7.

45. BENZISOTHIAZOLINONE

1,2-Benzisothiazolin-3-one, BIT, Proxan, Proxel PL

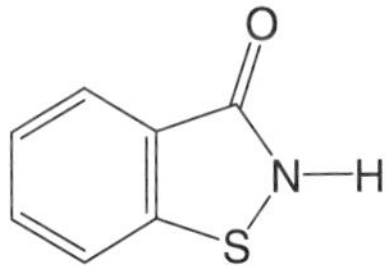

Numéro de registre CAS
[2634-33-5]

La benzisothiazolinone, irritante et sensibilisante, est très largement employée dans l'industrie comme biocide conservateur des produits aqueux : pâtes, solutions, peintures et fluides de coupe. Les eczémas de contact professionnels ont été associés aux fluides de coupes et graisses, à la fabrication de peintures et émulsions acryliques, de moulages pour poteries, chez les plombiers, les imprimeurs et les lithographistes, les fabricants de papier ou de caoutchoucs, les laboratoires d'analyses, et les employés fabriquant des désodorisants d'atmosphère.

Burden AD, O'Driscoll JB, Page FC, Beck MH. Contact hypersensitivity to a new isothiazolinone. *Contact Dermatitis* 1994; 30: 179-80.

Chew AL, Maibach H. 1,2-Benzisothiazolin-3-one (Proxel®): irritant or allergen? A clinical study and literature review. *Contact Dermatitis* 1997; 36: 131-6.

Dias M, Lamarao P, Vale T. Occupational contact allergy to 1,2-benzisothiazolin-3-one in the manufacture of air fresheners. *Contact Dermatitis* 1992; 27: 205-6.

Greig DE. Another isothiazolinone source. *Contact Dermatitis* 1991; 25: 201-2.

Sanz-Gallén P, Planas J, Martinez P, Giménez-Arnau JM. Allergic contact dermatitis due to 1,2-benzisothiazolin-3-one in paint manufacture. *Contact Dermatitis* 1992; 27: 271-2.

46. BENZOPHÉNONES

La benzophénone (BZP) non substituée et les BZP substituées, numérotées de 1 à 12, sont des photoprotecteurs distribués sous le nom d'Uvinul®. Ce sont des filtres solaires très utilisés dans les produits de protection solaire et les cosmétiques tels que les crèmes « anti-âge », les gels ou sprays capillaires et les shampoings, les peintures et plastiques. Le fénofibrate, pharmacologiquement hypolipémiant, est structurellement une BZP substituée.

Benzophénones non substituées

Numéro de registre CAS [119-61-9]

La BZP non substituée est employée en chimie. C'est un marqueur de photoallergie au kétoprofène.

Benzophénone-1

Benzorésorcinol, Uvinul 400, Numéro de registre CAS [131-56-6]
La BZP-1 est employée dans les peintures, les plastiques et les vernis à ongles *e.g.*

Benzophénone-2
2,2′,4,4′-Tétrahydroxybenzophénone
Numéro de registre CAS [131-55-5]

La BZP-2 est fréquemment incluse dans les parfums pour les protéger de la photodégradation. C'est un allergène de contact.

Benzophénone-3
Oxybenzone
Numéro de registre CAS [131-57-7]

La BZP-3 est utilisée comme filtre dans les produits de protection solaire et dans certains des cosmétiques « anti-vieillissement ». Les allergies de contact peuvent aussi survenir par le biais d'une photosensibilisation au kétoprofène, puisque environ 25 % des sujets photosensibilisés au kétoprofène réagissent de façon croisée à la BZP-3.

Benzophénone-4
Sulisobenzone
Numéro de registre CAS [4065-45-6]

La BZP-4 est très présente dans les cosmétiques, en particulier les shampoings et autres spécialités à usage capillaire. La réactivité croisée avec le kétoprofène est rare.

Benzophénone-10
Mexenone
Numéro de registre CAS [1641-17-4]

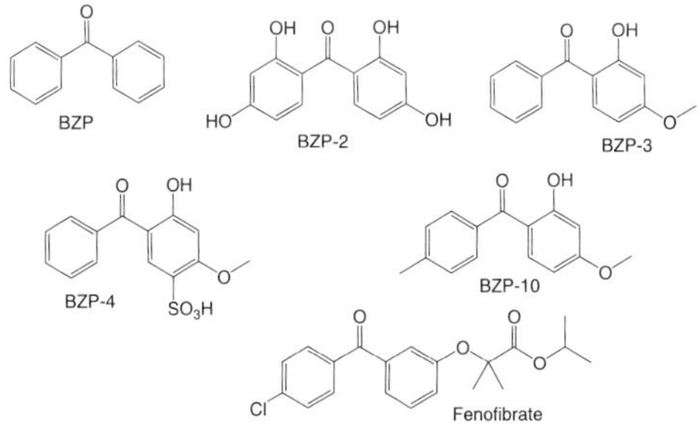

La BZP-10 est exceptionnellement positive chez les patients photoallergiques au kétoprofène.

Alanko K, Jolanki R, Estlander T, Kanerva L. Occupational allergic contact dermatitis from benzophenone-4 in hair-care products. *Contact Dermatitis* 2001; 44: 188.

Collins P, Ferguson J. Photoallergic contact dermatitis to oxybenzone. *Br J Dermatol* 1994; 131: 124-9.

Guin JD. Eyelid dermatitis from benzophenone used in nail enhancement. *Contact Dermatitis* 2000; 43: 308-9.

Jacobs MC. Contact allergy to benzophenone-2 in toilet water. *Contact Dermatitis* 1998; 39: 42.

Knobler E, Almeida L, Ruzkowski AM *et al.* Photoallergy to benzophenone. *Arch Dermatol* 1989; 125: 801-4.

Le Coz CJ, Bottlaender A, Scrivener JN *et al.* Photocontact dermatitis from ketoprofen and tiaprofenic acid: cross-reactivity study in 12 consecutive patients. *Contact Dermatitis* 1998; 38: 245-52.

Matthieu L, Meuleman L, Van Hecke E *et al.* Contact and photocontact allergy to ketoprofen. The Belgian experience. *Contact Dermatitis* 2004; 50: 238-41.

Ramsay DL, Cohen HJ, Baer RL. Allergic reaction to benzophenone. Simultaneous occurrence of urticarial and contact sensitivities. *Arch Dermatol.* 1972; 105: 906-8.

47. BENZOYLE (PEROXYDE DE)

Numéro de registre CAS [94-36-0]

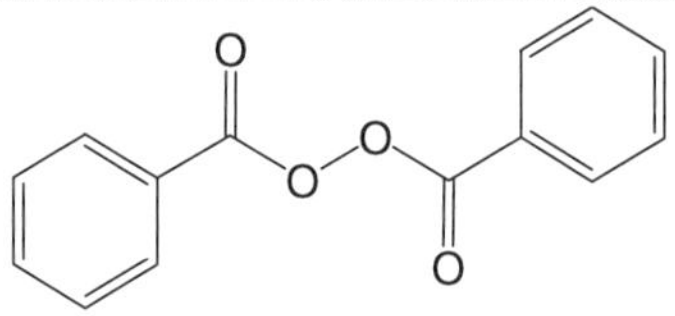

Le peroxyde de benzoyle est un oxydant fréquemment prescrit pour le traitement topique de l'acné. On l'utilise aussi comme catalyseur de polymérisation des résines composites dentaires ou dans la plasturgie, pour le blanchiment des farines, des huiles, des graisses et des cires. Les dermatites de contact, irritatives ou allergiques, affectent les salariés de l'électronique et de la plasturgie (résines époxy, catalyseurs), les électriciens, les employés de faïenceries, les dentistes et les techniciens dentaires, les techniciens de laboratoires, les boulangers et les patients acnéiques. Une allergie de contact aux cierges contenant du peroxyde de benzoyle a été décrite chez un sacristain. Le test épicutané peut être irritant.

Bonnekoh B, Merk H. Airborne allergic contact dermatitis from benzoyl peroxyde as a bleaching agent of candle wax. *Contact Dermatitis* 1991; 24: 367-8.
Quirce S, Olaguibel JM, Garcia BE, Tabar AI. Occupational airborne contact dermatitis due to benzoyl peroxide. *Contact Dermatitis* 1993; 29: 165-6.
Rustemeyer T, Frosch PJ. Occupational skin diseases in dental laboratory technicians. (I). Clinical picture and causative factors. *Contact Dermatitis* 1996; 34: 125-33.
Balato N, Lembo G, Cuccurullo FM *et al.* Acne and allergic *Contact Dermatitis* 1996; 34: 68-9.

48. BENZYDAMINE (CHLORHYDRATE DE)

Numéro de registre CAS
[132-69-4]

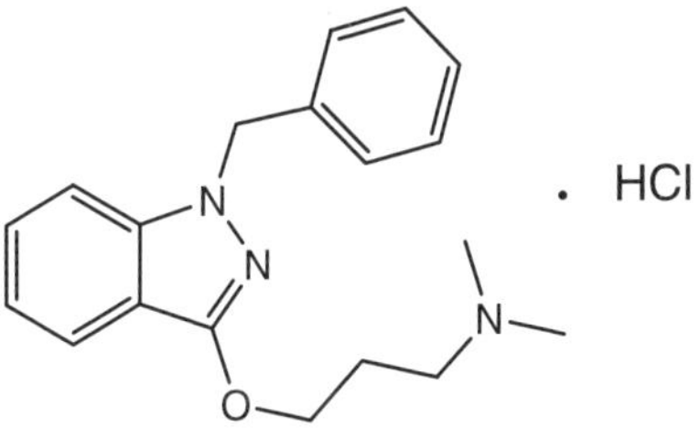

Cet anti-inflammatoire non stéroïdien, qui peut être prescrit par voie locale ou systémique, est un sensibilisant et un photosensibilisant de contact.

Foti C, Vena GA, Angelini G. Occupational contact allergy to benzydamine hydrochloride. *Contact Dermatitis* 1992; 27: 328-9.
Lasa Elgezua O, Egino Gorrotxategi P, Gardeazabal García J *et al.* Photoallergic hand eczema due to benzydamine. *Eur J Dermatol.* 2004; 14: 69-70.

49. BENZYL ALCOOL

Numéro de registre CAS
[100-51-6]

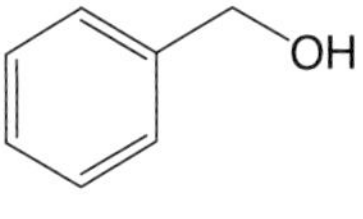

L'alcool benzylique est essentiellement employé comme conservateur, la plupart du temps dans les spécialités antimycosiques ou les dermocorticoïdes. C'est aussi un catalyseur des résines époxy, et l'un des ingrédients du révélateur photographique couleur C-22. La présence de cet allergène parfumé doit être signalée avec l'indication « benzyl alcohol » dans l'étiquetage des ingrédients des cosmétiques dans l'Union européenne.

Lodi A, Mancini LL, Pozzi M *et al.* Occupational airborne allergic contact dermatitis in parquet layers. *Contact Dermatitis* 1993; 29: 281-2.
Scheman AJ, Katta R. Photographic allergens: an update. *Contact Dermatitis* 1997; 37: 130.
Sestini S, Mori M, Francalanci S. Allergic contact dermatitis from benzyl alcohol in multiple medicaments. *Contact Dermatitis* 2004; 50: 316-7.

50. BENZYLE (BENZOATE DE)

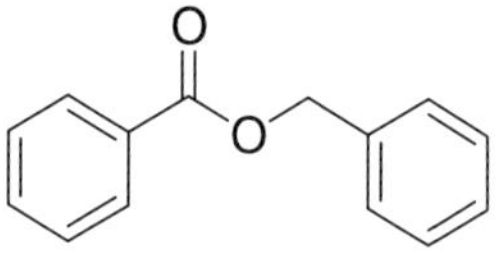

Benzoïque acide phénylméthyl ester

Numéro de registre CAS [120-51-4]

Le benzoate de benzyle est l'ester de l'alcool benzylique et de l'acide benzoïque. C'est un des constituants de *Myroxylon pereirae* (baume du Pérou) et du baume du Tolu. On l'utilise dans le traitement externe de la gale humaine à *Sarcoptes scabiei* et comme pédiculicide. Le contact cutané est irritant, rarement allergisant. La présence de cet allergène des parfums doit être indiquée dans la liste des ingrédients des cosmétiques.

Meneghini CL, Vena GA, Angelini G. Contact dermatitis to scabicides. *Contact Dermatitis* 1982; 8: 285-6.

51. BENZYLPÉNICILLINE

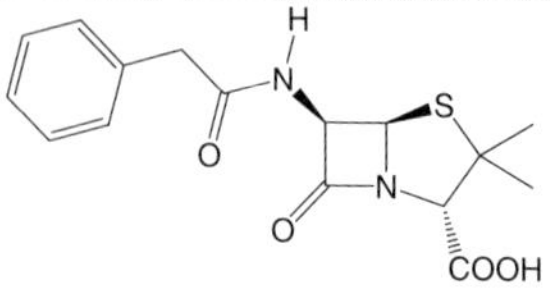

Pénicilline G

Numéro de registre CAS [61-33-6]

La pénicilline G ne s'utilise plus qu'en perfusion intraveineuse. Les allergies de contact par sensibilisation cutanée, survenant essentiellement chez les soignants, sont devenues exceptionnelles.

Pecegueiro M. Occupational contact dermatitis from penicillin. *Contact Dermatitis* 1990; 23: 190-1.

52. BENZYLE (SALICYLATE DE)

Benzyl-o-hydroxybenzoate, 2-Hydroxybenzoique acide phénylméthyl ester

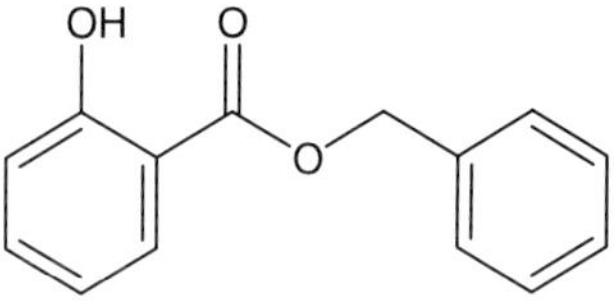

Numéro de registre CAS [118-58-1]

Le salicylate de benzyle est employé comme fixateur en parfumerie et dans les produits de protection solaire. Ce faible sensibilisant de contact fait partie des allergènes des parfums devant être mentionnés sur l'étiquetage des cosmétiques dans l'Union européenne.

Larsen W, Nakayama H, Lindberg M *et al.* Fragrance contact dermatitis: a worldwide multicenter investigation (Part I). *Am J Contact Dermatitis* 1996; 7: 77-83.

53. BHA

Butylhydroxyanisole

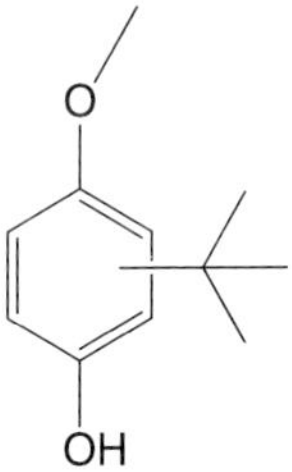

Numéro de registre CAS [25013-16-5]

Le BHA est un antioxydant usuel des cosmétiques et des aliments comme les pâtisseries et les feuilletages. C'est un allergène professionnel chez les traiteurs.

Acciai MC, Brusi C, Francalanci Giorgini S, Sertoli A. Allergic contact dermatitis in caterers. *Contact Dermatitis* 1993; 28; 48.

54. BHT

Butylhydroxytoluène, 2,6-Di-(tert-butyl)-p-crésol

Numéro de registre CAS
[128-37-0]

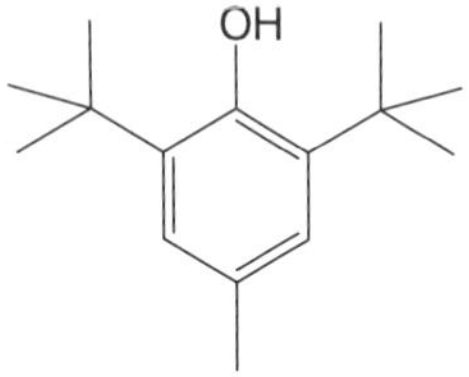

Cet antioxydant présent dans les aliments, les colles, les huiles et les graisses industrielles est rarement sensibilisant. Une réactivité croisée est possible avec le BHA et la butylhydroquinone tertiaire.

Flyvholm MA, Menné T. Sensitizing risk of butylated hydroxytoluene based on exposure and effect data. *Contact Dermatitis* 1990; 23: 341-5.

55. BIOBAN® CS-1135

3,4-Diméthyloxazolidine + 3,4,4-Triméthyloxazolidine

Numéro de registre CAS [81099-36-7] (Numéro de registre CAS [51200-87-4] + Numéro de registre CAS [75673-43-7])

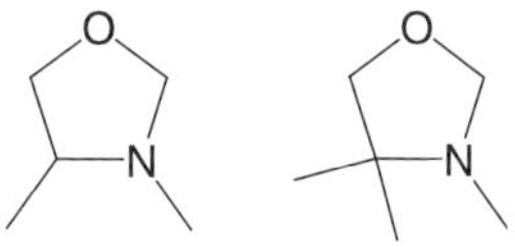

Bioban® CS-1135 est le nom déposé pour le mélange de 3,4-diméthyloxazolidine (74,8 %) et de 3,4,4-triméthyloxazolidine (2,5 %). Ce libérateur de formaldéhyde est un conservateur des peintures au latex et des fluides de coupe. On peut trouver de la diméthyloxazolidine dans les cosmétiques. Le Bioban® CS-1135 peut être un sensibilisant intrinsèque, chez les patients non sensibilisés au formaldéhyde.

Kanerva L, Estlander T, Jolanki R. Occupational allergic contact dermatitis caused by thiourea compounds. *Contact Dermatitis* 1994; 31: 242-8.

Brinkmeier T, Geier J, Lepoittevin JP, Frosch PJ. Patch test reactions to Biobans in metalworkers are often weak and not reproducible. *Contact Dermatitis* 2002; 47: 27-31.

56. BIOBAN® CS-1246

5-Éthyloxazolidine, 1-Aza-3,7-dioxa-bicyclo-3,3,0 octane

Numéro de registre CAS [7747-35-5], [504-76-7]

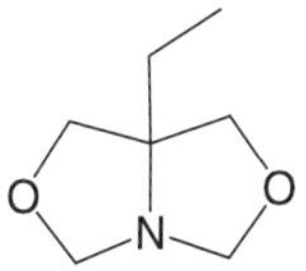

Le Bioban® CS-1246 est un libérateur de formaldéhyde ancien, utilisé pour les fluides de coupe. Le Bioban® CS-1248 est un mélange de Bioban® CS-1246 et de Bioban® P-1487.

Brinkmeier T, Geier J, Lepoittevin JP, Frosch PJ. Patch test reactions to Biobans in metalworkers are often weak and not reproducible. *Contact Dermatitis* 2002; 47: 27-31.

57. BIOBAN® P-1487

4-(2-Nitrobutyl)morpholine + 4,4'-(2-éthyl-2-nitrodiméthylène)dimorpholine

Numéro de registre CAS [37304-88-4]
(Numéro de registre CAS [2224-44-4] +
Numéro de registre CAS [1854-23-5])

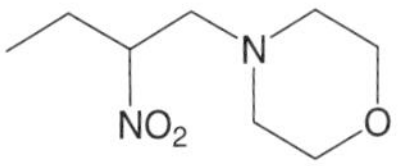

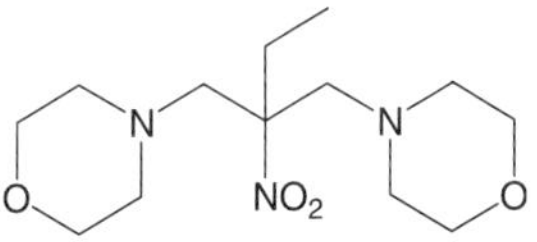

Le Bioban® P-1487 est un mélange de 70 % de 4-(2-nitrobutyl)morpholine de numéro CAS [2224-44-4] et de 20 % de 4,4'-(2-éthyl-2-nitrodiméthylène)dimorpholine ou 4,4'-(2-éthyl-2-nitro-1,3-propanediyl)-bis-morpholine, de numéro CAS [1854-23-5]. Les deux ingrédients sont sensibilisants. Le Bioban® P-1487 est un conservateur des fluides de coupe. Avec le Bioban® CS-1246, c'est le constituant du Bioban® CS 1248.

Niklasson B, Björkner B, Sundberg K. Contact allergy to a fatty acid ester component of cutting fluids. *Contact Dermatitis* 1993; 28: 265-7.

Gruvberger B, Bruze M, Zimerson E. Contact allergy to the active ingredients of Bioban P 1487. *Contact Dermatitis* 1996; 35: 141-5.

Brinkmeier T, Geier J, Lepoittevin JP, Frosch PJ. Patch test reactions to Biobans in metalworkers are often weak and not reproducible. *Contact Dermatitis* 2002; 47: 27-31.

58. BISPHÉNOL A

Diphénylolpropane, Isopropylidène diphénol

Numéro de registre CAS
[80-05-7]

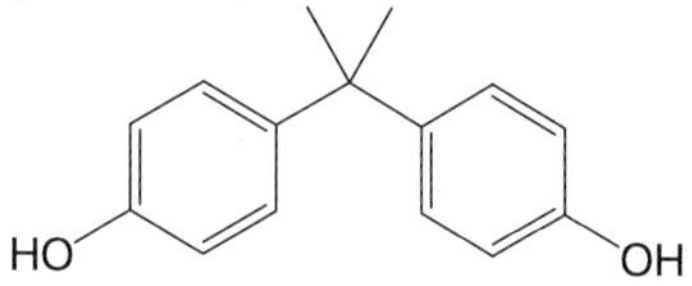

Le bisphénol A est employé avec l'épichlorhydrine pour la synthèse des résines époxy de type bisphénol A, pour les synthèses des polyesters insaturés, des résines polycarbonates, et les époxy di(méth-)acrylates. Dans les résines époxy, cette synthèse aboutit à l'éther diglycidylique du bisphénol A, qui est le monomère allergisant des résines du type bisphénol A. Les sensibilisations au bisphénol A sont rares, et concernent surtout les salariés travaillant sur site de synthèse des résines époxy, ceux en contact avec les fibres de verre, les cires semi-synthétiques, les chaussures, les matériaux de dentisterie. C'est un allergène possible des gants de vinyle.

Van Jost T, Roesyanto ID, Satyawan I. Occupational sensitization to epichlorhydrin (ECH) and bisphenol-A during the manufacture of epoxy resin. *Contact Dermatitis* 1990; 22: 125-6.

Jolanki R, Kanerva L, Estlander T. Occupational allergic contact dermatitis caused by epoxy diacrylate in ultraviolet-light-cured paint, and bisphenol A in dental composite resin. *Contact Dermatitis* 1995; 33: 94-9.

Matthieu L, Godoi AFL, Lambert J, Van Grieken R. Occupational allergic contact dermatitis from bisphenol A in vinyl gloves. *Contact Dermatitis* 2004; 49: 281-3.

59. BISPHÉNOL A DIGLYCIDYL ÉTHER (DGEBA) – BADGE

Numéro de registre CAS [1675-54-3]

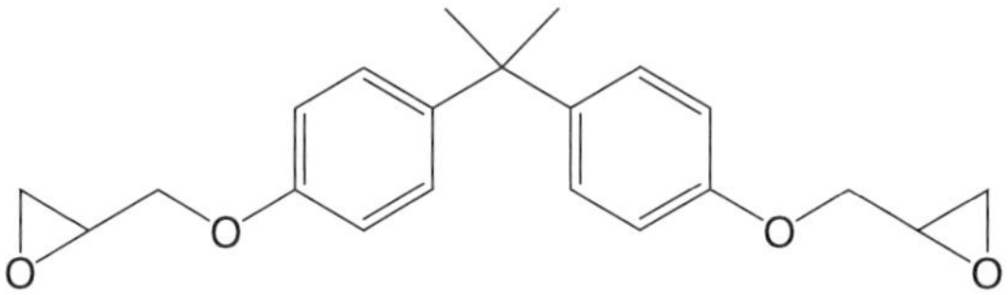

La majorité des résines époxy sont du type bisphénol A et résultent de la polymérisation du DGEBA. Les allergies de contact sont provoquées par le monomère de DGEBA de faible poids moléculaire (environ 340 g/mol), le dimère puis les oligomères ayant un pouvoir allergisant décroissant. Cet allergène a pu déclencher un eczéma de contact chez des ouvriers fabriquant des cartes de circuits imprimés, faites de plaques de cuivre et de fibres de verre imprégnées d'une résine époxy bromée. Le DGEBA peut être contenu dans certains adhésifs.

Bruze M, Almgren G. Occupational dermatoses in workers exposed to epoxy-impregnated fiberglass fabric. *Dermatosen*. 1989; 37: 171-6.
Hansson C. Determination of monomers in epoxy resin hardened at elevated temperatures. *Contact Dermatitis* 1994; 31: 333-4.
Bruze M, Edenholm M, Engenström K, Svensson G. Occupational dermatoses in a Swedish aircraft plant. *Contact Dermatitis* 1996; 34: 336-40.

60. *O-P'*-BISPHÉNOL F ET *P-P'*-BISPHÉNOL F

2,4'-Dihydroxy-diphénylméthane et 4-4'-dihydroxy-diphénylméthane

Numéro de registre CAS [2467-03-0] et Numéro de registre CAS [620-92-8]

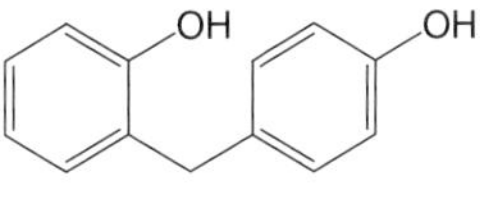

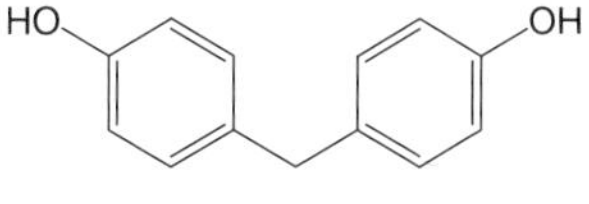

Les deux isomères du bisphénol F sont des sensibilisants de contact des résines phénol-formaldéhyde du type résol.

Bruze M, Fregert S, Zimerson E. Contact allergy to phenol-formaldehyde resins. *Contact Dermatitis* 1985; 12: 81-6.

61. BISPHÉNOL F DIGLYCIDYL ÉTHER (DGEBF)

1. *p,p'*-Diglycidyl éther de bisphénol F

Numéro de registre CAS [2095-03-6]

2. *o,p'*-diglycidyl éther de bisphénol F

Numéro de registre CAS [57469-08-5]

3. *o,o'*-diglycidyl éther de bisphénol F

Numéros de registre CAS [39817-09-9], [54208-63-8]

Les résines époxy du type bisphénol F, aussi nommées phénoliques de type Novolac, contiennent de l'éther diglycidylique du bisphénol F, qui se présente sous forme de trois isomères sensibilisants. Le DGEBF est plus résistant que le DGEBA. Les allergies de contact aux résines époxy du type bisphénol F, plus rares que celles dues aux résines du type bisphénol A, sont plus fréquemment acquises lors de la pose de revêtement de sols et de mastic.

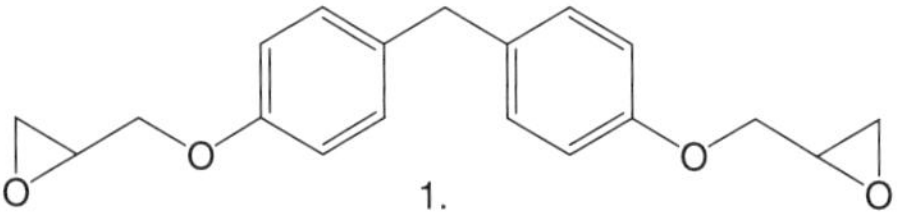

1.

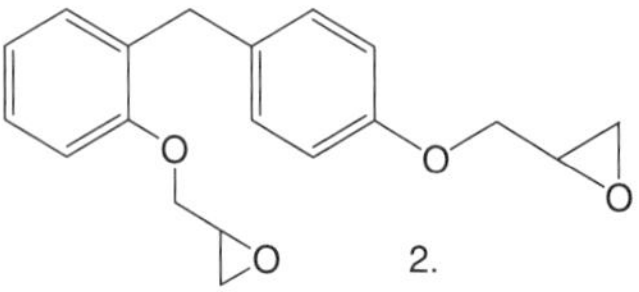

2.

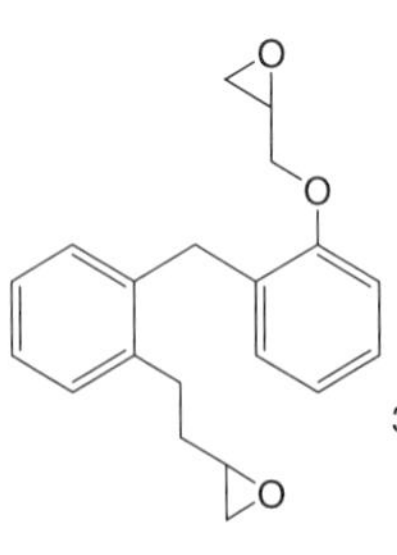

3.

Bruze M, Edenholm M, Engenström K, Svensson G. Occupational dermatoses in a Swedish aircraft plant. *Contact Dermatitis* 1996; 34: 336-40.
Pontén A, Bruze M. Contact allergy to epoxy resin based on diglycidyl ether of Bisphenol F. *Contact Dermatitis* 2001; 44: 98-9.
Pontén A, Zimerson E, Bruze M. Contact allergy to the isomers of diglycidyl ether of bisphenol F. *Acta Derm Venereol (Stockh)* 2004; 84: 12-7.

62. BROMÉES (RÉSINES ÉPOXY)

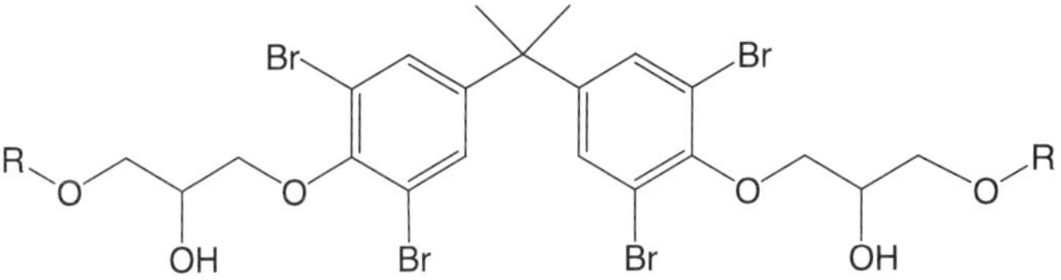

R =

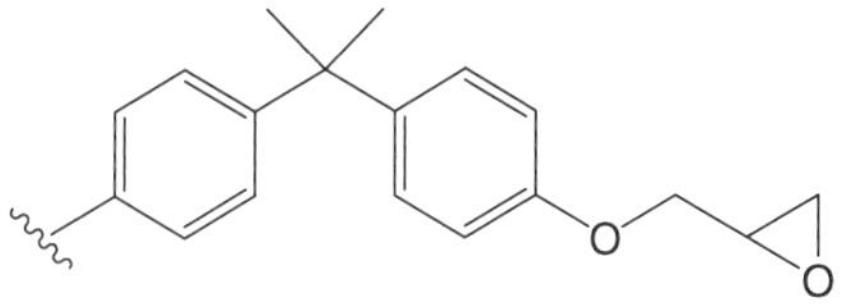

Les résines époxy bromées, composants de résines époxy non obtenues à partir de l'éther diglycidylique du bisphénol A, ont pu induire des dermatites de contact chez un agent de nettoyage de sites industriels où des condensateurs étaient remplis d'un mélange de résine époxy.

Kanerva L, Jolanki R, Estlander T. Allergic contact dermatitis from non-diglycidyl-ether-of-bisphenol-A epoxy resins. *Contact Dermatitis* 1991; 24: 293-300.

63. 1-BROMO-3-CHLORO-5,5-DIMÉTHYLHYDANTOÏNE

1-Bromo-3-chloro-5,5-diméthyl-2,4-imidazolidinedione, Agribrom, Slimicide C 77P

Numéro de registre CAS [16079-88-2]

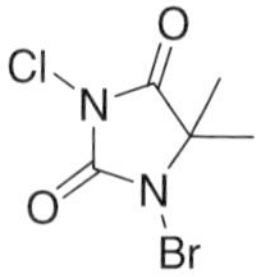

Cette substance chlorée et bromée est utilisée en agriculture comme fongicide pour protéger le bois. On l'emploie également dans les piscines et les spas, où elle peut induire des dermatites irritatives ou allergiques par libération de brome et de chlore.

Rycroft RJG, Penny PT. Dermatoses associated with brominated swimming pools. *Br Med J (Clin Res Ed)* 1983; 287: 462.

Sasseville D, Moreau L. Contact allergy to 1-bromo-3chloro-5, 5-dimethyl-hydantoin in spa water. *Contact Dermatitis* 2004; 50: 323-4.

64. BROMOHYDROXYACÉTOPHÉNONE

1. 2-Bromo-4'-hydroxyacétophénone, 1-(4-Hydroxyphényl)-2-bromoéthanone

Numéro de registre CAS [2491-38-5]

2. 2-Bromo-2'-hydroxyacétophénone, (6CI,7CI,8CI)

Numéro de registre CAS [2491-36-3]

3. 5'-Bromo-2'-hydroxy-acétophénone 6CI,7CI,8CI), 1-(5-Bromo-2-hydroxyphényl)éthanone

Numéro de registre CAS [1450-75-5]

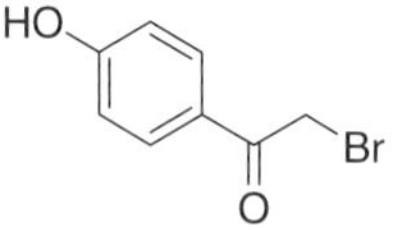

1.

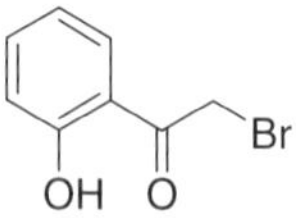

2.

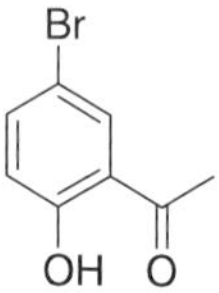

3.

Ces trois substances biocides sont employées dans les émulsions, les peintures, les adhésifs, les cires et les agents de polissage. Ce sont des irritants et des sensibilisants. La 2-bromo-4'-hydroxyacétophénone employée comme microbicide a provoqué, après un renversement accidentel, une sensibilisation puis une dermatite de contact récidivant dans une usine à papier.

Jensen CD, Andersen KE. Allergic contact dermatitis from a paper mill slimicide containing 2-bromo-4'-hydroxyacetophenone. *Am J Contact Dermatitis* 2003; 14: 41-3.

65. BRONOPOL

2-Bromo-2-nitro-1,3-propanediol

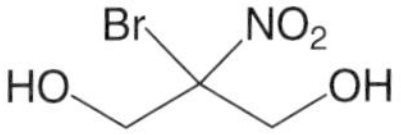

Numéro de registre CAS [52-51-7]

Le bronopol est un conservateur parfois classé dans les libérateurs de formaldéhyde. C'est un allergène mentionné des cosmétiques, des produits de nettoyage, chez les employés de laiterie et dans un gel d'échographie.

Grattan CEH, Harman RRM, Tan RSH. Milk recorder dermatitis. *Contact Dermatitis* 1986; 14: 217-20.
Wilson CL, Powell SM. An unusual cause of allergic contact dermatitis in a veterinary surgeon. *Contact Dermatitis* 1990; 23: 42-3.

66. BUDÉSONIDE

Budésonide

Numéro de registre CAS [51333-22-3]

(R)-Budésonide

Numéro de registre CAS [51372-29-3]

(S)-Budésonide

Numéro de registre CAS [51372-28-2]

Le budésonide est un corticostéroïde, mélange à parts égales de deux diastéréoisomères.

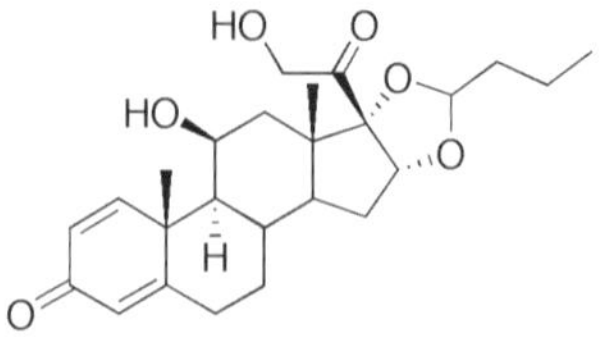

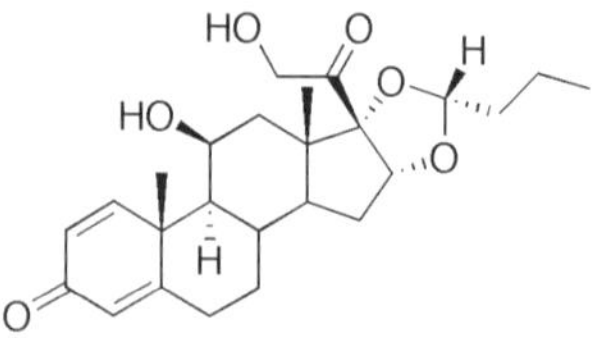

R-Budésonide

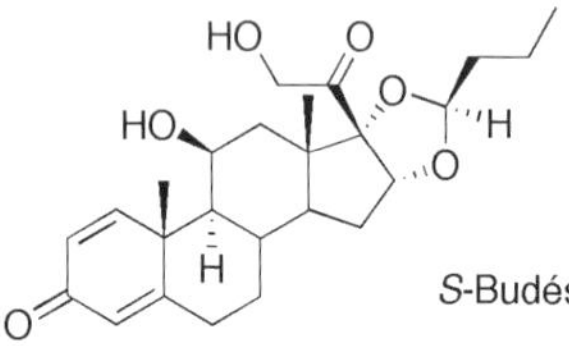

S-Budésonide

Le (R)-budésonide est un marqueur d'allergie de contact aux corticostéroïdes du groupe B. Les molécules de ce groupe possèdent une fonction cis-diol ou une fonction acétal sur le carbone C_{16} et C_{17} du cycle D. Une chaîne latérale est possible sur le C_{21}. Le groupe B comprend amcinonide, budésonide, désonide ou prednacinolone, flunisolide, fluocinolone et acétonide de fluocinolone, fluocinonide, fluclorolone et son acétonide, halcinonide, et les acétonide, bénétonide, diacétate et hexacétonide de triamcinolone.

Le (S)-budésonide est un marqueur d'allergie pour le groupe D2. Les molécules de ce groupe ne sont pas méthylées en C_{16} et possèdent une fonction ester en C_{17}. Elles comprennent le 17-butyrate d'hydrocortisone, le 17-valérate d'hydrocortisone, l'acéponate d'hydrocortisone, l'acéponate de méthylprednisolone et le prednicarbate.

Lepoittevin JP, Drieghe J, Dooms-Goossens A. Studies in patients with corticosteroid contact allergy. Understanding cross-reactivity among different steroids. *Arch Dermatol* 1995; 131: 31-7.

Le Coz CJ. Fiche d'éviction en cas d'hypersensibilité aux corticoïdes. *Ann Dermatol Venereol* 2002; 129: 346-7.

Le Coz CJ. Fiche d'éviction en cas d'hypersensibilité au 17 butyrate d'hydrocortisone. *Ann Dermatol Venereol* 2002; 129: 931.

Le Coz CJ. Fiche d'éviction en cas d'hypersensibilité au budésonide. *Ann Dermatol Venereol* 2002; 129: 1409-10.

67. 1,4-BUTANEDIOL DIGLYCIDYL ÉTHER

Numéro de registre CAS [2425-79-8]

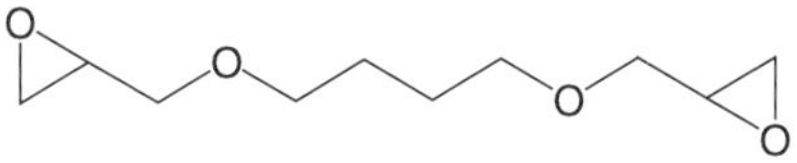

Ce composé est un diluant réactif des résines époxy.

Jolanki R, Estlander T, Kanerva L. Contact allergy to an epoxy reactive diluent: 1,4-butanediol diglycidyl ether. *Contact Dermatitis* 1987; 16: 87-92.

Jolanki R, Kanerva L, Estlander T, *et al.* Occupational dermatoses from epoxy resin compounds. *Contact Dermatitis* 1990; 23: 172-83.

68. *N-TERT*-BUTYL-BIS-(2-BENZOTHIAZOLE) SULFÉNAMIDE

Numéro de registre CAS [3741-80-8]

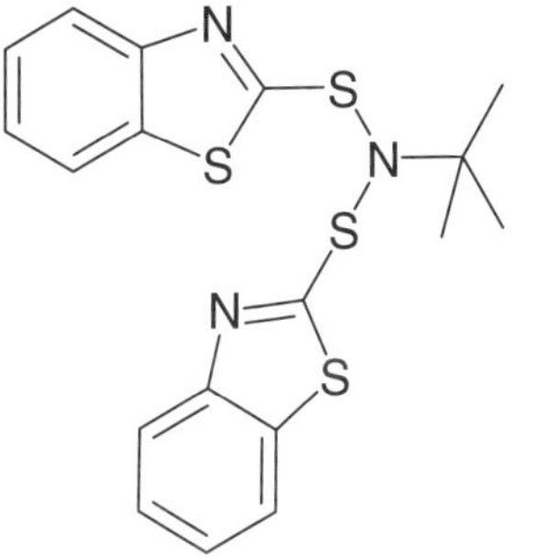

Cet additif du groupe des mercaptobenzothiazoles (mercaptobenzothiazole-sulfénamide) est un accélérateur de vulcanisation des caoutchoucs.

Le Coz CJ. Fiche d'éviction en cas d'hypersensibilité au mercaptobenzothiazole et au mercapto mix. Ann Dermatol Venereol 2004; 131: 846-8.

69. BUTYL CARBITOL

Diéthylène glycol monobutyl éther

Numéro de registre CAS [112-34-5]

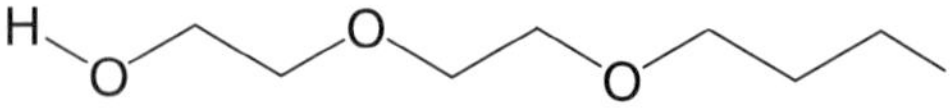

Le butyl carbitol est un solvant organique du groupe des carbitols et s'utilise dans les produits aqueux tels que les peintures, les détergents et désinfectants de surface ou les agents de polissage. C'est un allergène de contact exceptionnel.

Berlin K, Johanson G, Lindberg M. Hypersensitivity to 2-(2-butoxyethoxy)ethanol. *Contact Dermatitis* 1995; 32: 54.
Schliemann-Willers S, Bauer A, Elsner P. Occupational contact dermatitis from diethylene glycol monobutyl ether in a podiatrist. *Contact Dermatitis* 2000; 43: 225.

70. *P-TERT*-BUTYL CATÉCHOL

Numéro de registre CAS [98-29-3]

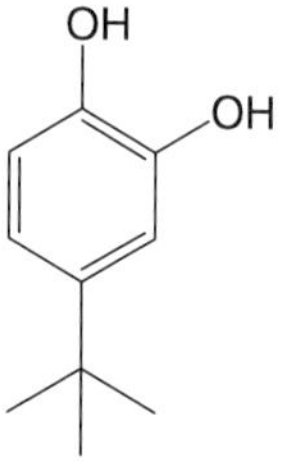

Le *p*-tertiobutyl catéchol s'obtient par réaction de catéchol non purifié avec de l'alcool tertiobutylique. Ses emplois sont multiples pour ses propriétés d'inhibiteur de polymérisation et d'antioxydant : fabrication du caoutchouc, des plastiques et des peintures, préparation de produits pétroliers, conservation des huiles. Il peut induire un vitiligo de contact.

Gawkrodger DJ, Cork MJ, Bleehen SS. Occupational vitiligo and contact sensitivity to para-tertiary butyl catechol. *Contact Dermatitis* 1991; 25: 200-1.

71. *N*-BUTYL GLYCIDYL ÉTHER

Numéro de registre CAS [2426-08-6]

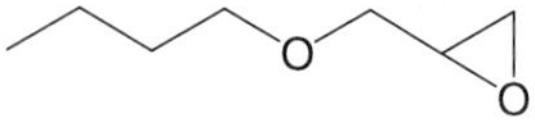

Il s'agit d'un diluant réactif des résines époxy du type bisphénol A.

Holness DL Nethercott JR. The performance of specialized collections of bisphenol A epoxy resin system components in the evaluation of workers in an occupational health clinic population. *Contact Dermatitis* 1993; 28: 216-9.

Jolanki R, Kanerva L, Estlander T *et al.* Occupational dermatoses from epoxy resin compounds. *Contact Dermatitis* 1990; 23: 172-83.

72. *TERT*-BUTYL-HYDROQUINONE

2-*tert*-Butylhydroquinone, TBHQ

Numéro de registre CAS [1948-33-0]

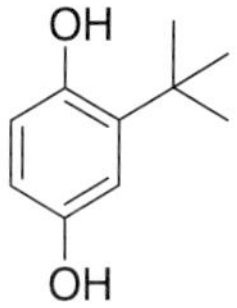

Les allergies de contact à cet antioxydant sont rares et concernent principalement les cosmétiques (bâtons et brillants à lèvres, colorants capillaires) ou les fluides de coupe. Des réactions simultanées ou croisées ont été décrites avec le butylhydroxyanisole (BHA), moins fréquemment avec le butylhydroxytoluène (BHT), mais jamais avec l'hydroquinone.

Le Coz CJ, Schneider GA. Contact dermatitis from tertiary-butylhydroquinone in a hair dye, with cross-sensitivity to BHA and BHT. *Contact Dermatitis* 1998; 39: 39-40.

Aalto-Korte K. Allergic contact dermatitis from tertiary-butylhydroquinone (TBHQ) in a vegetable hydraulic oil. *Contact Dermatitis* 2000; 43: 303.

73. *P-TERT*-BUTYL-ALPHA-METHYLHYDROCINNAMIQUE ALDÉHYDE

Lilial®, 2-(4-*tert*-Butylbenzyl)propionaldéhyde, 4-(1,1-Diméthyléthyl)-α-méthyl-benzènepropanal, *p-tert*-Butyl-α-méthylhydrocinnamaldéhyde, Lilestral

Numéro de registre CAS [80-54-6]

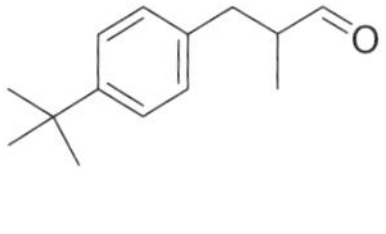

Le Lilial® est un composé synthétique référencé comme allergène parfumé. Sa présence doit être mentionnée sur l'étiquetage des cosmétiques dans la Communauté européenne.

Giménez-Arnau E, Andersen KE, Bruze M *et al.* Identification of Lilial as a fragrance sensitizer in a perfume by bioassay-guided chemical fractionation and structure-activity relationships. *Contact Dermatitis* 2000; 43: 351-8.

74. BUTYLÈNE GLYCOL

1,3-Butylène glycol, 1,3-Butanediol

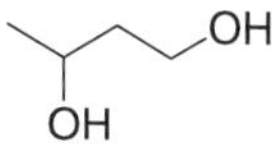

Numéro de registre CAS [107-88-0]

Le butylène glycol est un diol utilisé pour ses propriétés humectantes et sa capacité à potentialiser l'action des conservateurs dans les cosmétiques, les médicaments topiques, le polyuréthane, le polyester, la cellophane ainsi que les cigarettes. Il a des propriétés voisines de celles du propylène glycol, avec un pouvoir irritant moindre. L'allergie de contact est rare.

Diegenant C, Constandt L, Goossens A. Allergic contact dermatitis due to 1,3-butylene glycol. *Contact Dermatitis* 2000; 43: 324-5.
Matsunaga K, Sugai T, Katoh J *et al.* Group study on contact sensitivity of 1,3-butylene glycol. *Environ Dermatol.* 1997; 4: 195-205.

75. *PARA-TERT*-BUTYLPHÉNOL

Numéro de registre CAS [98-54-4]

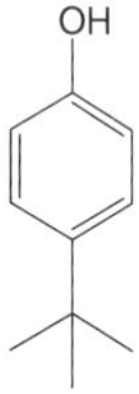

Le *para-tert*-butylphénol est utilisé avec le formaldéhyde pour la production du polycondensat nommé résine *para-tert*-butylphénol formaldéhyde. Les sources de sensibilisation sont la plupart du temps professionnelles et concernent les colles Néoprène ou les adhésifs industriels. Les sources de sensibilisation à la résine sont nombreuses : cordonnerie et industrie du cuir ou production automobile pour l'essentiel, mais aussi fabrication de mobilier, adhésifs et colles de bricolage, production de moules de fonderie, garnitures de pédales automobiles, isolation de câbles électriques, encres d'imprimerie, stratifiés… Le butylphénol paratertiaire est vraisemblablement un sensibilisant en soi.

Mancuso G, Reggiani M, Berdondini RM. Occupational dermatitis in shoemakers. *Contact Dermatitis* 1996; 34: 17-22.
Shono M, Ezoe K, Kaniwa MA *et al.* Allergic contact dermatitis from para-tertiary-butylphenol-formaldehyde resin (PTBP-FR) in athletic tape and leather adhesive. *Contact Dermatitis* 1991; 24: 281-8.
Handley J, Todd D, Bingham A *et al.* Allergic contact dermatitis from para-tertiary-butylphenol-formaldehyde resin (PTBP-F-R) in Northern Ireland. *Contact Dermatitis* 1993; 29: 144-6.
Mancuso G, Reggiani M, Berdondini RM. Occupational dermatitis in shoemakers. *Contact Dermatitis* 1996; 34: 17-22.
Tarvainen K. Analysis of patients with allergic patch test reactions to a plastics and glue series. *Contact Dermatitis* 1995; 32: 346-51.

76. CAFFÉIQUE ACIDE DIMÉTHYL ALLYL ESTER

3-Méthyl-2-butènyl-cafféate

Numéro de registre CAS [108084-13-7]

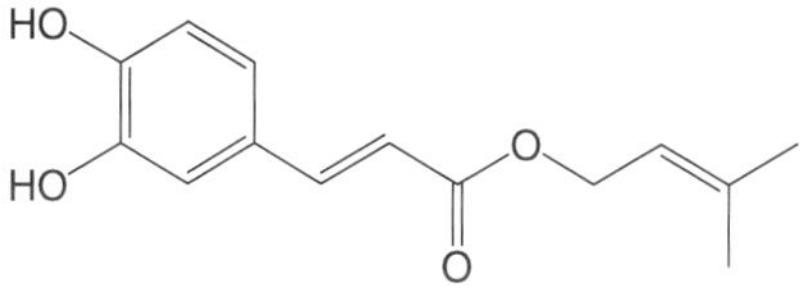

Il s'agit de l'allergène principal de la propolis, substance naturelle fabriquée par les abeilles à partir de la résine des bourgeons de peupliers, qui contient cette substance.

Lamminpää A, Estlander T, Jolanki R, Kanerva L. Occupational allergic contact dermatitis caused by decorative plants. *Contact Dermatitis* 1996; 34: 330-5.

Oliwiecki S, Beck MH, Hausen BM. Occupational contact dermatitis from caffeates in poplar bud resin in a tree surgeon. *Contact Dermatitis* 1992; 27: 127-8.

77. CAPTAFOL

Numéro de registre CAS
[2425-06-1]

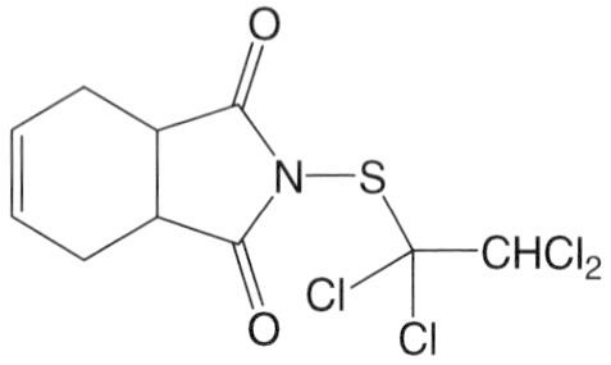

Le captafol est un pesticide qui appartient au groupe des thiophtalimides. Une dermatite de contact a été rapportée chez un agriculteur polysensibilisé.

Peluso AM, Tardio M, Adamo F, Venturo N. Multiple sensitization due to bis-dithiocarbamate and thiophthalimide pesticides. *Contact Dermatitis* 1991; 25: 327.

78. CAPTANE

N-Trichlorométhylmercaptotétrahydrophtalimide

Numéro de registre CAS
[133-06-2]

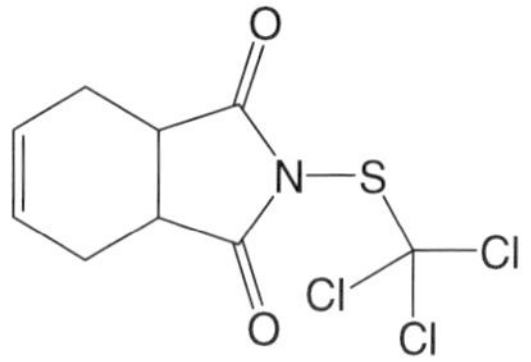

Ce pesticide appartenant au groupe des thiophtalimides concerne essentiellement les agriculteurs. Il s'agit d'un sensibilisant et d'un photosensibilisant qui peut également induire une urticaire de contact. Il est employé comme fongicide et bactériostatique dans les cosmétiques et les produits d'hygiène, particulièrement les shampoings. Des cas d'eczéma de contact allergique ont été rapportés chez les peintres, les polisseurs et les vernisseurs.

Aguirre A, Manzano D, Zabala R *et al.* Contact allergy to captan in a hairdresser. *Contact Dermatitis* 1994; 31: 46.
Moura C, Dias M, Vale T. Contact dermatitis in painters, polishers and varnishers. *Contact Dermatitis* 1994; 31: 51-3.
O'Malley M, Rodriguez P, Maibach HI. Pesticide patch testing: California nursery workers and controls. *Contact Dermatitis* 1995; 32: 61-2.
Peluso AM, Tardio M, Adamo F, Venturo N. Multiple sensitization due to bis-dithiocarbamate and thiophthalimide pesticides. *Contact Dermatitis* 1991; 25: 327.
Vilaplana J, Romaguera C. Captan, a rare contact sensitizer in hairdressing. *Contact Dermatitis* 1993; 29: 107.

79. CARBARYL

Numéro de registre
CAS [63-25-2]

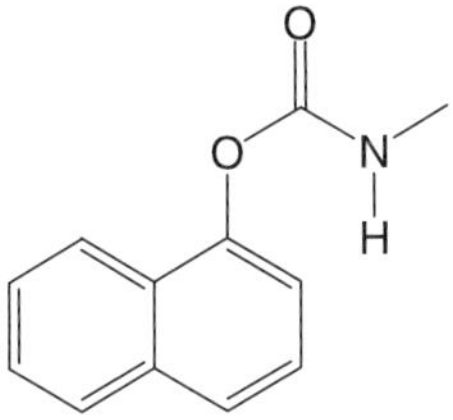

Le carbaryl est un pesticide et un insecticide du groupe des carbamates. Un cas de sensibilisation a été décrit chez un fermier.

Sharma VK, Kaur S. Contact sensitization by pesticides in farmers. *Contact Dermatitis* 1990; 23: 77-80.

80. CARBODIIMIDE

Cyanamide

Numéro de registre
CAS [420-04-2]

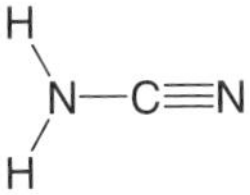

La cyanamide et ses sels sont utilisés dans des applications diverses : chimie de synthèse, solutions antirouille, drogue pour traiter la dépendance alcoolique (effet inhibiteur de l'aldéhyde déshydrogénase).

81. CARBOFURANE

Numéro de registre CAS
[1563-66-2]

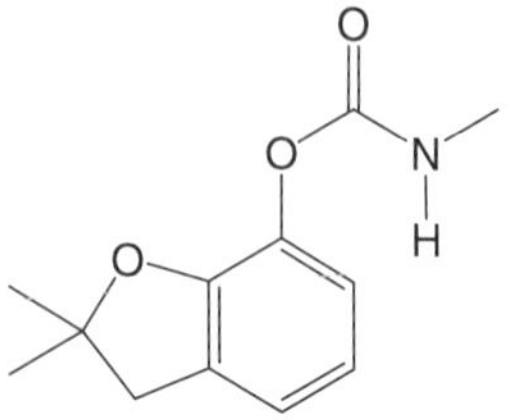

Le carbofurane est un pesticide avec des propriétés insecticides. Il appartient au groupe des carbamates et a été rendu responsable de sensibilisation de contact chez deux fermiers.

Sharma VK, Kaur S. Contact sensitization by pesticides in farmers. *Contact Dermatitis* 1990; 23: 77-80.

82. CARDOLS

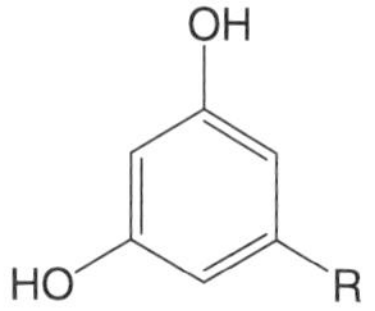

Les cardols sont des mélanges naturels de molécules voisines possédant une structure commune, et une chaîne alkyle (-R) comprenant 13, 15, 17 ou 19 atomes de carbone, et de 0 à 3 liaisons insaturées. Ce sont les principaux composants de l'huile de coquille de noix de cajou, avec les acides anacardiques, allergènes responsables des dermatites de contact chez les ouvriers récoltant ces noix.

Diogenes MJN, De Morais SM, Carvalho FF. Contact dermatitis among cashew nut workers. *Contact Dermatitis* 1996; 35: 114-5.

83. Δ-3-CARÈNE

Numéro de registre CAS
[13466-78-9]

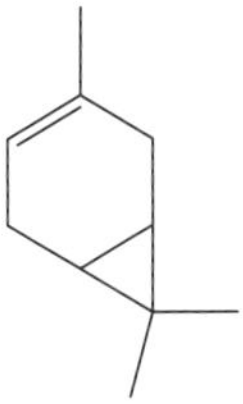

Les hydroperoxydes du Δ-3-carène sont les allergènes de l'essence de térébenthine. Les allergies de contact concernent surtout les peintres, les vernisseurs, les décorateurs de céramiques et les utilisateurs de cires d'ameublement. Le pourcentage de Δ-3-carène est plus élevé dans la térébenthine indonésienne que dans la portugaise.

Lear JT, Heagerty AHM, Tan BB, *et al.* Transient re-emergence of oil turpentine allergy in the pottery industry. *Contact Dermatitis* 1996; 35: 169-72.

84. CARTÉOLOL

Numéro de registre CAS
[51781-06-7]

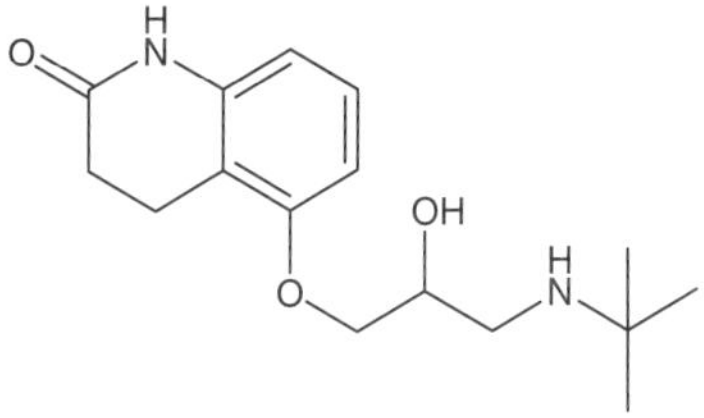

Le cartéolol a été impliqué dans l'allergie de contact aux collyres bêta-bloquants.

Giordano-Labadie F, Lepoittevin JP, Calix I, Bazex J. Allergie de contact aux b-bloqueurs des collyres : allergie croisée ? Ann Dermatol Venereol 1997; 124: 322-4.

85. CD1

N,N-Diéthylparaphénylènediamine monochlorhydrate

Numéro de registre CAS
[2198-58-5]

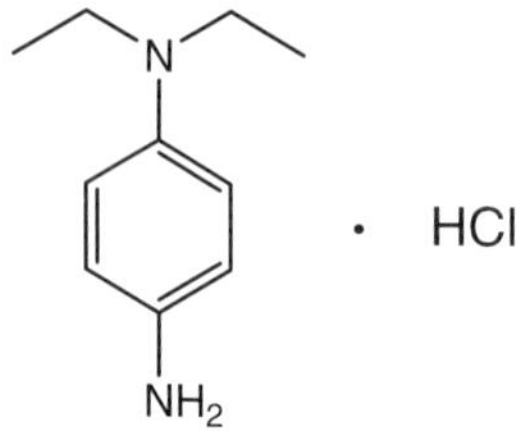

Il s'agit d'un révélateur de films photographiques en couleurs, irritant et allergisant. Sa structure rend possible une réactivité croisée avec les colorants dispersés Disperse Blue 124, Disperse Blue 106, et Disperse Red 17.

Aguirre A, Landa N, Gonzalez M, Diaz-Perez JL. Allergic contact dermatitis in a photographer. *Contact Dermatitis* 1992; 27: 340-1.

Galindo PA, Garcia R, Garrido JA *et al.* Allergic contact dermatitis from colour developers: absence of cross-sensitivity to para-amino compounds. *Contact Dermatitis*, 1994; 30: 301.

Hansson C, Ahlfors S, Bergendorff O. Concomitant contact dermatitis due to textile dyes and to colour film developers can be explained by the formation of the same hapten. *Contact Dermatitis* 1997; 37: 27-31.

Liden C, Brehmer-Andersson E. Occupational dermatoses from colour developing agents. Clinical and histopathological observations. *Acta Derm Venereol (Stockh)* 1988; 68: 514-22.

86. CD2

4-*N,N*-Diéthyl-2-méthyl-1,4-phénylènediamine (chlorhydrate)

Numéro de registre CAS
[2051-79-8]

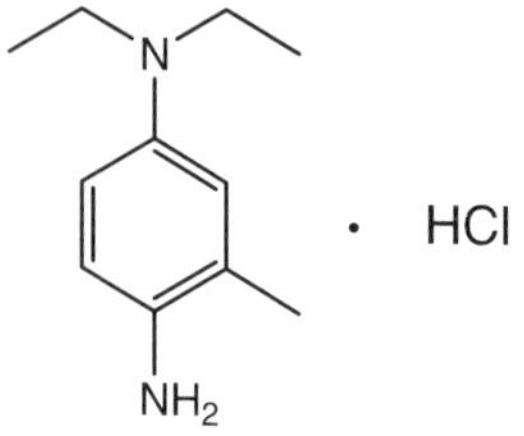

Il s'agit d'un révélateur de films en couleurs, irritant et allergisant pour les photographes. Sa structure rend possible une réactivité croisée avec les colorants dispersés Disperse Blue 124, Disperse Blue 106, et Disperse Red 17.

Aguirre A, Landa N, Gonzalez M, Diaz-Perez JL. Allergic contact dermatitis in a photographer. *Contact Dermatitis* 1992; 27: 340-1.
Galindo PA, Garcia R, Garrido JA *et al.* Allergic contact dermatitis from colour developers: absence of cross-sensitivity to para-amino compounds. *Contact Dermatitis* 1994; 30: 301.
Hansson C, Ahlfors S, Bergendorff O. Concomitant contact dermatitis due to textile dyes and to colour film developers can be explained by the formation of the same hapten. *Contact Dermatitis* 1997; 37: 27-31.
Lidén C, Brehmer-Andersson E. Occupational dermatoses from colour developing agents. Clinical and histopathological observations. *Acta Derm Venereol (Stockh)* 1988; 68: 514-22.
Rustemeyer T, Frosch PJ. Allergic contact dermatitis from colour film developers. *Contact Dermatitis* 1995; 32: 59-60.

87. CD3

4-(Éthyl-*N*-2-méthan-sulfonamidoéthyl)-2-méthyl-1,4-phénylènediamine (*1,5H_2SO_4 *H_2O)

Numéro de registre CAS
[25646-71-3]

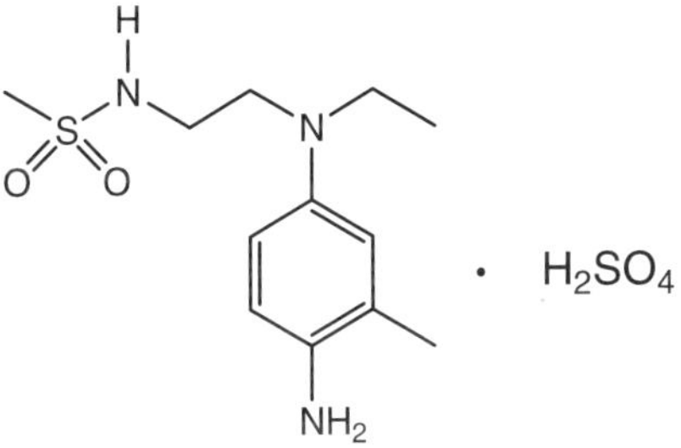

C'est un révélateur de films en couleurs. Il a causé quelques dermatites de contact chez les utilisateurs. La réactivité croisée est possible avec les colorants dispersés Disperse Blue 124, Disperse Blue 106, et Disperse Red 17.

Aguirre A, Landa N, Gonzalez M, Diaz-Perez JL. Allergic contact dermatitis in a photographer. *Contact Dermatitis* 1992; 27: 340-1.

Galindo PA, Garcia R, Garrido JA *et al.* Allergic contact dermatitis from colour developers: absence of cross-sensitivity to para-amino compounds. *Contact Dermatitis* 1994; 30: 301.
Hansson C, Ahlfors S, Bergendorff O. Concomitant contact dermatitis due to textile dyes and to colour film developers can be explained by the formation of the same hapten. *Contact Dermatitis* 1997; 37: 27-31.
Lidén C, Brehmer-Andersson E. Occupational dermatoses from colour developing agents. Clinical and histopathological observations. *Acta Derm Venereol (Stockh)* 1988; 68: 514-22.
Rustemeyer T, Frosch PJ. Allergic contact dermatitis from colour film developers. *Contact Dermatitis* 1995; 32: 59-60.

88. CD4

4-(Éthyl-*N*-hydroxyéthyl)-2-méthyl-1,4-phénylènediamine (*H_2SO_4*H_2O)

Numéro de registre CAS
[25646-77-9]

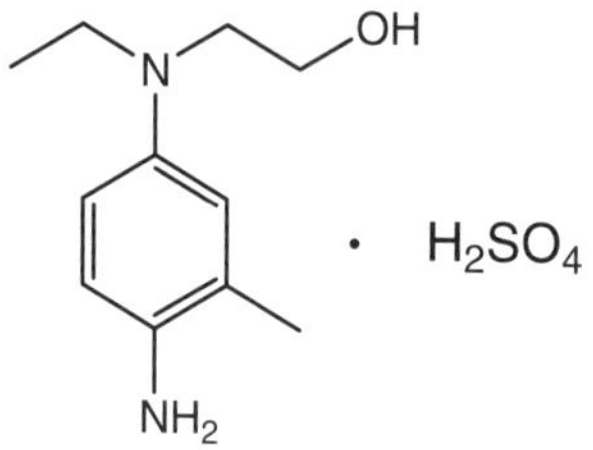

Il s'agit d'un révélateur de films en couleurs, irritant et allergisant pour les photographes. Sa structure rend possible une réactivité croisée avec les colorants dispersés Disperse Blue 124, Disperse Blue 106, et Disperse Red 17.

Aguirre A, Landa N, Gonzalez M, Diaz-Perez JL. Allergic contact dermatitis in a photographer. *Contact Dermatitis* 1992; 27: 340-1.
Galindo PA, Garcia R, Garrido JA *et al.* Allergic contact dermatitis from colour developers: absence of cross-sensitivity to para-amino compounds. *Contact Dermatitis* 1994; 30: 301.
Hansson C, Ahlfors S, Bergendorff O. Concomitant contact dermatitis due to textile dyes and to colour film developers can be explained by the formation of the same hapten. *Contact Dermatitis* 1997; 37: 27-31.
Liden C, Brehmer-Andersson E. Occupational dermatoses from colour developing agents. Clinical and histopathological observations. *Acta Derm Venereol (Stockh)* 1988; 68: 514-22.

Rustemeyer T, Frosch PJ. Allergic contact dermatitis from colour developers; *Contact Dermatitis* 1995; 32: 59-60.
Scheman AJ, Katta R. Photographic allergens: an update. *Contact Dermatitis* 1997; 37: 130.

89. CD6

4-Amino-*N*-éthyl-*N*-(2-méthoxyéthyl)-2-méthyl paraphénylènediamine di-*p*-toluène sulfonate

Numéro de registre CAS [50928-80-8]

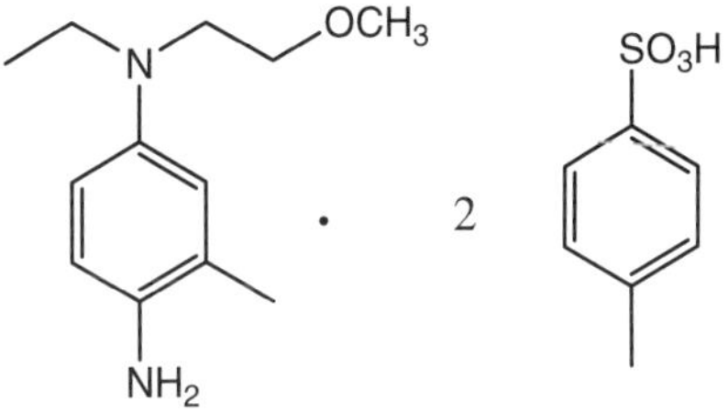

Ce révélateur de films en couleurs est un allergène rare chez les photographes.

Lidén C. Occupational dermatoses at a film laboratory. *Contact Dermatitis* 1989; 20: 191-200.
Lidén C, Brehmer-Andersson E. Occupational dermatoses from colour developing agents. Clinical and histopathological observations. *Acta Derm Venereol (Stockh)* 1988; 68: 514-22.

90. CÉFACLOR

Numéro de registre CAS [70356-03-5]

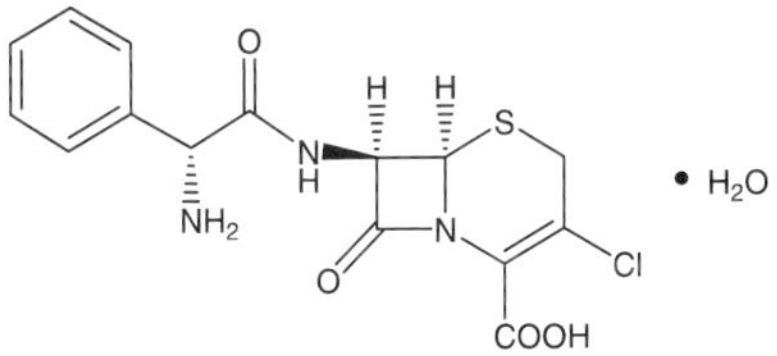

Le céfaclor est une céphalosporine semi-synthétique, proche de la céfalexine. C'est un classique et fréquent inducteur de pseudomaladies sériques.

Hebert AA, Sigman ES, Levy ML. Serum sickness-like reactions from cefaclor in children. *J Am Acad Dermatol.* 1991; 25: 805-8.

91. CÉPHALOSPORINES

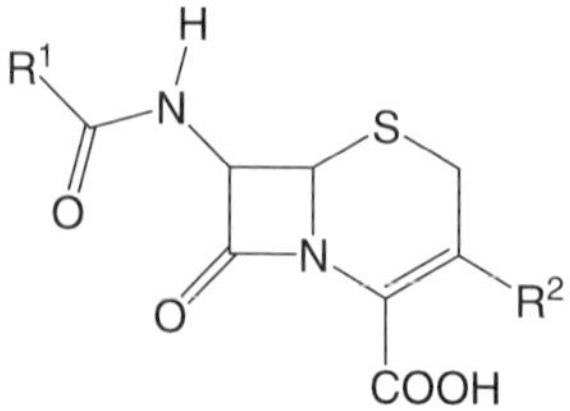

Les céphalosporines sont des antibiotiques caractérisés par leur groupe 7-amino-céphalosporanique (noyau céphème). Elles diffèrent par les substitutions en C7 et en C3. Les réactions allergiques dues à la structure du noyau céphème proprement dit semblent rares. Les dermatites de contact allergiques aux céphalosporines sont rares, et touchent surtout les personnels (para)médicaux, les pharmaciens et les vétérinaires. Les toxidermies sont plus fréquentes, et sont parfois graves, mettant en jeu le pronostic vital. Leurs mécanismes ne sont pas univoques et ne sont pas sytématiquement de nature immuno-allergique.

Le céfaclor est responsable des pseudo-maladies sériques. Le céfotaxime, la ceftizoxime, la ceftazidime, la ceftriaxone et la céfodizime, céphalosporines de troisième génération, ont été décrits comme allergisants chez une infirmière ; la céfazoline, la céfoxitine, la ceftriaxone et la ceftazidime étaient responsables de dermatite de contact chez une autre soignante. L'hypersensibilité à la céfalotine, au céfamandole et à la céfazoline, céphalosporines de première et deuxième générations, a été signalée chez un analyste de laboratoire pharmaceutique. Le ceftiofur sodique, céphalosporine de troisième génération à usage vétérinaire, a déclenché un eczéma chez deux sujets qui vaccinaient des poulets, sans que soit mise en évidence la réactivité aux autres céphalosporines. Enfin, une hypersensibilité retardée à la céfalexine a été signalée dans trois cas, alors qu'une allergie au céfuroxime s'associait à une réactivité croisée pour la céfalotine et la céfaloridine dans un cas.

Foti C, Vena GA, Cucurachi MR, Angelini G. Occupational contact allergy from cephalosporins. *Contact Dermatitis* 1994; 31: 129-30.

Filipe P, Soares Almeida RSL, Guerra Rodrigo F. Occupational allergic contact dermatitis from cephalosporins. *Contact Dermatitis* 1996; 34: 226.

Condé-Salazar L, Guimaraens D, Romero LV, Gonzales MA. Occupational dermatitis from cephalosporins. *Contact Dermatitis* 1986; 14: 70-1.
Garcia-Bravo B, Gines E, Russo F. Occupational contact dermatitis from ceftiofur sodium. *Contact Dermatitis* 1995; 33: 62-3.
Romano A, Pietrantonio F, Di Fonso M, Venuti A. Delayed hypersensitivity to cefuroxime. *Contact Dermatitis* 1992; 27: 270-1.

92. CÉTÉARYL ISONONANOATE

Cétéaryl hexadécyl isononanoate

Numéro de registre CAS [84878-33-1]

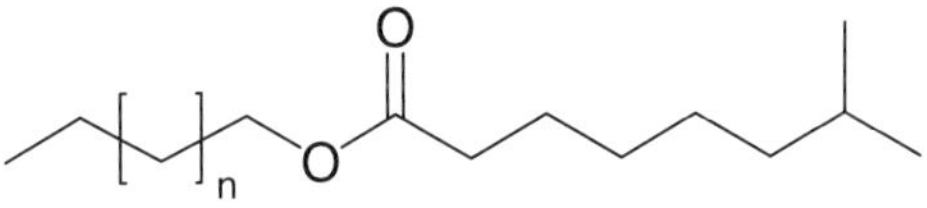

n: 14 to 16

L'isononanoate cétyl-stéarylique résulte de l'estérification d'un alcool saturé, possédant de 16 à 18 atomes de carbone (soit l'alcool cétylique en C16, soit l'alcool stéarylique en C18), par l'acide isononanoïque. Cette substance est employée dans les produits de soin capillaires, comme agent conditionneur cutané ou comme émollient, et se trouve dans plusieurs crèmes hydratantes.

Le Coz CJ, Bressieux A. Allergic contact dermatitis from cetearyl isononanoate. *Contact Dermatitis* 2003; 48: 343.

93. CHLORAMPHÉNICOL

Numéro de registre CAS [56-75-7]

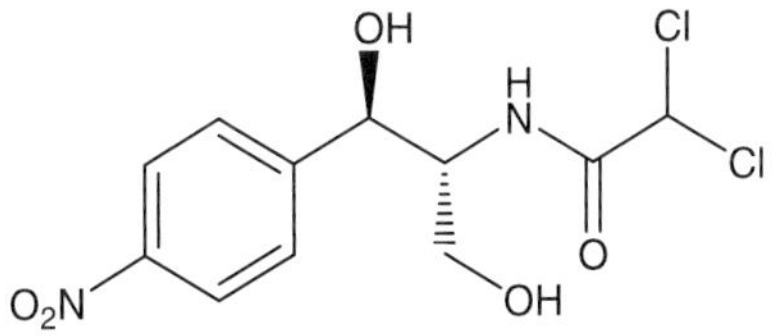

Cet antibiotique à large spectre appartient au groupe des phénicolés. Il a pu induire des eczémas de contact allergiques. La réactivité croisée avec le thiamphénicol est possible, mais non systématique.

Le Coz CJ, Santinelli F. Facial contact dermatitis from chloramphenicol with cross-sensitivity to thiamphenicol. *Contact Dermatitis* 1998; 38: 108-9.

94. CHLORHEXIDINE (DIGLUCONATE DE)

Numéro de registre CAS [55-56-1]
(Numéro de registre CAS [18472-51-0])

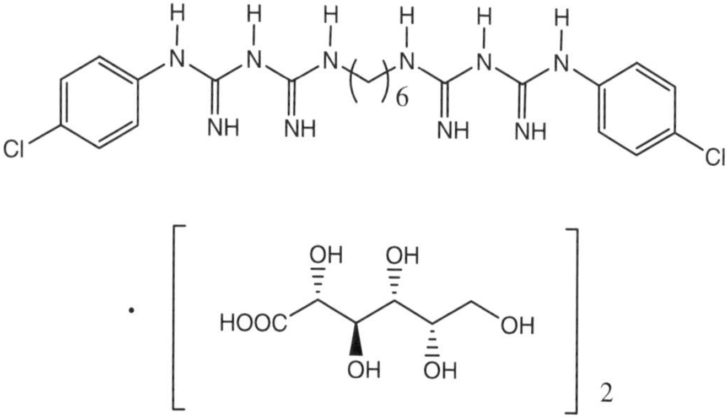

La chlorhexidine est un agent biocide synthétique de type biguanide, avec un large spectre antimicrobien. Elle est disponible pour un usage antiseptique et désinfectant, sous forme de diacétate, de dichlorhydrate ou plus souvent de digluconate. On l'emploie aussi comme conservateur dans certains topiques et cosmétiques. Les eczémas de contact allergiques, les photosensibilités, des cas d'érythème pigmenté fixe ont été signalés le plus souvent après un usage prolongé, chez les personnels de santé ou les patients souffrant d'ulcère de jambe ou de dermatite chronique. Les réactions du type immédiat (urticaire de contact, asthme et choc anaphylactique) ont également été rapportées.

Rudzki E. Rebandel P. Grzywa Z. Patch tests with occupational contactants in nurses, doctors and dentists. *Contact Dermatitis* 1989; 20: 247-50.
Krautheim AB, Jermann THM, Bircher AJ. Chlorhexidine anaphylaxis: case report and review of the literature. *Contact Dermatitis* 2004; 50: 113-6.

95. 5-CHLORO-1-MÉTHYL-4-NITROIMIDAZOLE

Numéro de registre CAS
[4897-25-0]

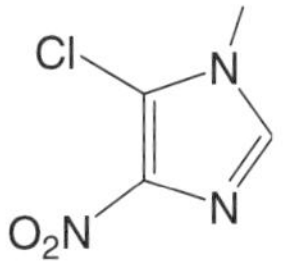

Cet intermédiaire de synthèse de l'azathioprine est également présent dans le produit fini. Il a été responsable de dermatite de contact chez un ouvrier travaillant à la synthèse de l'azathioprine. Une réactivité croisée est possible avec les imidazolés comme le thioconazole ou l'éconazole.

Jolanki R, Alanko K, Pfäffli P *et al.* Occupational allergic contact dermatitis from 5-chloro-1-methyl-4-nitroimidazole. *Contact Dermatitis* 1997; 36: 53-4.

96. CHLOROACÉTAMIDE

Numéro de registre CAS
[79-07-2]

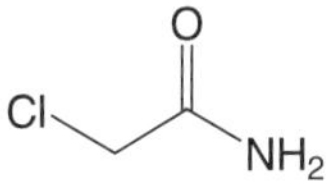

La chloroacétamide est un conservateur employé dans diverses situations : fluides de coupe industriels, peintures ou colles. Elle peut induire des dermatites de contact chez les coiffeurs ou, utilisée comme conservateur du cuir, chez les cordonniers.

Katsarou A, Koufou B, Takou K *et al.* Patch test results in hairdressers with contact dermatitis in Greece (1985-1994). *Contact Dermatitis* 1995; 33: 347-8.
Mancuso G, Reggiani M, Berdondini RM. Occupational dermatitis in shoemakers. *Contact Dermatitis* 1996; 34: 17-22.

97. CHLOROACÉTOPHÉNONE

Numéro de registre CAS
[532-27-4]

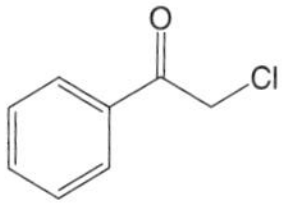

L'ω-chloroacétophénone est un principe actif des gaz lacrymogènes. Cette substance, qui possède un important pouvoir irritant, est également un sensibilisant de contact.

Brand CU, Schmidli J, Ballmer-Weber B, Hunziker T. Lymphozytenstimulationstest, eine mögliche Alternative zur Sicherung einer Cloracetophenon-Sensibilisierung. *Hautarzt.* 1995; 46: 702-4.

98. CHLOROATRANOL

Numéro de registre CAS
[57074-21-2]

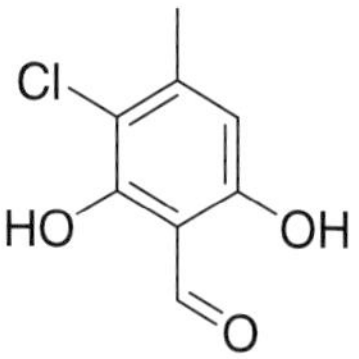

Le chloroatranol a été récemment identifié comme un constituant et un allergène majeur de la mousse de chêne (*oak moss*), allergène parfumé d'origine naturelle fréquemment en cause chez les malades sensibilisés aux parfums. Cet allergène puissant déclenche des réactions d'allergie de contact avec des dilutions faibles, jusqu'à 5 ppb chez certains sujets sensibilisés. Une réactivité croisée est possible avec l'atranol.

Bernard G, Giménez-Arnau E, Rastogi SC *et al.* Contact allergy to oak moss: search for sensitizing molecules using combined bioassay-guided chemical fractionation, GC-MS and structure-activity relationship analysis (part 1). *Arch Dermatol Res.* 2003; 295: 229-35.
Johansen JD, Andersen KE, Svedman C *et al.* Chloroatranol, an extremely potent allergen hidden in perfumes: a dose response elicitation study. *Contact Dermatitis* 2003; 49: 180-4.

99. CHLOROCRÉSOL

4-Chloro-3-méthylphénol, Parachlorométacrésol, 2-Chloro-5-hydroxytoluène

Numéro de registre CAS
[59-50-7]

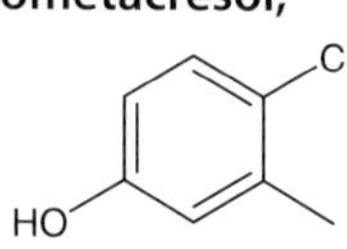

Le chlorocrésol est un biocide utilisé pour ses propriétés désinfectantes et de conservateur, dans les topiques à usage cutané ou les fluides de coupe e.g.

Le Coz CJ, Scrivener Y, Santinelli F, Heid E. Sensibilisation de contact au cours des ulcères de jambe. Ann Dermatol Venereol. 1998; 125: 694-9.
Walker SL, Chalmers RJ, Beck MH. Contact urticaria due to p-chloro-m-cresol. *Br J Dermatol.* 2004; 151: 936-7.

100. CHLOROPHORINE

Numéro de registre CAS [537-41-7]

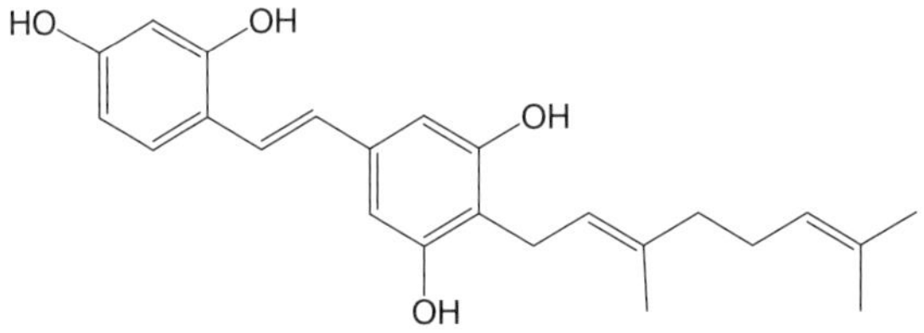

La chlorophorine est l'allergène de l'iroko, du kambala (*Chlorophora excelsa*). Les dermatites de contact professionnelles concernent les travailleurs de la filière du bois.

Lamminpää A, Estlander T, Jolanki R, Kanerva L. Occupational allergic contact dermatitis caused by decorative plants. *Contact Dermatitis* 1996; 34: 330-5.

101. CHLOROTHALONIL

2,4,5,6-1,3-Tétrachloroisophtalonitrile, 1,3-dicyano tétrachlorobenzène, Daconil®

Numéro de registre CAS [1897-45-6]

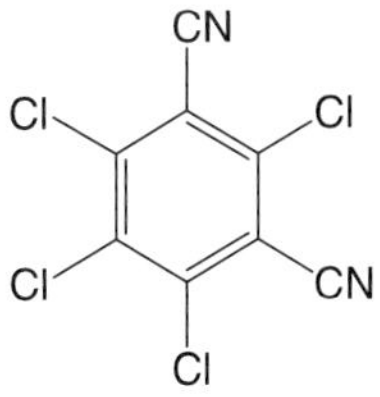

Le chlorothalonil est un fongicide d'usage répandu dans les cultures de plantes et de fleurs d'ornement, de riz, d'oignons... Il est épandu par avion sur les plantations de bananiers. On peut aussi le rencontrer comme conservateur des peintures et des bois. Il peut induire des urticaires de contact, des eczémas de contact allergiques ou irritatifs, des dyschromies ou des folliculites, principalement chez les agriculteurs, les professionnels de la filière du bois ou les horticulteurs.

Boman A, Montelius J, Rissanen RL, Lidén C. Sensitizing potential of chlorothalonil in the guinea pig and the mouse. *Contact Dermatitis* 2000; 43: 273-9.
Meding B. Contact dermatitis from tetrachloroisophtalonitrile in paint. *Contact Dermatitis* 1986; 15: 187.
O'Malley M, Rodriguez P, Maibach HI. Pesticide patch testing: California nursery workers and controls. *Contact Dermatitis* 1995; 32: 61-2.
Penagos H, Jimenez V, Fallas V *et al.* Chlorothalonil, a possible cause of erythema dyschromicum perstants (ashy dermatitis). *Contact Dermatitis* 1996; 35: 214-8.

102. CHLORPROMAZINE

Numéro de registre CAS
[50-53-3]

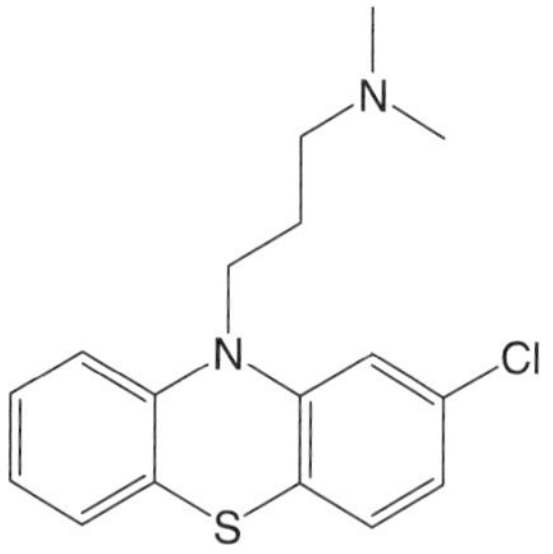

La chlorpromazine est une phénothiazine aux propriétés sédatives, employée en médecines humaine (comme antipsychotique ou comme sédatif) et vétérinaire (pour réduire la mortalité des porcs durant le transport). Ce sensibilisant et photosensibilisant de contact peut déclencher des dermatites chez les infirmières, le personnel de l'industrie pharmaceutique ou chez les vétérinaires. La réactivité croisée est fréquente avec d'autres phénothiazines.

Brasch J, Hessler HJ, Christophers E. Occupational (photo)allergic contact dermatitis from azaperone in a piglet dealer. *Contact Dermatitis* 1991; 25: 258-9.

103. CINNAMIQUE (ALCOOL)

3-Phényl-2-propénol

Numéro de registre CAS
[104-54-1]

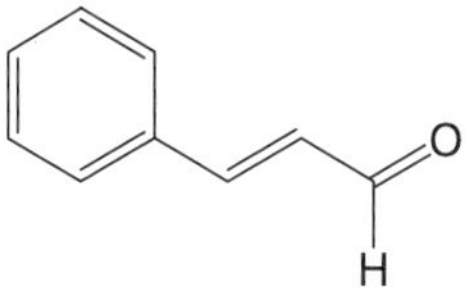

L'alcool cinnamique se trouve – sous forme estérifiée – dans le storax, *Myroxylon pereirae*, les feuilles du cannelier, l'huile essentielle de jacinthe... On l'obtient par hydrolyse alcaline du storax, ou par synthèse en réduisant du diacétate d'aldéhyde cinnamique en présence d'acide acétique et de limaille de fer, et de l'aldéhyde cinnamique par une réaction de réduction de Meerwein-Ponndorf en présence d'isopropoxyde d'aluminium. C'est un constituant du fragrance mix I, dont la présence doit être signalée dans la composition des cosmétiques dans l'Union européenne (sous la dénomination INCI de « cinnamic alcohol », dans la rubrique ingrédients). Les cas d'allergie de contact professionnelle concernent l'industrie du parfum et les métiers de bouche.

Gutman SG, Somov BA. Allergic reactions caused by components of perfumery preparations. *Vestn Dermatol Venereol.* 1968; 12: 62-6.
Nethercott JR, Holness DL. Occupational dermatitis in food handlers and bakers. *J Am Acad Dermatol.* 1989; 21: 485-90.

104. CINNAMAL

Aldéhyde cinnamique, Cinnamaldéhyde, 3-Phényl-2-propénal

Numéro de registre CAS
[104-55-2]

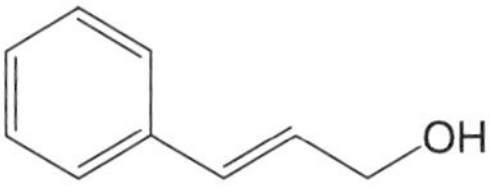

Cette molécule parfumée est employée dans les parfums et produits cosmétiques, mais aussi comme agent de saveur dans les boissons, crèmes glacées, dentifrices, pâtisseries, confiseries, chewing-gums, etc. Le cinnamal peut entraîner urticaire de contact et réactions d'hypersensibilité retardée chez les consommateurs, dans l'industrie du parfum et chez les professions de bouche. Le cinnamaldéhyde est un constituant du fragrance mix I. Dans l'Union européenne, sa présence doit être signalée dans la composition des cosmétiques sous la dénomination INCI de « cinnamic aldehyde », dans la rubrique ingrédients.

Seite-Bellezza D, El Sayed F, Bazex J. Contact urticaria from cinnamic aldehyde and benzaldehyde in a confectioner. *Contact Dermatitis* 1994; 31: 272-3.

Nethercott JR, Holness DL. Occupational dermatitis in food handlers and bakers. *J Am Acad Dermatol* 1989; 21: 485-90.

105. CITRAL

3,7-Diméthyl-2,6-octadièn-1-al, mélange de Néral et de Géranial, mélange de (Z)- et (E)-3,7-Diméthyl-2,6-octadiènal

Numéro de registre CAS [5392-40-5]
(Numéro de registre CAS [141-27-5]
+ Numéro de registre CAS [106-26-3])

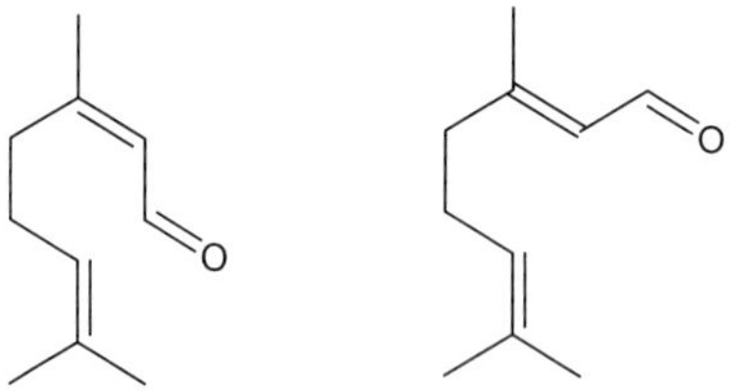

Neral Geranial

Le citral est un aldéhyde parfumé utilisé en parfumerie et comme agent de saveur. C'est un mélange de deux isomères, cis (Néral) et trans (géranial). Sa présence est mentionnée sur l'étiquetage des cosmétiques distribués dans l'Union européenne.

Frosch PJ, Johansen JD, Menné T *et al.* Further important sensitizers in patients sensitive to fragrances. *Contact Dermatitis* 2002; 47: 78-85.

106. CITRONELLOL

3,7-Diméthyl-6-octèn-1-ol, Céphrol

Numéro de registre CAS [106-22-9] et [26489-01-0]

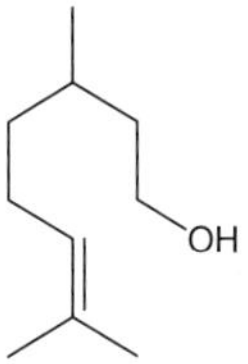

Le l-citronellol est un constituant des huiles essentielles de rose et de géranium. Le d-citronellol est présent dans les huiles essentielles de citronnelle de Java et de Ceylan (Sri Lanka). La présence de citronellol doit être mentionnée sur l'étiquetage des cosmétiques distribués dans l'Union européenne.

Frosch PJ, Johansen JD, Menné T *et al.* Further important sensitizers in patients sensitive to fragrances. *Contact Dermatitis* 2002; 47: 78-85.

107. CLINDAMYCINE

Numéro de registre CAS [18323-44-9]

Chlorhydrate de clindamycine

Numéro de registre CAS [21462-39-5]

Clindamycine phosphate

Numéro de registre CAS [24729-96-2]

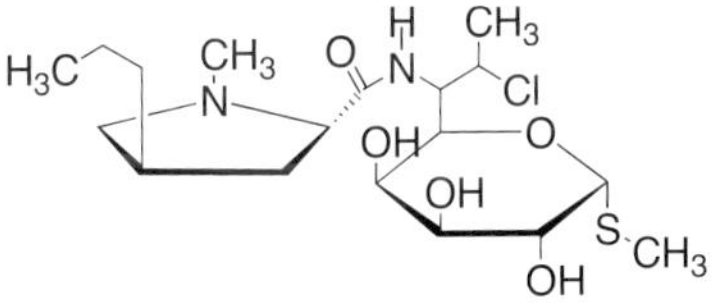

Cet antibiotique de la famille des lincosanides est employé sous forme topique dans l'acné, ou par voie systémique. Il peut déclencher des exanthèmes ou des pustuloses exanthématiques aiguës généralisées.

Lammintausta K, Tokola R, Kalimo K. Cutaneous adverse reactions to clindamycin: results of skin tests and oral exposure. *Br J Dermatol* 2002; 146: 643-8.
Valois M, Phillips EJ, Shear NH, Knowles SR. Clindamycin-associated acute generalized exanthematous pustulosis. *Contact Dermatitis* 2003; 48: 169.

108. CLOPIDOL

Méthylchlorpindol, 3,5-Dichloro-2,6-diméthyl-4-pyridinol,

Numéro de registres CAS [2971-90-6], [11116-46-4], [68821-99-8]

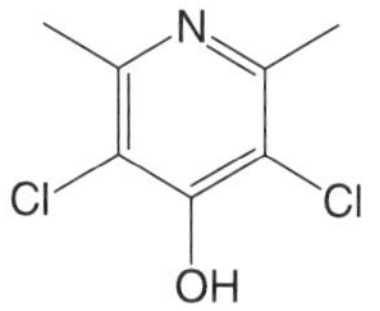

Le clopidol est employé dans le traitement préventif de la coccidiose des volailles.

Mancuso G, Staffa M, Errani A *et al.* Occupational dermatitis in animal feed mill workers. *Contact Dermatitis* 1990; 22: 37-41.
Pang GF, Cao YZ, Fan CL *et al.* Determination of clopidol residues in chicken tissues by liquid chromatography: collaborative study. *J AOAC Int* 2003; 86: 685-93.

109. CLOXACILLINE

Numéro de registre CAS [61-72-3]

Cloxacilline sodium monohydrate

Numéro de registre CAS [7081-44-9]

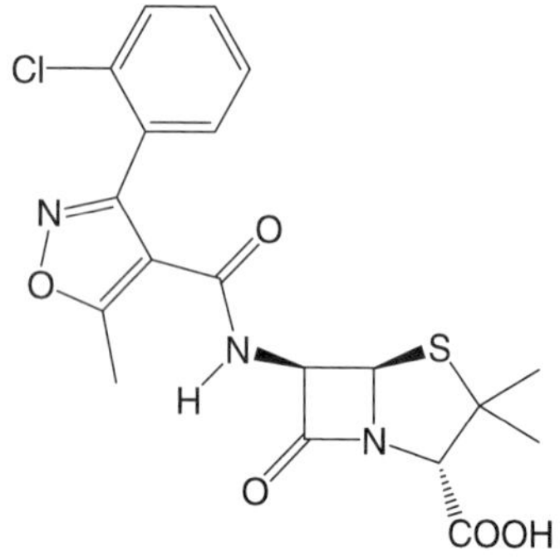

La cloxacilline est une pénicilline M semi-synthétique proche de l'oxacilline. Elle a déclenché une dermatite de contact chez un employé de l'industrie pharmaceutique qui avait aussi des réactions positives à l'ampicilline, mais pas à la pénicilline. Lors de toxidermies telles que les pustuloses exanthématiques aiguës généralisées dues à l'amoxicilline, il est fréquent d'observer des réactions croisées avec la cloxacilline (observations personnelles).

Rudzki E, Rebandel P. Hypersensitivity to semisynthetic penicillins but not to natural penicillin. *Contact Dermatitis* 1991; 25: 192.

110. COBALT (NAPHTÉNATE DE)

Acides naphténiques, sels de cobalt

Numéros de registre CAS [61789-51-3], [161279-65-8]

Le naphténate de cobalt s'obtient en faisant réagir de l'acide naphténique avec de l'hydroxyde ou de l'acétate de cobalt. Cette substance est utilisée comme accélérateur de vulcanisation des caoutchoucs, dans les polyesters insaturés ou les résines ester-vinyliques.

Tarvainen K, Jolanki R, Forsman-Gronholm L *et al.* Exposure, skin protection and occupational skin diseases in the glass-fibre-reinforced plastics industry. *Contact Dermatitis* 1993; 29: 119-27.
Shena D, Rosina P, Chieregato C, Colombari R. Lymphomatoid-like contact dermatitis from cobalt naphthenate. *Contact Dermatitis* 1995; 33: 197-8.

111. COCAMIDOPROPYL BÉTAÏNE

Cocoamphodipropionate, Cocamidopropyl diméthyl glycine, Cocoamphocarboxypropionate, Cocoyl amide propylbétaïne, *N*-(2-Aminoéthyl)-*N*-(2-(2-carboxyéthoxy)éthyl) bêta-alanine,

Numéros de registre CAS [61789-40-0], [83138-08-3], [86438-79-1]

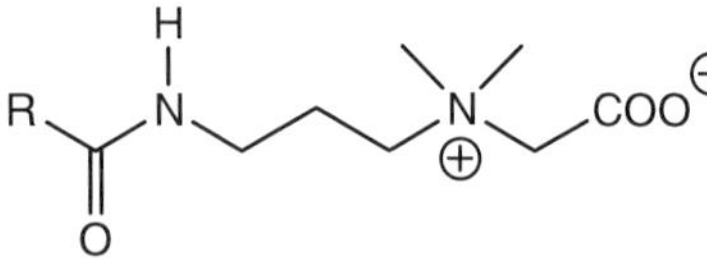

La cocamidopropyl bétaïne est un agent détergent, zwitterion pseudo-amphotère, qui dérive d'alkylbétaïnes à longues chaînes. On la trouve sous plus de cinquante appellations commerciales (Tego-betain L7, Ampholyt JB 130...). Les sources de contact sont les produits rincés (rinse off) comme les savons liquides, shampoings, gels de douche, ou les produits non rincés (leave on) tels que les déodorants à bille. La synthèse de la cocamidopropyl bétaïne débute par une réaction entre les acides gras de noix de coco avec la 3-diméthylaminopropylamine, ce qui produit de la cocamidopropyl diméthylamine. Cette amido-amine est transformée en cocamidopropyl bétaïne par réaction avec du monochloroacétate de sodium. Il est vraisemblable que la diméthylaminopropylamine et la cocamidopropyl diméthylamine soient responsables des sensibilisations de contact.

De Groot AC, Van der Walle HB, Weyland JW. Contact allergy to cocamidopropyl betaine. *Contact Dermatitis* 1995; 33: 419-22.

Angelini G, Foti C, Rigano L, Vena GA. 3-Dimethylaminopropylamine: a key substance in contact allergy to cocamidopropylbetaine? *Contact Dermatitis* 1995; 32: 96-9.

McFadden JP, Ross JS, White IR, Basketter DA. Clinical allergy to cocamidopropyl betaine: reactivity to cocamidopropylamine and lack of reactivity to 3-dimethylaminopropylamine. *Contact Dermatitis* 2001; 45: 72-4.

112. COCAMIDOPROPYL DIMÉTHYLAMINE

N-(3-(Diméthylamino)propyl)coco amides, 1-(*N,N*-Diméthylamino)-3-(coconut oil amido)-propane, acide gras de noix de coco, diméthylaminopropylamide

Numéro de registre CAS
[68140-01-2]

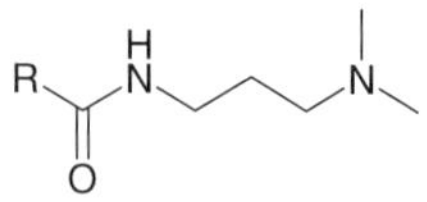

Cette amido-amine pourrait être un allergène de la cocamidopropyl bétaïne.

McFadden JP, Ross JS, White IR, Basketter DA. Clinical allergy to cocamidopropyl betaine: reactivity to cocamidopropylamine and lack of reactivity to 3-dimethylaminopropylamine. *Contact Dermatitis* 2001; 45: 72-4.

113. COCONUT DIÉTHANOLAMIDE – DIÉTHANOLAMIDE DE NOIX DE COCO

Cocamide DEA, Coconut oil fatty acids diethanolamide, *N,N*-bis(2-Hydroxyethyl)coco fatty acid diethanolamide, Cocoyl diethanolamide

Numéro de registre CAS [68603-42-9]

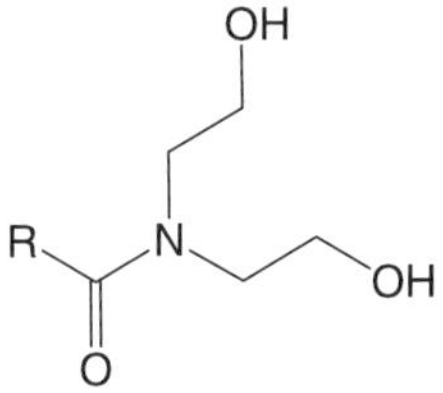

La diéthanolamide de noix de coco, fabriquée à partir d'huile de coco, est employée comme agent tensioactif dans des applications industrielles et domestiques. On la trouve dans les savons liquides, shampoings et liquides vaisselle en raison de son pouvoir moussant et de propriétés stabilisatrices, ou dans les fluides de coupe et les agents polissants comme inhibiteur de corrosion.

Fowler JF Jr. Allergy to cocamide DEA. Am J *Contact Dermatitis* 1998; 9: 40-1.
Kanerva L, Jolanki R, Estlander T. Dentist's occupational allergic contact dermatitis caused by coconut diethanolamide, N-ethyl-4-toluene sulfonamide and 4-tolydietahnolamine. *Acta Derm Venereol (Stockh)*. 1993; 73; 126-9.
Pinola A, Estlander T, Jolanki R *et al.* Occupational allergic contact dermatitis due to coconut diethanolamide (Cocamide DEA). *Contact Dermatitis* 1993; 29: 262-5.

114. CODÉINE (PHOSPHATE, CHLORHYDRATE)

Méthylmorphine

Numéro de registre CAS [76-57-3] (Numéro de registre CAS [52-28-8], Numéro de registre CAS [1422-07-7])

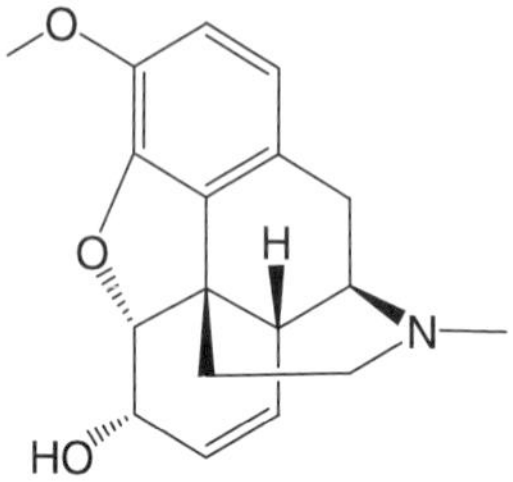

La codéine (ou méthylmorphine) a été signalée comme sensibilisant de contact professionnel dans la production industrielle d'alcaloïdes de l'opium. Elle peut entraîner des érythèmes pigmentés fixes ou être la cause d'éruptions généralisées. Une réactivité croisée est attendue avec la morphine.

Condé-Salazar L, Guimaraens D, Gonzalez M, Fuente C. Occupational allergic contact dermatitis from opium alkaloids. *Contact Dermatitis* 1991; 25: 202-3.
Estrada JL, Alvarez Puebla MJ, Ortiz De Urbina JJ *et al.* Generalized eczema due to codeine. *Contact Dermatitis* 2001; 44: 185.
Waclawski ER, Aldridge R. Occupational dermatitis from thebaine and codeine. *Contact Dermatitis* 1995; 33: 51.

115. COSTUNOLIDE

Numéro de registre CAS [553-21-9]

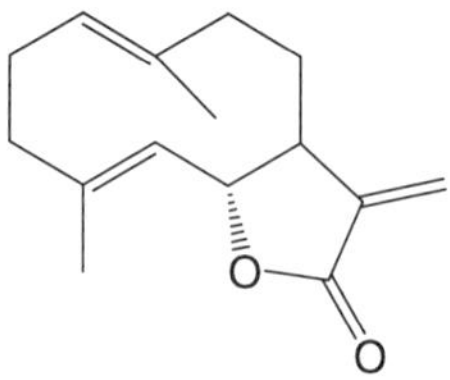

Le costunolide est une lactone sesquiterpénique à structure de germacranolide extraite de l'huile essentielle de costus. Avec l'alantolactone et le déhydrocostunolide, il entre dans la composition du lactone mix, qui détecte les patients sensibilisés aux *Asteraceæ Compositæ*. Il a pu induire une éruption du type érythème polymorphe chez une étudiante en chimie qui avait eu un contact accidentel avec du costus résinoïde.

Ducombs G, Benezra C, Talaga P *et al.* Patch testing with the " sesquiterpene lactone mix " : a marker for contact allergy to Compositae and other sesquiterpene-lactone-containing plants. *Contact Dermatitis* 1990; 22: 249-52.

Le Coz CJ, Lepoittevin JP Occupational erythema-multiforme-like dermatitis from sensitization to costus resinoid, followed by flare-up and systemic contact dermatitis from beta-cyclocostunolide in a chemistry student *Contact Dermatitis* 2001; 44: 310-1.

116. COUMARINE

1-Benzopyran-2-one, *cis-o*-Coumarinique acide lactone

Numéro de registre CAS
[91-64-5]

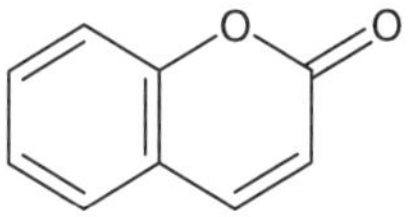

La coumarine est une lactone aromatique présente à l'état naturel dans la fève tonka ou d'autres végétaux. La présence de cet allergène parfumé doit être signalée dans les ingrédients des cosmétiques de l'Union européenne.

Frosch PJ, Johansen JD, Menné T *et al.* Further important sensitizers in patients sensitive to fragrances. *Contact Dermatitis* 2002; 47: 78-85.

117. CRÉSYL (GLYCIDYL ÉTHER DE)

Numéro de registre CAS
[26447-14-3]

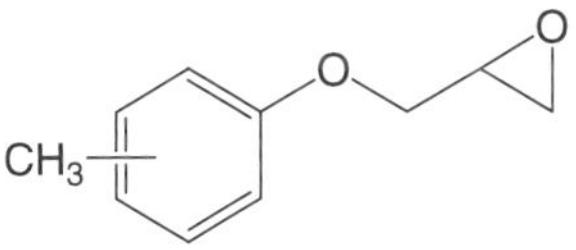

Il s'agit d'un diluant réactif des résines époxy du type bisphénol A.

Chieregato C, Vincenzi C, Guerra L, Farina P. Occupational allergic contact dermatitis due to ethylenediamine dihydrochloride and cresyl glycidyl ether in epoxy resin systems. *Contact Dermatitis* 1994; 30: 120.

Daecke C, Schaller J, Goos M. Acrylates as potent allergens in occupational and domestic exposures. *Contact Dermatitis*, 1994; 30: 190-1.
Holness DL Nethercott JR. The performance of specialized collections of bisphenol A epoxy resin system components in the evaluation of workers in an occupational health clinic population. *Contact Dermatitis* 1993; 28: 216-9.
Jolanki R, Kanerva L, Estlander T *et al.* Occupational dermatoses from epoxy resin compounds. *Contact Dermatitis* 1990; 23: 172-83.
in various occasions such as in chemistry, in anti-rust solutions or in a drug (Come®) for treating alcoholism.
Goday Bujan JJ, Yanguas Bayona I, Arechavala RS. Allergic contact dermatitis from cyanamide: report of 3 cases. *Contact Dermatitis* 1994; 31: 331-2.

118. CYCLOHEXANONE

Numéro de registre CAS
[108-94-1]

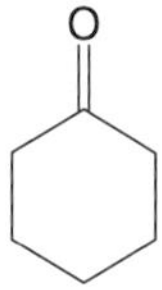

La cyclohexanone, employée comme solvant du polychlorure de vinyle, a déclenché une dermatite de contact chez une employée à la production de sacs de PVC pour fluidothérapie. La cyclohexanone elle-même ne réagit vraisemblablement pas chez les patients sensibles à la résine de cyclohexanone : une telle substance, incorporée dans les peintures et vernis, a causé des eczémas de contact chez des peintres.

Bruze M, Boman A, Bergquist-Karlson A *et al.* Contact allergy to cyclohexanone resin in humans and guinea pigs. *Contact Dermatitis* 1988; 18: 46-9.
Sanmartin O, De La Cuadra J. Occupational contact dermatitis from cyclohexanone as a PVC adhesive. *Contact Dermatitis* 1992; 27: 189-90.

119. 2-CYCLOHEXÈN-1-ONE

Numéro de registre CAS
[930-68-7]

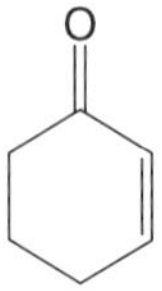

La cyclohexénone est un sensibilisant fort. Elle a provoqué une brûlure chimique suivie de sensibilisation chez un étudiant en chimie.

Goossens A, Deschutter A. Acute irritation followed by primary sensitization to 2-cyclohenen-1-one in a chemistry student. *Contact Dermatitis* 2003; 48: 163-4.

120. *N*-CYCLOHEXYL-THIOPHTHALIMIDE

Numéro de registre CAS
[17796-82-6]

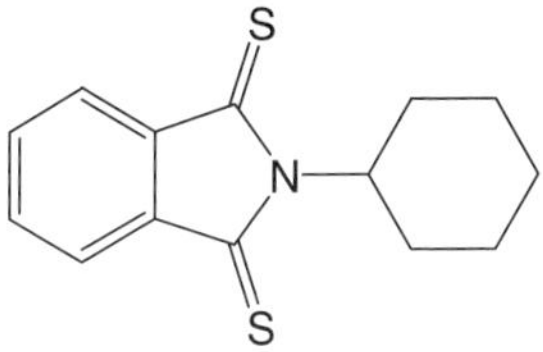

Le cyclohexylthiophtalimide est employé comme retardateur de la vulcanisation des caoutchoucs. Les gants de protection sont la source de sensibilisation la plus fréquente.

Kanerva L, Estlander T, Jolanki R. Allergic patch test reactions caused by the rubber chemical cyclohexyl thiophthalimide. *Contact Dermatitis* 1996; 34: 23-6.
Huygens S, Barbaud A, Goossens A. Frequency and relevance of positive patch tests to cyclohexylthiophthalimide, a new rubber allergen. *Eur J Dermatol.* 2001; 11: 443-5.

121. *N*-CYCLOHEXYL-2-BENZOTHIAZYLSULFÉNAMIDE

Numéro de registre CAS
[95-33-0]

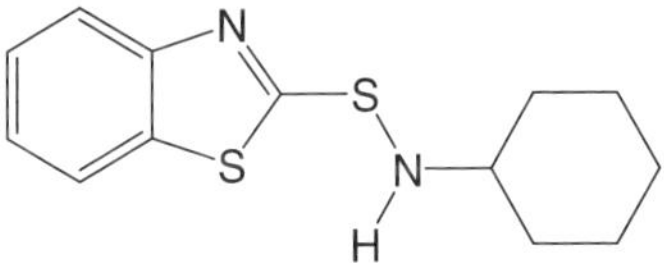

Les sources d'exposition à cet accélérateur de vulcanisation des caoutchoucs se trouvent dans la métallurgie, le bâtiment, chez les personnels de soins et de laboratoires, ainsi que chez les employés de maison.

Condé-Salazar L, Del-Rio E, Guimaraens D, Gonzalez Domingo A. Type IV allergy to rubber additives: a 10-year study of 686 cases. *J Am Acad Dermatol.* 1993; 29: 176-80.

Kiec-Swierczynska M. Occupational sensitivity to rubber. *Contact Dermatitis* 1995; 32: 171-2.

Von Hintzenstern J, Heese A, Koch HU *et al.* Frequency, spectrum and occupational relevance of type IV allergies to rubber chemicals. *Contact Dermatitis* 1991; 24: 244-52.

122. *N*-CYCLOHEXYL-*N'*-PHÉNYL-*P*-PHÉNYLÈNEDIAMINE, CPPD

Numéro de registre CAS [101-87-1]

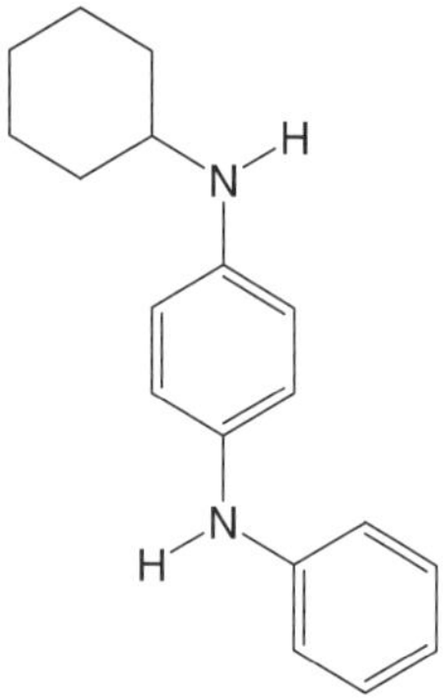

La CPPD est un additif du caoutchouc employé comme antioxydant. Les réactions croisées sont fréquentes avec la N-isopropyl-N'-phényl-paraphénylènediamine (IPPD).

Hervé-Bazin B, Gradiski D, Duprat P *et al.* Occupational eczema from N-isopropyl-N'-phenylparaphenylenediamine (IPPD) and N-dimethyl-1,3 butyl-N'-phenylparaphenylenediamine (DMPPD) in tyres. *Contact Dermatitis* 1977; 3: 1-15.

Von Hintzenstern J, Heese A, Koch HU *et al.* Frequency, spectrum and occupational relevance of type IV allergies to rubber chemicals. *Contact Dermatitis* 1991; 24: 244-52.

123. CYMÈNE

Cymol, Méthyl-isopropyl-benzol

Numéro de registre CAS [25155-15-1]

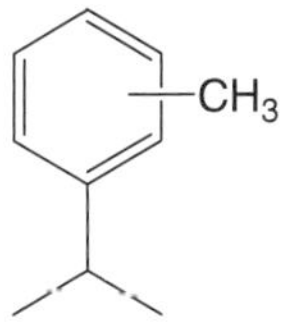

Les terpènes, molécules constitutives des huiles essentielles, sont des hydrocarbures ayant pour formule générale $C_{10}H_{16}$. Ils sont structurellement proches du cymol.

Selvaag E, Holm JO, Thune P. Allergic contact dermatitis in an aroma therapist with multiple sensitizations to essential oils. *Contact Dermatitis* 1995; 33: 354-5.

124. CYMOXANIL

2-Cyano-*N*-[(éthylamino)carbonyl]-2-(méthoxyimino)acétamide

Numéro de registre CAS [57966-95-7]

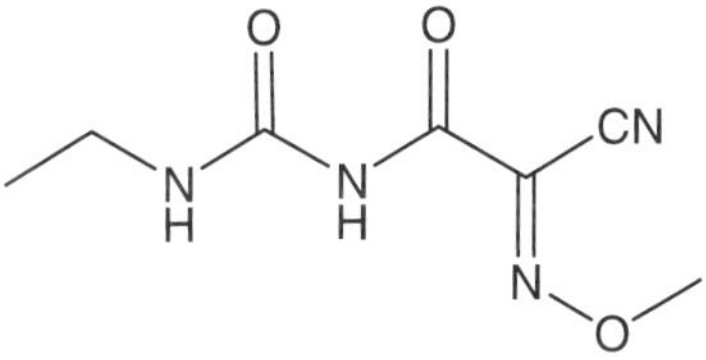

Le cymoxanil, dérivé de l'urée, est un agent fongicide potentiellement sensibilisant chez les agriculteurs.

Koch P. Occupational allergic contact dermatitis and airborne contact dermatitis from 5 fungicides in a vineyard worker. Cross-reactions between fungicides of the dithiocarbamate group? *Contact Dermatitis* 1996; 34: 324-9.

125. DAZOMET

3,5-Diméthyltétrahydro-1,3,5(2H)thiadiazine-2-thione, DMTT

Numéro de registre CAS
[533-74-4]

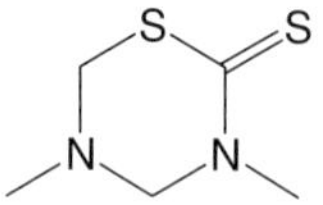

Le dazomet est un biocide employé pour contrôler la prolifération bactérienne et fongique lors de la fabrication du papier ou lors de la préparation des sols en agriculture. Il est inclus dans diverses spécialités comme le Busan 1058, le Mylone et le Fungicide 974 (Crag™). Les cas de sensibilisation sont rares et ont pu toucher un employé à la fabrication du papier ou un cultivateur de tomates.

Warin AP. Allergic contact dermatitis from dazomet. *Contact Dermatitis* 1992; 26: 135-6.

126. DDT

Dichlorodiphényltrichloroéthane

Numéro de registre CAS
[50-29-3]

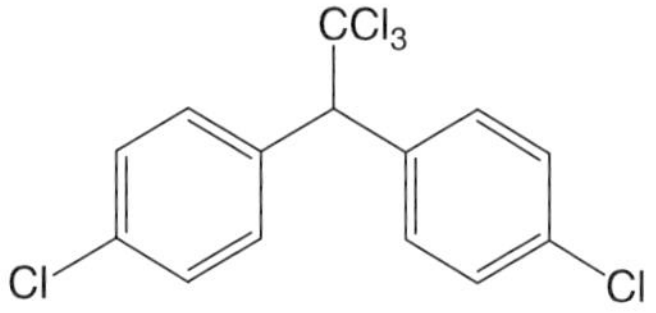

Cet ancien insecticide fut un sensibilisant du monde agricole.

Sharma VK, Kaur S. Contact sensitization by pesticides in farmers. *Contact Dermatitis* 1990; 23: 77-80.

127. DÉCYL GLUCOSIDE

Numéros de registre CAS [58846-77-8], [68515-73-1], [141464-42-8], et [54549-25-6]

Le décyl glucoside ou décyl D-glucoside, encore appelé décyl-bêta-D-glucopyranoside, appartient à la famille des alkyl glucosides et s'obtient par condensation de l'alcool décylique avec un polymère du D-glucose. C'est un surfactant non ionique et un agent nettoyant

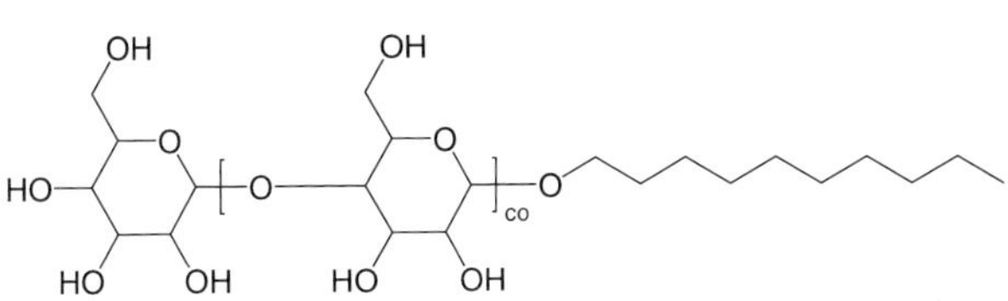

CAS : 54549-25-6 co : 1 to 3

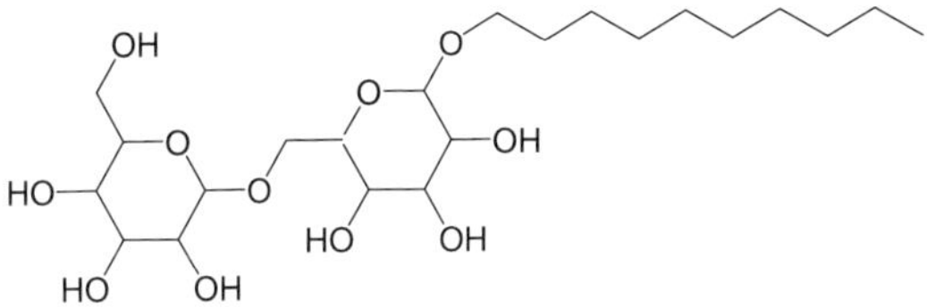

CAS : 68515-73-1

très utilisé depuis plusieurs années pour son pouvoir moussant et sa bonne tolérance. On le trouve dans de nombreux produits rincés comme les shampoings, les colorants capillaires, ou les savons liquides. Le décyl glucoside est également employé dans les produits non rincés tels que les laits nettoyants, les lotions et certains produits de protection solaire. Il est ainsi contenu comme stabilisant dans le filtre solaire Tinosorb® M.

Blondeel A. Contact allergy to the mild surfactant decylglucoside. *Contact Dermatitis* 2003; 49: 304-5.

Le Coz CJ, Meyer MT. Contact allergy to decyl glucoside in antiseptic after body piercing. *Contact Dermatitis* 2003; 48: 279-80.

128. DÉHYDROCOSTUSLACTONE

Numéro de registre CAS
[477-43-0]

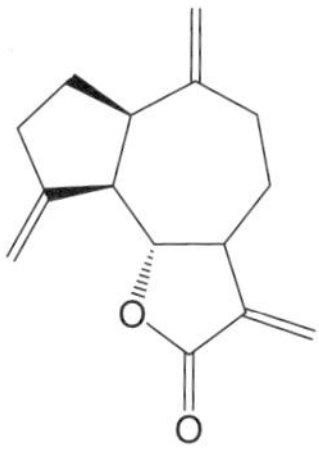

La déhydrocostuslactone est une lactone sesquiterpénique de structure guaïanolide, extraite de la résine de costus. C'est, avec le costunolide et l'alantolactone, l'un des composants du lactone mix employé pour dépister les sujets sensibles aux Composées-Astéracées.

Ducombs G, Benezra C, Talaga P *et al.* Patch testing with the " sesquiterpene lactone mix " : a marker for contact allergy to Compositae and other sesquiterpene-lactone-containing plants. *Contact Dermatitis* 1990; 22: 249-52.

129. DEOXYLAPACHOL

Numéro de registre CAS [3568-90-9]

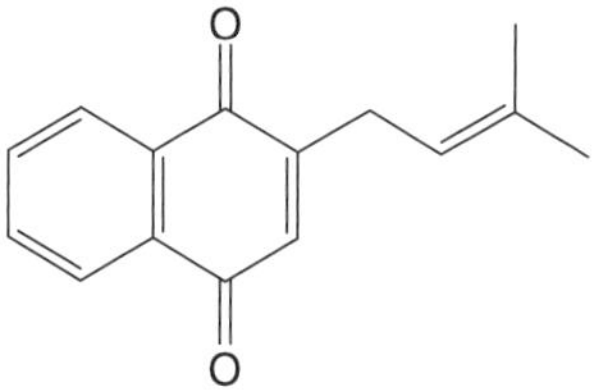

Le deoxylapachol est l'allergène majeur du teck (*Tectona grandis*). L'hypersensibilité concerne souvent les travailleurs du bois.

Meding B, Ahman M, Karlberg AT. Skin symptoms and contact allergy in woodwork teachers. *Contact Dermatitis* 1996; 34: 185-90.
Lamminpää A, Estlander T, Jolanki R, Kanerva L. Occupational allergic contact dermatitis caused by decorative plants. *Contact Dermatitis* 1996; 34: 330-5.

130. DIALLYL (DISULFURE DE)

Numéro de registre CAS [2179-57-9]

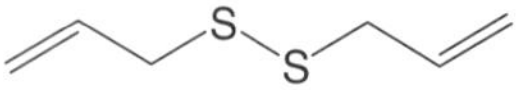

Le disulfure de diallyle est l'un des allergènes majeurs de l'ail (*Allium sativum*) et de l'oignon. Tous les patients avec des tests positifs à l'ail réagissaient au disulfure de diallyle à la concentration de 5 % dans la vaseline.

Bruynzeel DP. Bulb dermatitis. Dermatological problems in the flower bulb industries. *Contact Dermatitis* 1997; 37: 70-7.
Lamminpää A, Estlander T, Jolanki R, Kanerva L. Occupational allergic contact dermatitis caused by decorative plants. *Contact Dermatitis* 1996; 34: 330-5.
McFadden JP, White IR, Rycroft RJG. Allergic contact dermatitis from garlic. *Contact Dermatitis* 1992; 27: 333-4.

131. DIAMINODIPHÉNYLMÉTHANE

4,4'-Diaminodiphénylméthane, 4,4'-Méthylènedianiline

Numéro de registre CAS
[107-77-9]

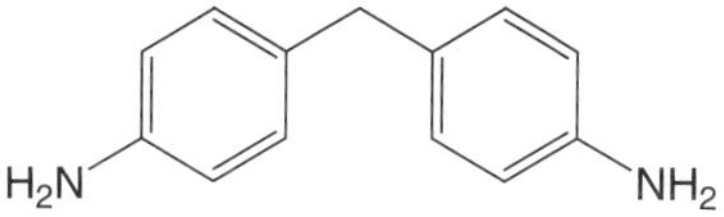

Le diaminodiphénylméthane est une amine aromatique utilisée comme agent durcisseur des résines époxy du type bisphénol A, ainsi que dans la production de matières plastiques, d'isocyanates, d'adhésifs, d'élastomères, de polyuréthanes (mousses élastiques et rigides, peintures, vernis, adhésifs, agents de jointage, caoutchoucs synthétiques et fibres élastomères) et des caoutchoucs synthétiques ayant un motif butyle. Le diaminodiphénylméthane est également un intermédiaire dans la production de colorants azoïques. Sa présence peut résulter de l'hydrolyse du diisocyanate de 4,4'-diphénylméthane.

Bruynzeel DP, Van Der Wegen-Keijser MH. Contact dermatitis in a cast technician. *Contact Dermatitis* 1993; 28: 193-4.
Condé-Salazar L, Gonzalez de Domingo MA, Guimaraens D. Sensitization to epoxy resin systems in special flooring workers. *Contact Dermatitis* 1994; 31: 157-60.
Holness DL Nethercott JR. The performance of specialized collections of bisphenol A epoxy resin system components in the evaluation of workers in an occupational health clinic population. *Contact Dermatitis* 1993; 28: 216-9.
Jolanki R, Kanerva L, Estlander T, Tarvainen K. Concomitant sensitization to triglycidyl isocyanurate, diaminodiphenylmethane and 2-hydroxyethyl methacrylate from silk-screen printing coatings in the manufacture of circuit boards. *Contact Dermatitis* 1994; 30: 12-5.

Jolanki R, Kanerva L, Estlander T, Tarvainen K, Keskinen H, Henriks-Eckerman ML. Occupational dermatoses from epoxy resin compounds. *Contact Dermatitis* 1990; 23: 172-83.
Kiec-Swierczynska M Rubber chemical. Occupational sensitivity to rubber. *Contact Dermatitis* 1995; 32: 171-2.
Mancuso G, Reggiani M, Berdondini RM. Occupational dermatitis in shoemakers. *Contact Dermatitis* 1996; 34: 17-22.
Tarvainen K. Analysis of patients with allergic patch test reactions to a plastic and glues series. *Contact Dermatitis* 1995; 32: 346-51.

132. DIAMMONIUM (HYDROGÉNOPHOSPHATE DE)

Numéro de registre CAS
[7783-28-0]

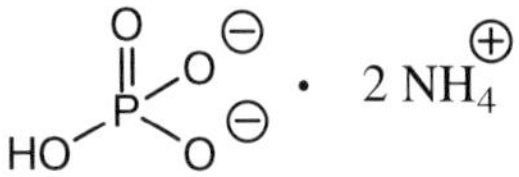

Ce retardateur de combustion a causé des dermatites de contact chez des personnels chirurgicaux. Cela était dû à la persistance d'importants résidus dans les tenues chirurgicales.

Belsito DV. Contact dermatitis from diammonium hydrogen phosphate in surgical garb. *Contact Dermatitis* 1990; 23: 267-8.

133. DIAZODIÉTHYLANILINE (CHLORURE DE)

Numéro de registre CAS
[148-90-3]

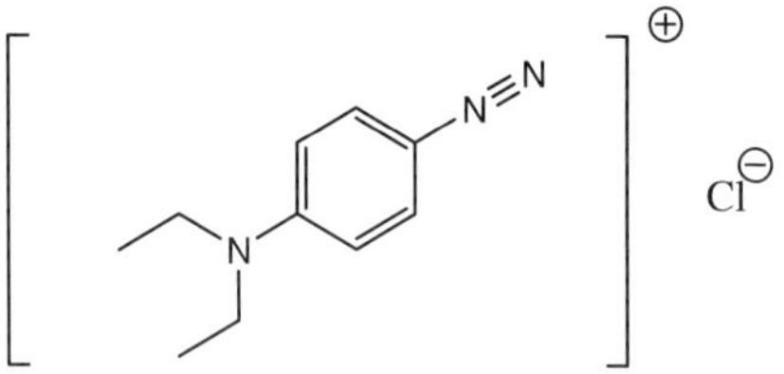

C'est un allergène classique des papiers autocopiants diazo. Ce produit est allergisant avant d'être exposé à la lumière, les rayons ultraviolets le rendant allergéniquement inerte.

Pambor M, Poweleit H. Allergic contact dermatitis due to diazo copy paper. *Contact Dermatitis* 1992; 26: 131-2.

Foussereau J, Benezra C. *Les eczémas allergiques professionnels.* Masson Eds, Paris, 1970.

134. DIAZOLIDINYL URÉE

Germall II

Numéro de registre CAS
[78491-02-8]

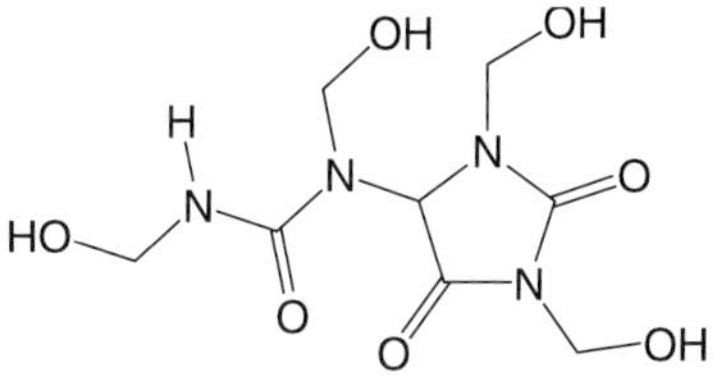

La diazolidinyl urée est un libérateur de formaldéhyde souvent contenue dans les cosmétiques et les produits d'hygiène, ainsi que dans certaines crèmes barrières à usage professionnel.

Van Hecke E, Suys E. Where next to look for formaldehyde? *Contact Dermatitis* 1994; 31; 268.
Le Coz CJ. Hypersensibilité à la Diazolidinyl urée et à l'Imidazolidinyl urée. Ann Dermatol Venereol 2005; 132: 587-8.

135. DIBENZOTHIAZYLE (DISULFURE DE)

Numéro de registre CAS
[120-78-5]

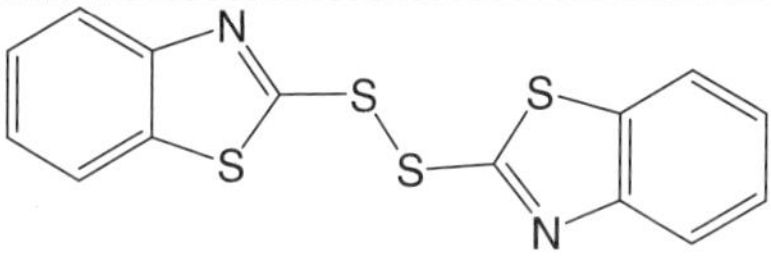

Cet additif du groupe des thiazoles-mercapto est employé comme accélérateur de vulcanisation des caoutchoucs. Il sensibilise surtout des employés de la métallurgie et du bâtiment, les employés de maison, les personnels de soins et de laboratoires.

Condé-Salazar L, Del-Rio E, Guimaraens D, Gonzalez Domingo A. Type IV allergy to rubber additives: a 10-year study of 686 cases. *J Am Acad Dermatol* 1993; 29: 176-80.
Le Coz CJ. Fiche d'éviction en cas d'hypersensibilité au mercaptobenzothiazole et au mercapto mix. *Ann Dermatol Venereol* 2004; 131: 846-8.
Von Hintzenstern J, Heese A, Koch HU *et al.* Frequency, spectrum and occupational relevance of type IV allergies to rubber chemicals. *Contact Dermatitis* 1991; 24: 244-52.

136. DIBUCAÏNE (CHLORHYDRATE DE)

Cincaïne, Cinchocaïne, Percaïne, Sovcaïne

Numéro de registre CAS [85-79-0]
(Numéro de registre CAS [61-12-1])

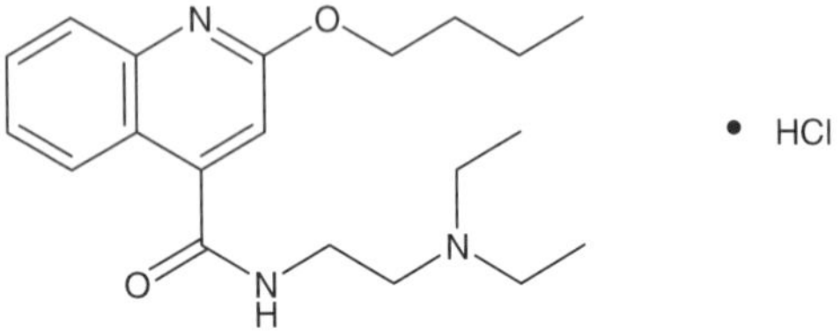

La dibucaïne est un anesthésique local du groupe des amides et peut déclencher des dermatites de contact allergiques.

Erdmann SM, Sachs B, Merk HF. Systemic contact dermatitis from cinchocaine. *Contact Dermatitis* 2001; 44: 260-1.
Nakada T, Iijima M. Allergic contact dermatitis from dibucaine hydrochloride. *Contact Dermatitis* 2000; 42: 283.

137. DIBUTYL (PHTALATE DE)

Numéro de registre CAS [84-74-2]

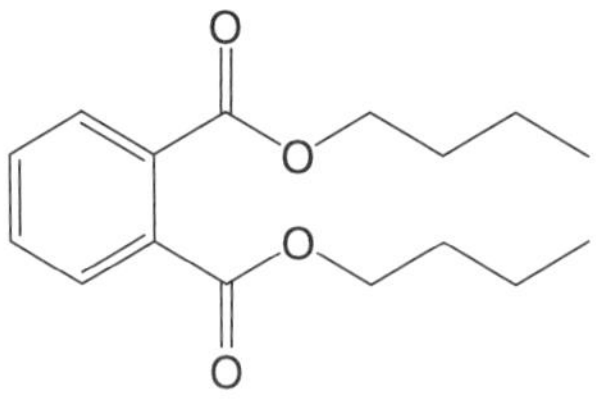

Il est le plus souvent employé comme diluant non réactif des résines époxy.

Capon F, Cambie MP, Clinard F *et al.* Occupational contact dermatitis caused by computer mice. *Contact Dermatitis* 1996; 35: 57-8.
Chieregato C, Vincenzi C, Guerra L, Farina P. Occupational allergic contact dermatitis due to ethylenediamine dihydrochloride and cresyl glycidyl ether in epoxy resin systems. *Contact Dermatitis* 1994; 30: 120.

138. DIBUTYLTHIOURÉE

1,3-Dibutyl-2-thiourée

Numéro de registre CAS
[109-46-6]

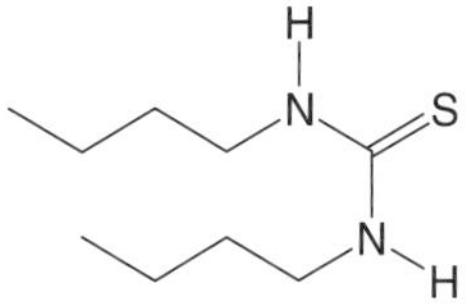

La dibutylthiourée est utilisée dans la vulcanisation des caoutchoucs (néoprène), les peintures et les décapants comme inhibiteur de corrosion, les cartes de téléphone comme ingrédient de l'agent de protection des pistes de lecture. Des réactions croisées avec les autres thiourées substituées sont possibles.

Kanerva L, Estlander T, Jolanki R. Occupational allergic contact dermatitis caused by thiourea compounds. *Contact Dermatitis* 1994; 31: 242-8.
Kiec-Swierczynska M. Occupational sensitivity to rubber. *Contact Dermatitis* 1995; 32: 171-2.
Schmid-Grendelmeier, Elsner P. Contact dermatitis due to occupational dibutylthiourea exposure: a case of phonecard dermatitis. *Contact Dermatitis* 1995; 32: 308-9.

139. 4,5-DICHLORO-2-N-OCTYL-4-ISOTHIAZOLIN-3-ONE

Kathon® 930

Numéro de registre CAS
[64359-81-5]

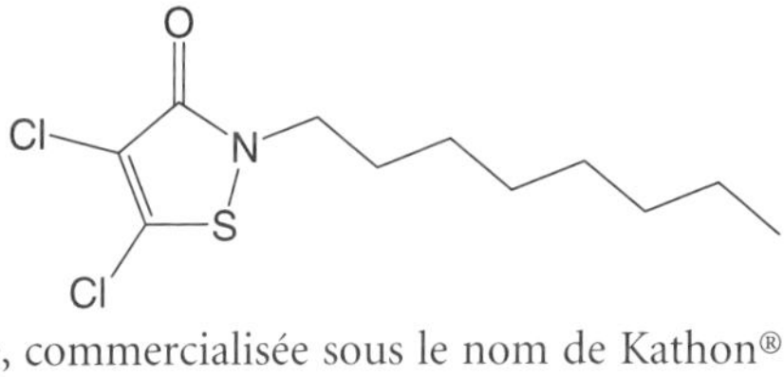

Irritante et sensibilisante, commercialisée sous le nom de Kathon® 930, cette isothiazolinone a déclenché des dermatites de contact chez des employés d'une usine effectuant de l'enoblissement textile.

Kawai K, Nagakawa M, Sasaki Y, Kawai Y. Occupational contact dermatitis from Kathon® 930. *Contact Dermatitis* 1993; 28: 117-8.

140. 1,3-DICHLOROPROPÈNE

1,3-Dichloro-1-prop(yl)ène, 1,3-Dichloro-2-prop(yl)ène, DD-95

Numéro de registre CAS
[542-75-6]

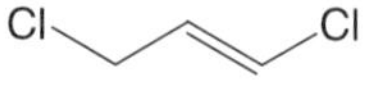

Ce nématocide est employé dans la fumigation des sols avant la récolte. L'exposition à cet allergène concerne les cultivateurs et les employés de l'industrie des pesticides, mais son usage est progressivement interdit.

Bousema MT, Wiemer GR, Van Joost T. A classic case of sensitization to DD-95. *Contact Dermatitis* 1991; 24: 132.

141. DICHLORVOS

Numéro de registre CAS
[62-73-7]

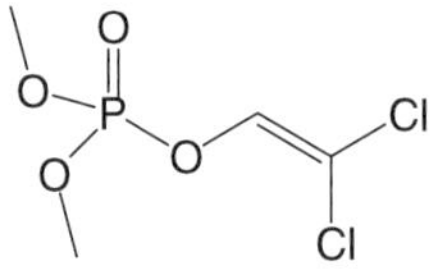

Les cas de sensibilisation à cet insecticide acaricide organophosphoré aux nombreux noms commerciaux (Benfos, Brevinyl, Chlorvinphos, DDVP, Equigard, Fly fighte, Nogos, Unifos...) ont été observés chez les cultivateurs de chrysanthèmes, les horticulteurs, les techniciens et un chimiste.

Cleenewerck MB, Martin P. Dermite de contact au Dichlorvos. *Rev Fr Allergol.* 1990; 30: 38.
Mathias CG. Persistent contact dermatitis from the insecticide dichlorvos. *Contact Dermatitis* 1983; 9: 217-8.

142. *N,N*-DICYCLOHEXYL-2-BENZOTHIAZOLE SULFÉNAMIDE

Numéro de registre CAS [4979-32-2]

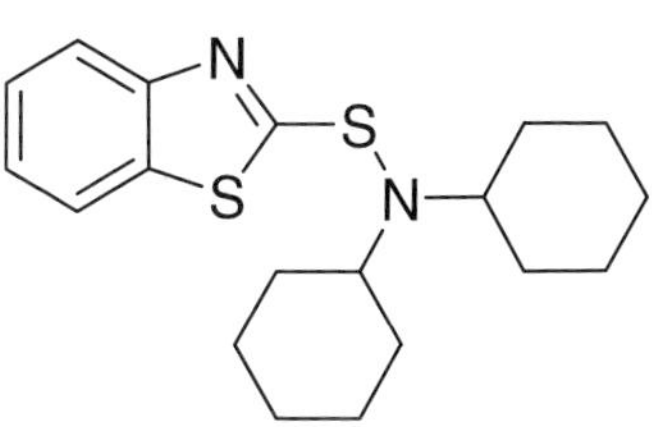

Ce composé est un accélérateur de vulcanisation des caoutchoucs du groupe des mercaptobenzothiazole-sulfénamides.

Le Coz CJ. Fiche d'éviction en cas d'hypersensibilité au mercaptobenzothiazole et au mercapto mix. *Ann Dermatol Venereol* 2004; 131: 846-8.

143. DICYCLOHEXYL CARBODIIMIDE

Numéro de registre CAS
[538-75-0]

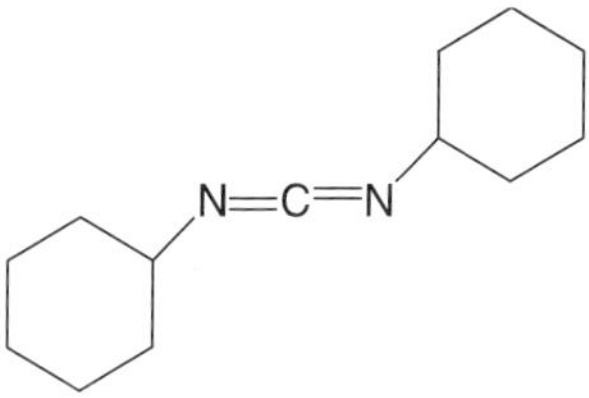

Cette substance est employée dans la chimie des peptides comme agent couplant. C'est un irritant et un sensibilisant, responsable de dermatites chez les pharmaciens et les chimistes.

Poesen N, De Moor A, Busschots A, Dooms-Goossens A. Contact allergy to dicyclohexyl carbodiimide and diisopropyl carbodiimide. *Contact Dermatitis* 1995; 32: 368-9.

144. DIDÉCYLDIMÉTHYLAMMONIUM (CHLORURE DE)

Bardac-22

Numéro de registre CAS
[7173-51-5]

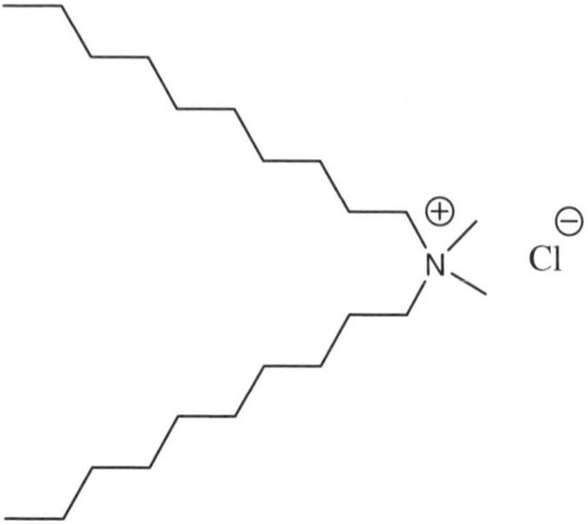

Cet ammonium quaternaire est employé comme détergent-désinfectant en milieu hospitalier, en tant qu'algicide dans les piscines ou comme fungicide et antitermites pour le bois. Nous avons observé une dermatite de contact sévère chez un employé d'abattoirs utilisant un savon liquide contenant ce produit (observation personnelle).

Dejobert Y, Martin P, Piette F *et al.* Contact dermatitis from didecyldimethylammonium chloride and bis-(aminopropyl)-laurylamine in a detergent-disinfectant used in hospital. *Contact Dermatitis* 1997; 37: 95-6.

145. DIÉTHANOLAMINE

Numéro de registre CAS
[111-42-2]

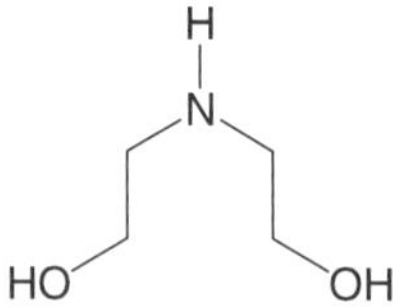

La diéthanolamine est contenue dans de nombreux composés comme les fluides de coupes. Elle existe également à l'état de traces dans les produits contenant d'autres éthanolamines.

Blum A, Lischka G. Allergic contact dermatitis from mono-, di- and triethanolamine. *Contact Dermatitis* 1997; 36: 166.

146. DIÉTHYL (SÉBACATE DE)

Éthyl sébacate, Diéthyl décanedioate

Numéro de registre CAS [110-40-7]

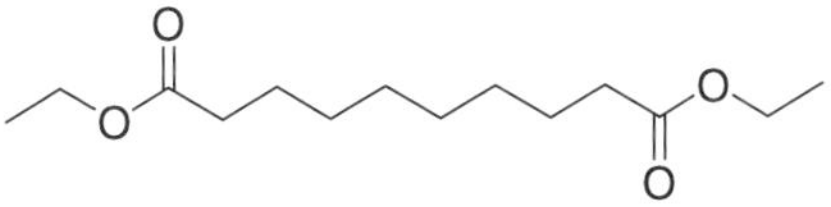

Il s'agit d'un émulgateur rarement responsable de sensibilisations de contact, le plus souvent dues à des médications topiques.

Tanaka M, Kobayashi S, Murata T *et al.* Allergic contact dermatitis from diethyl sebacate in lanoconazole cream. *Contact Dermatitis* 2000; 43: 233-4.

147. DIÉTHYLÈNEGLYCOL DIGLYCIDYL ÉTHER

bis(2-(2,3-Époxypropoxy)éthyl) éther

Numéro de registre CAS [4206-61-5]

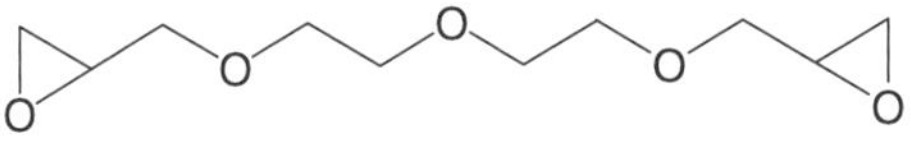

L'éther diglycidique du diéthylèneglycol, contenu dans un diluant réactif de résines époxy à base de diéthylèneglycol, a provoqué une dermatite de contact chez trois employés d'une fabrique de skis.

Jolanki R, Tarvainen K, Tatar T *et al.* Occupational dermatoses from exposure to epoxy resin compounds in a ski factory. *Contact Dermatitis* 1996; 34: 390-6.

148. DIÉTHYLÈNETRIAMINE

Numéro de registre CAS [111-40-0]

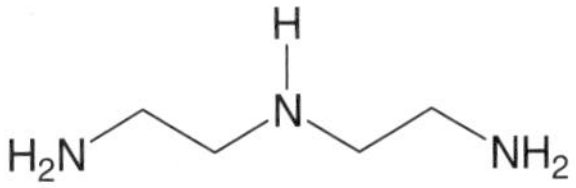

La diéthylènetriamine est un durcisseur des résines époxy du type bisphénol A. Elle a été signalée comme sensibilisant des bains de nettoyage ultrasons pour bijoux, dans les lubrifiants synthétiques ou dans les papiers autocopiants sans carbone.

Holness DL Nethercott JR. The performance of specialized collections of bisphenol A epoxy resin system components in the evaluation of workers in an occupational health clinic population. *Contact Dermatitis* 1993; 28: 216-9.

Jolanki R, Kanerva L, Estlander T *et al.* Occupational dermatoses from epoxy resin compounds. *Contact Dermatitis* 1990; 23: 172-83.

Kanerva L, Estlander T, Jolanki R. Occupational allergic contact dermatitis due to diethylenetriamine (DETA) from carbonless copy paper and from an epoxy compound. *Contact Dermatitis* 1990; 23: 272-3.

149. DIÉTHYLPHTALATE

Numéro de registre CAS
[84-66-2]

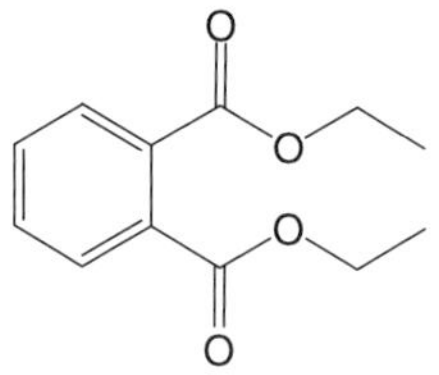

Cet agent plastifiant augmente la flexibilité des plastiques. On le trouve également dans la composition de déodorants, de parfums, de topiques émollients, ou d'insecticides répellents. Il peut réagir de façon croisée avec le diméthylphtalate.

Capon F, Cambie MP, Clinard F *et al.* Occupational contact dermatitis caused by computer mice. *Contact Dermatitis* 1996; 35: 57-8.

150. DIÉTHYLTHIOURÉE

Diéthylthiocarbamide

Numéro de registre CAS
[105-55-5]

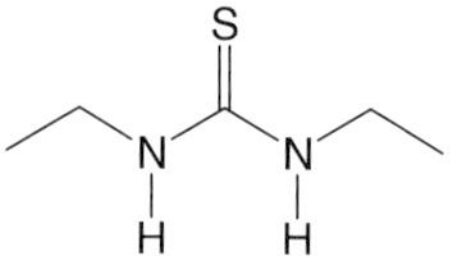

La diéthylthiourée, dérivé de la thiourée (thiourée substituée), est surtout employée lors de la fabrication des caoutchoucs, particulièrement les néoprènes solides.

Kanerva L, Estlander T, Jolanki R. Occupational allergic contact dermatitis caused by thiourea compounds. *Contact Dermatitis* 1994; 31: 242-8.

151. DIISOPROPYL CARBODIIMIDE

N,N'-Méthanetétraylbis-2-propanamine

Numéro de registre CAS [693-13-0]

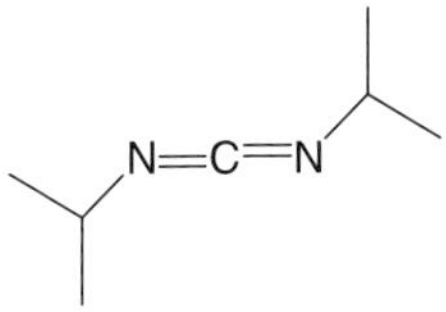

Ce composé très toxique est utilisé comme agent couplant dans la chimie des peptides ; c'est un sensibilisant dans les laboratoires de chimie.

Poesen N, De Moor A, Busschots A, Dooms-Goossens A. Contact allergy to dicyclohexyl carbodiimide and diisopropyl carbodiimide. *Contact Dermatitis* 1995; 32: 368-9.

152. DIISOPROPYLBENZOTHIAZYL-2-SULFÉNAMIDE

Numéro de registre CAS [95-29-4]

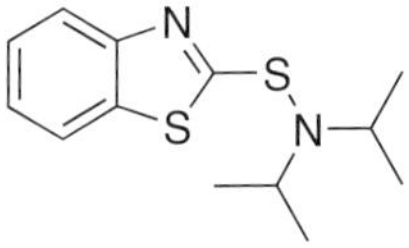

Ce composé du groupe des mercaptobenzothiazole-sulfénamides est employé dans la vulcanisation des caoutchoucs.

Le Coz CJ. Fiche d'éviction en cas d'hypersensibilité au mercaptobenzothiazole et au mercapto mix. *Ann Dermatol Venereol* 2004; 131: 846-8.

153. 2,5-DIMERCAPTO-1,3,4-THIADIAZOLE

DMTD

Numéro de registre CAS [1072-71-5]

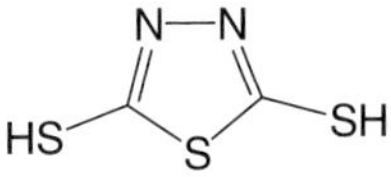

Il s'agit d'un composé de faible poids moléculaire utilisé dans les huiles de moteurs afin d'empêcher la corrosion du cuivre, comme retardateur de combustion, et révélateur de films photographiques. Plusieurs cas de sensibilisation de contact ont été signalés dans l'industrie.

O'Driscoll JO, Beck M, Taylor S. Occupational contact allergy to 2,5-dimercapto-1,3,4-thiadiazole. *Contact Dermatitis* 1990; 23: 268-9.

154. DIMÉTHOATE

Numéro de registre CAS
[60-51-5]

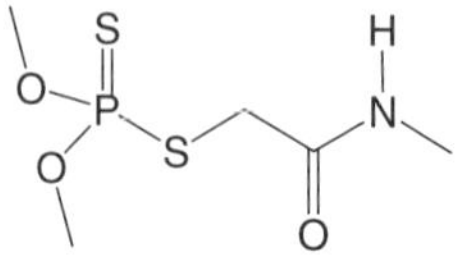

Le diméthoate est un composé organophosphoré employé comme insecticide acaricide, agissant par contact et par voie systémique. Il a été responsable d'une éruption du type érythème polymorphe de contact chez un magasinier d'une entreprise agricole.

Haenen C, De Moor A, Dooms-Goossens A. Contact dermatitis caused by the insecticides omethoate and dimethoate. *Contact Dermatitis* 1996; 35: 54-5.

Schena D, Barba A. Erythema-multiforme-like contact dermatitis from dimethoate. *Contact Dermatitis* 1992; 27: 116-7.

155. DIMÉTHOXON

Ométhoate

Numéro de registre CAS
[1113-02-6]

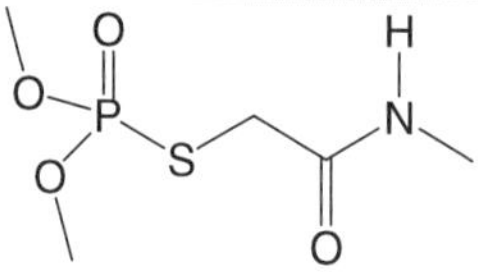

Les dermatites de contact dues à ce composé sont rares.

Haenen C, De Moor A, Dooms-Goossens A. Contact dermatitis caused by the insecticides omethoate and dimethoate. *Contact Dermatitis* 1996; 35: 54-5.

156. 2,6-DIMÉTHOXY-1,4-BENZOQUINONE

Numéro de registre CAS
[530-55-2]

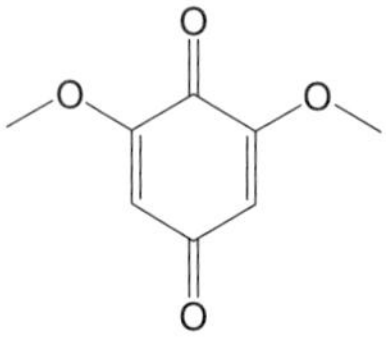

La 2,6-diméthoxy-1,4-benzoquinone est un allergène rencontré dans plus de cinquante espèces de plantes et de bois, comme le mahogany, le macoré sipo, le wengé, le chêne, le hêtre, l'orme ou le peuplier. C'est, avec l'acaméline, l'un des allergènes d'*Acacia melanoxylon*. L'allergie de contact touche surtout les menuisiers, les ébénistes, les charpentiers et les ouvriers des scieries.

Correia O, Barros MA, Mesquita-Guimaraes J. Airborne contact dermatitis from the woods Acacia melanoxylon and Entandophragma cylindricum. *Contact Dermatitis* 1992; 27: 343-4.

Lamminpää A, Estlander T, Jolanki R, Kanerva L. Occupational allergic contact dermatitis caused by decorative plants. *Contact Dermatitis* 1996; 34: 330-5.

157. *(R)*-3,4-DIMÉTHOXY-DALBERGIONE

Numéro de registre CAS [37555-64-4]

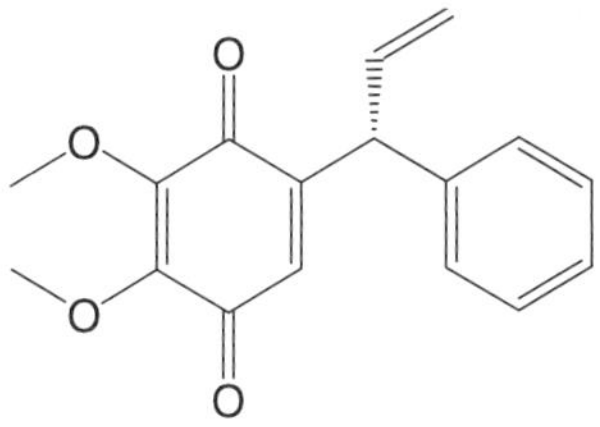

Cette quinone est l'allergène majeur de *Machaerium scleroxylum* Tul. (*Santos rosewood, Pao Ferro, Caviuna vermelha, Santos palissander*). Les allergies de contact concernent essentiellement les travailleurs de l'industrie du bois.

Lamminpää A, Estlander T, Jolanki R, Kanerva L. Occupational allergic contact dermatitis caused by decorative plants. *Contact Dermatitis* 1996; 34: 330-5.

Chieregato C, Vincenzi C, Guerra L, Rapacchiale S. Occupational airborne contact dermatitis from Machaerium scleroxylum (Santos rosewood). *Contact Dermatitis* 1993; 29: 164-5.

158. *(S)*-4,4'-DIMÉTHOXY DALBERGIONE

Numéro de registre CAS
[4646-87-1]

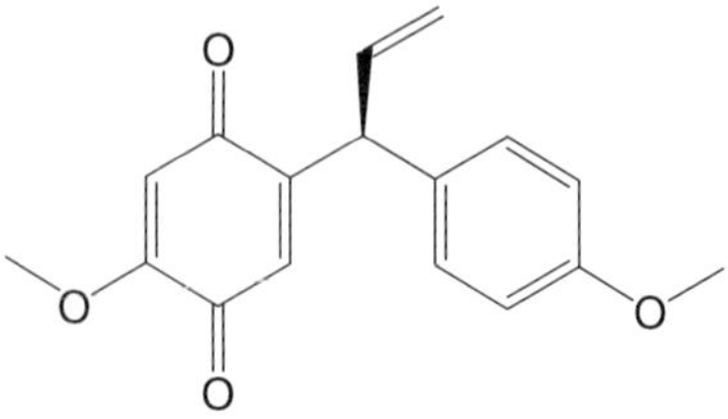

C'est l'un des allergènes de *Dalbergia nigra*, que l'on rencontre également dans *Dalbergia latifolia* Roxb. (palissandre). Les dermatites de contact professionnelles touchent les bûcherons, les charpentiers, les menuisiers ou les rémouleurs.

Gallo R, Guarrera M, Hausen BM. Airborne contact dermatitis from East Indian rosewood (Dalbergia latifolia Roxb.) *Contact Dermatitis* 1996; 35: 60-1.

159. 5,8-DIMÉTHOXYPSORALÈNE

Isopimpinelline

Numéro de registre CAS
[482-27-9]

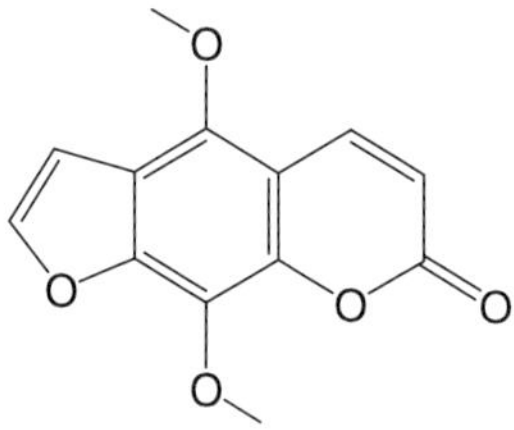

Les psoralènes sont des composés photoactifs naturels d'origine végétale provoquant des dermatites phototoxiques. À titre d'exemple, l'amarinthe trifide (*Cachrys trifida* Miller) ou *Cachrys libanotis* Gouan., de la famille des *Apiaceæ-Umbelliferæ*, contiennent du 5,8-diméthoxypsoralène.

Ena P, Cerri R, Dessi G *et al.* Phototoxicity due to Cachrys libanotis. *Contact Dermatitis* 1991; 24: 1-5.

160. DIMÉTHYLPHTALATE

Numéro de registre CAS
[131-11-3]

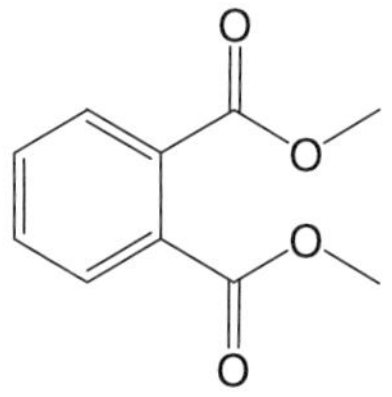

Les phtalates sont des agents plastifiants qui accroissent la flexibilité des matériaux plastiques. On les trouve aussi dans les déodorants, les parfums, les émollients et les répellents insectifuges.

Capon F, Cambie MP, Clinard F *et al.* Occupational contact dermatitis caused by computer mice. *Contact Dermatitis* 1996; 35: 57-8.

161. 4-*N,N*-(DIMÉTHYLAMINO) BENZÈNEDIAZONIUM (CHLORURE DE ZINC)

Sel double de *p*-Diazodiméthylaniline et de Chlorure de zinc

Numéro de registre CAS [100-04-9]

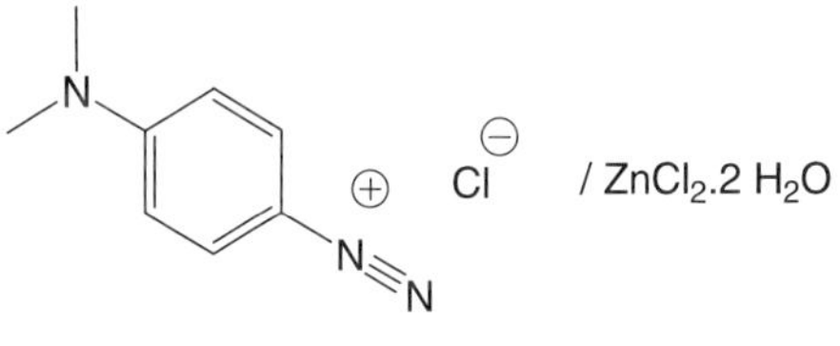

Ce composé diazo se trouve dans les papiers diazo. Il n'est allergisant qu'avant exposition à la lumière.

Geier J, Fuchs T. Contact allergy due to 4-N,N-dimethylaminobenzene diazonium chloride and thiourea in diazo copy paper. *Contact Dermatitis* 1993; 28: 304-5.

162. 3-DIMÉTHYLAMINOPROPYLAMINE

Numéro de registre CAS [109-55-7]

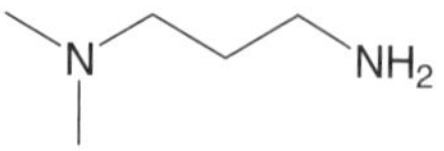

La diméthylaminopropylamine est une amine aliphatique, présente dans les surfactants amphotériques comme les savons liquides et les shampoings. C'est cette impureté qui est (tout ou partie) responsable de l'allergie de contact à la cocamidopropylbétaïne. On l'emploie par ailleurs comme agent durcisseur des résines époxy et comme intermédiaire de synthèse en chimie organique (échangeurs d'ions, additifs pour flocculants, cosmétiques et adjuvants du fioul, colorants et pesticides). Le test épicutané doit être interprété avec prudence, le pH de la solution aqueuse à 1 % étant supérieur à 11 (observations personnelles). Elle est structurellement voisine de la diéthylaminopropylamine.

Kanerva L, Estlander T, Jolanki R. Occupational allergic contact dermatitis from 3-dimethylaminopropylamine in shampoos. *Contact Dermatitis* 1996; 35: 122-3.

Angelini G, Foti C, Rigano L, Vena GA. 3-Dimethylaminopropylamine: a key substance in contact allergy to cocamidopropylbetaine? *Contact Dermatitis* 1995; 32: 96-9.

Speight EL, Beck MH, Lawrence CM. Occupational allergic contact dermatitis due to 3-dimethylaminopropylamine. *Contact Dermatitis* 1993; 28: 49-50.

163. DIMÉTHYLDIPHÉNYLTHIURAM (DISULFURE DE)

Numéro de registre CAS [53880-86-7]

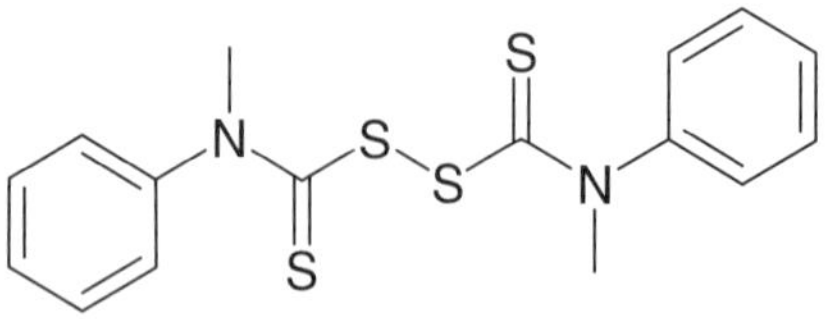

Ce composé de la famille des thiurams est employé comme accélérateur de vulcanisation des caoutchoucs.

Le Coz CJ. Fiche d'éviction en cas d'hypersensibilité au thiuram mix. *Ann Dermatol Venereol* 2004; 131: 1012-4.

164. DIMÉTHYLFORMAMIDE

Numéro de registre CAS
[68-12-2]

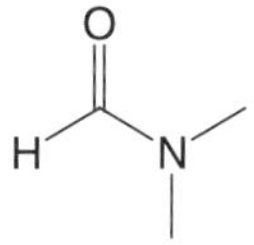

C'est un solvant organique des résines vinyliques, de l'acétylène, du butadiène et des gaz acides. Il a provoqué une dermatite de contact chez un technicien d'une usine de résines époxy, et peut induire des bouffées vasomotrices à l'ingestion d'alcool chez les sujets qui y sont exposés.

Camarasa JG. Contact dermatitis from dimethylformamide. *Contact Dermatitis* 1987; 16: 234.
Cox NH, Mustchin CP. Prolonged spontaneous and alcohol-induced flushing due to the solvent dimethyl formamide. *Contact Dermatitis* 1991; 24: 69-70.

165. 2,4-DIMÉTHYLOL PHÉNOL

Numéro de registre CAS
[2937-60-2]

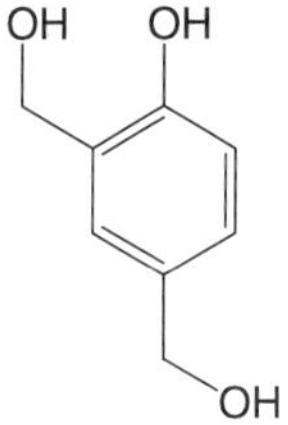

Le 2,4-diméthylol phénol est un composant des résines phénol-formaldéhyde. Une réactivité croisée est possible avec les dérivés phénoliques.

Bruze M, Zimerson E. Cross-reaction patterns in patients with contact allergy to simple methylol phenols. *Contact Dermatitis* 1997; 37: 82-6.
Bruze M, Zimerson E. Contact allergy to 3-methylol phenol, 2,4-dimethylol phenol and 2,6-dimethylol phenol. *Acta Derm Venereol (Stockh)* 1985; 65: 548-51.

166. 2,6-DIMÉTHYLOL PHÉNOL

Numéro de registre CAS
[2937-59-9]

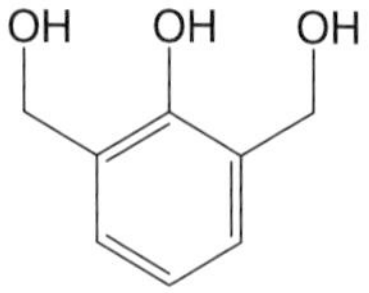

Le 2,6-diméthylol phénol est un composant des résines phénol-formaldéhyde. Une réactivité croisée est possible avec les autres dérivés phénoliques.

Bruze M, Zimerson E. Cross-reaction patterns in patients with contact allergy to simple methylol phenols. *Contact Dermatitis* 1997; 37: 82-6.
Bruze M, Zimerson E. Contact allergy to 3-methylol phenol, 2,4-dimethylol phenol and 2,6-dimethylol phenol. *Acta Derm Venereol (Stockh)* 1985; 65: 548-51.

167. DIMÉTHYLTHIOURÉE

Diéthylthiocarbamide

Numéro de registre CAS
[534-13-4]

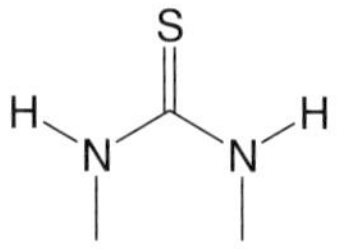

La diéthylthiocarbamide est un agent antioxydant responsable de sensibilisations de contact aux papiers diazo. Elle est allergisante lorsqu'elle n'est pas exposée à la lumière.

Geier J, Fuchs T. Contact allergy due to 4-N,N-dimethylaminobenzene diazonium chloride and thiourea in diazo copy paper. *Contact Dermatitis* 1993; 28: 304-5.
Kanerva L, Estlander T, Jolanki R. Occupational allergic contact dermatitis caused by thiourea compounds. *Contact Dermatitis* 1994; 31: 242-8.

168. DINITROCHLOROBENZÈNE

DNCB, 2,4-Dinitrochlorobenzène, 2,4-Dinitro-1-chlorobenzène, 4-Chloro-1,3-dinitrobenzène, 6-Chloro-1,3-dinitrobenzène

Numéro de registre CAS
[97-00-7]

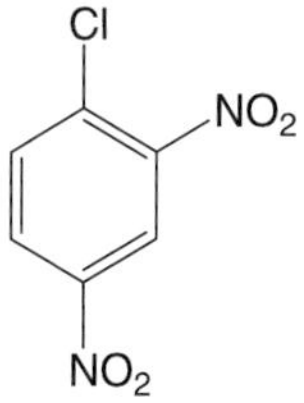

Cette substance est l'un des plus puissants irritants primaires cutanés connus, ainsi qu'un allergène de contact universel. Les dermatites de contact professionnelles sont de description ancienne, l'utilisation du DNCB allant décroissant ou s'effectuant en vase clos. Le DNCB est parfois utilisé en traitement d'immunothérapie topique des pelades, des verrues profuses récalcitrantes ou des métastases cutanées de mélanome.

Adams RM, Zimmerman MC, Bartlett JB, Preston JF. 1-Chloro-2,4-dinitrobenzene as an algicide. Report of four cases of *Contact Dermatitis Arch Dermatol 1971*; 103: 191-3.

169. DINITROFLUOROBENZÈNE

DNFB, FDNB, 2,4-Dinitro-1-fluorobenzène, Sanger's reagent

Numéro de registre CAS
[70-34-8]

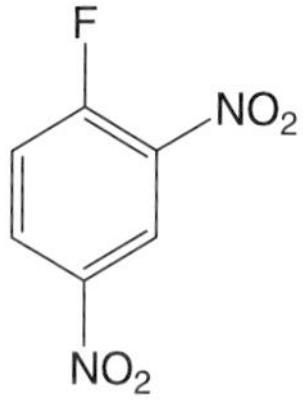

Le DNFB est un irritant cutané puissant et un allergène de contact universel. On l'emploie comme intermédiaire de synthèse des pesticides et de médicaments tel le flurbiprofène, comme réactif chimique et comme agent d'immunothérapie de contact dans le traitement de la pelade e.g.

Perez A, Narayan S, Sansom J. Occupational contact dermatitis from 2,4-dinitrofluorobenzene. *Contact Dermatitis* 2004; 51: 314.

170. 2,4-DINITROTOLUÈNE

Numéro de registre CAS
[121-14-12]

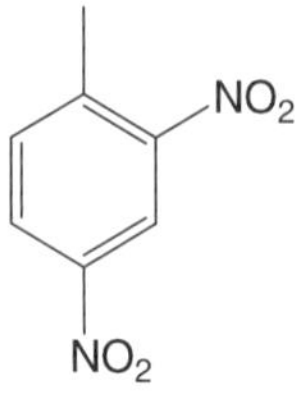

Le dinitrotoluène a sensibilisé une employée d'une fabrique d'explosifs, également sensible à la nitroglycérine.

Kanerva L, Laine R, Jolanki R *et al.* Occupational allergic contact dermatitis caused by nitroglycerin. *Contact Dermatitis* 1991; 24: 356-62.

171. DIPENTAMÉTHYLÈNETHIURAM (DISULFURE DE)

Numéro de registre CAS
[94-37-1]

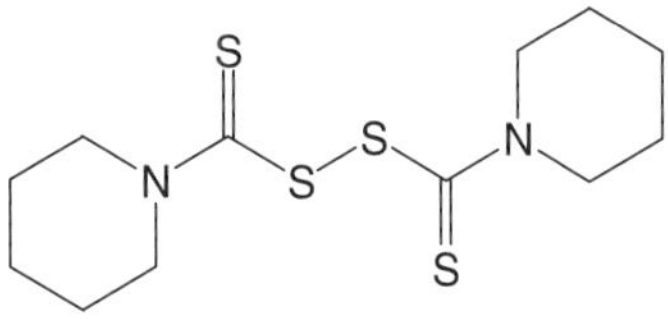

Ce chimique des caoutchoucs, contenu dans le thiuram-mix, sensibilise principalement les ouvriers de la métallurgie et du bâtiment, les employés de maison et les ménagères employant des gants, les personnels des services de soins ou de laboratoires.

Condé-Salazar L, Del-Rio E, Guimaraens D, Gonzalez Domingo A. Type IV allergy to rubber additives: a 10-year study of 686 cases. *J Am Acad Dermatol.* 1993; 29: 176-80.

Condé-Salazar L, Guimaraens D, Villegas C *et al.* Occupational allergic contact dermatitis in construction workers. *Contact Dermatitis* 1995; 35: 226-30.

Kiec-Swierczynska M. Occupational sensitivity to rubber. *Contact Dermatitis* 1995; 32: 171-2.

Von Hintzenstern J, Heese A, Koch HU *et al.* Frequency, spectrum and occupational relevance of type IV allergies to rubber chemicals. *Contact Dermatitis* 1991; 24: 244-52.

172. DIPENTAMÉTHYLÈNETHIURAM (HEXASULFURE DE)

Numéro de registre CAS [971-15-3]

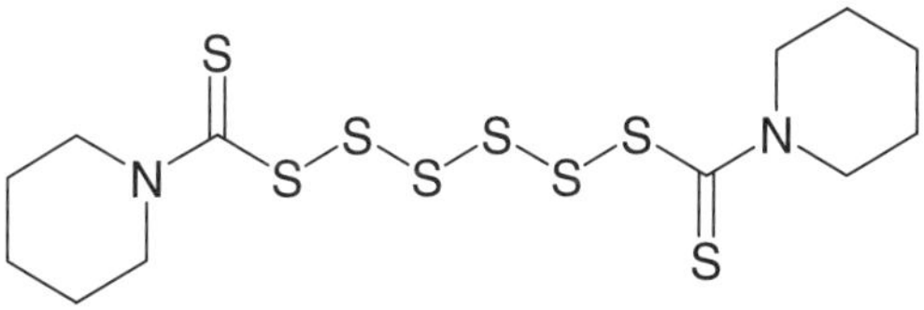

Ce composé thiuram est utilisé comme accélérateur de vulcanisation des caoutchoucs.

Le Coz CJ. Fiche d'éviction en cas d'hypersensibilité au thiuram mix. *Ann Dermatol Venereol* 2004; 131: 1012-4.

173. DIPENTAMÉTHYLÈNETHIURAM (TÉTRASULFURE DE)

Numéro de registre CAS [120-54-7]

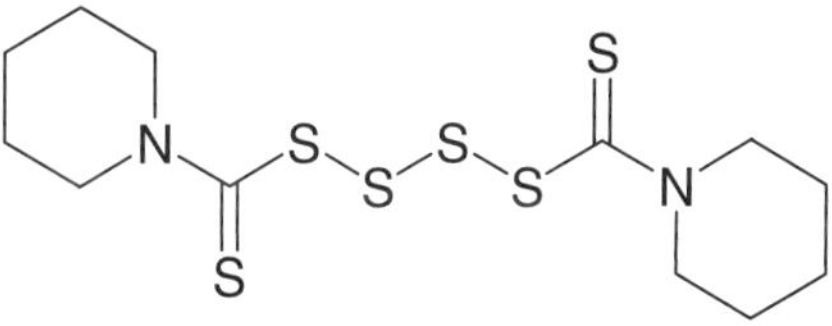

Le tétrasulfure de dipentaméthylènethiuram est utilisé comme accélérateur de vulcanisation des caoutchoucs.

Le Coz CJ. Fiche d'éviction en cas d'hypersensibilité au thiuram mix. *Ann Dermatol Venereol* 2004; 131: 1012-4.

174. DIPENTÈNE

Numéro de registre CAS [138-86-3]

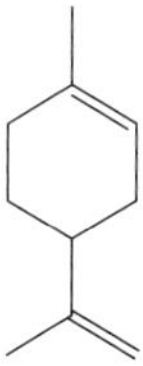

Le dipentène est un mélange racémique de D-limonène et de L-limonène. Il s'obtient à partir de la térébenthine de bois ou par synthèse. On l'utilise comme solvant des cires, de la colophane, des gommes, pour les encres d'imprimerie, les parfums, les composants des caoutchoucs, les peintures, vernis et émaux. Irritant et sensibilisant, il provoque des eczémas essentiellement chez les peintres, les polisseurs et les vernisseurs.

Martins C, Gonçalo M, Gonçalo S. Allergic contact dermatitis from dipentene in wax polish. *Contact Dermatitis* 1995; 33: 126-7.
Moura C, Dias M, Vale T. Contact dermatitis in painters, polishers and varnishers. *Contact Dermatitis* 1994; 31: 51-3.

175. DIPHÈNCYPRONE

2,3-Diphénylcyclopropènone

Numéro de registre CAS
[886-38-4]

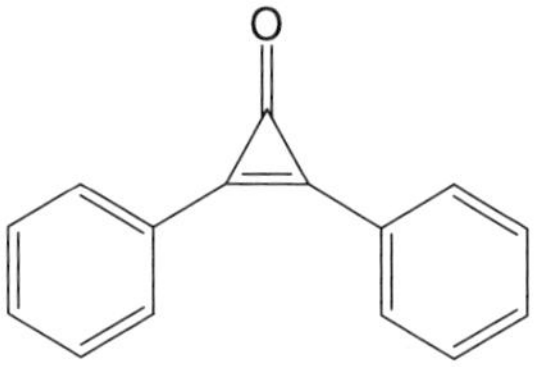

La diphèncyprone est un allergène de contact puissant employé dans l'immunothérapie locale de certaines pelades graves. Elle peut sensibiliser les chimistes et les personnes chargées des applications sur le malade.

Sansom JE, Molloy KC, Lovell CR. Occupational sensitization to diphencyprone in a chemist. *Contact Dermatitis* 1995; 32: 363.
Temesvári E, González R, Marschalkó , Horváth A. Age dependence of diphenylcyclopropenone sensitization in patients with alopecia areata. *Contact Dermatitis* 204; 50381-382.

176. *N,N'*-DIPHÉNYL-4-PHÉNYLÈNEDIAMINE

DPPD

Numéro de registre CAS
[74-31-7]

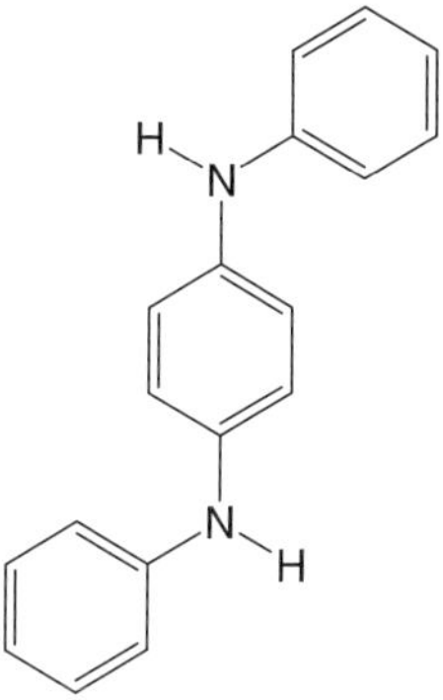

Cet accélérateur de vulcanisation, autrefois inclus dans le *black-rubber mix*, sensibilise surtout les employés de la métallurgie ou du bâtiment, les ménagères et employés de maison, les personnels soignants et de laboratoires.

Condé-Salazar L, Del-Rio E, Guimaraens D, Gonzalez Domingo A. Type IV allergy to rubber additives: a 10-year study of 686 cases. *J Am Acad Dermatol* 1993; 29: 176-80.
Kiec-Swierczynska M. Occupational sensitivity to rubber. *Contact Dermatitis* 1995; 32: 171-2.
Von Hintzenstern J, Heese A, Koch HU *et al.* Frequency, spectrum and occupational relevance of type IV allergies to rubber chemicals. *Contact Dermatitis* 1991; 24: 244-52.

177. 1,3-DIPHÉNYLGUANIDINE

Numéro de registre CAS
[102-06-7]

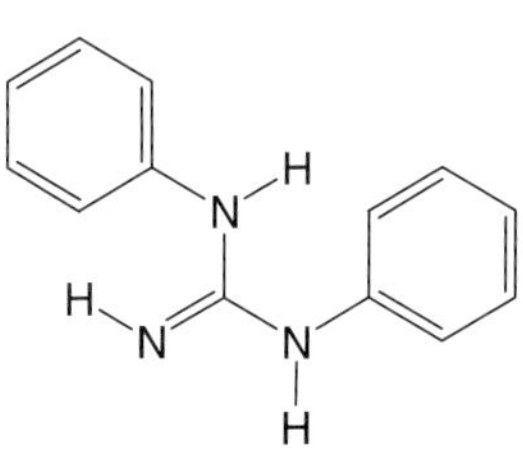

La diphénylguanidine est un allergène de contact des caoutchoucs, induisant des réactions du type immédiat et du type retardé. Il était inclus dans le carba mix. L'exposition professionnelle concerne l'industrie du caoutchouc et le caoutchouc manufacturé. Sont principalement concernés les employés de la métallurgie ou du bâtiment, les ménagères et employés de maison, les personnels soignants et de laboratoires.

Bruze M, Kestrup L. Occupational allergic contact dermatitis from diphenylguanidine in a gas mask. *Contact Dermatitis* 1994; 31: 125-6.
Condé-Salazar L, Del-Rio E, Guimaraens D, Gonzalez Domingo A. Type IV allergy to rubber additives: a 10-year study of 686 cases. *J Am Acad Dermatol* 1993; 29: 176-80.
Mancuso G, Reggiani M, Berdondini RM. Occupational dermatitis in shoemakers. *Contact Dermatitis* 1996; 34: 17-22.
Kiec-Swierczynska M. Occupational sensitivity to rubber. *Contact Dermatitis* 1995; 32: 171-2.
Von Hintzenstern J, Heese A, Koch HU *et al.* Frequency, spectrum and occupational relevance of type IV allergies to rubber chemicals. *Contact Dermatitis* 1991; 24: 244-52.

178. 4,4'-DIPHÉNYLMÉTHANE-DIISOCYANATE

MDI

Numéro de registre CAS
[101-68-8]

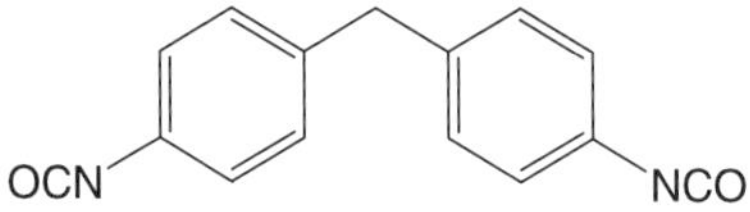

Le MDI est utilisé dans la fabrication de divers polyuréthanes : mousses élastiques et rigides, peintures, vernis, adhésifs et colles, caoutchoucs synthétiques, fibres élastomères.

Estlander T, Keskinen H, Jolanki R, Kanerva L. Occupational dermatitis from exposure to polyurethane chemicals. *Contact Dermatitis* 1992; 27: 161-5.
Mancuso G, Reggiani M, Berdondini RM. Occupational dermatitis in shoemakers. *Contact Dermatitis* 1996; 34: 17-22.

179. DIPHÉNYLTHIOURÉE

Numéro de registre CAS
[102-08-9]

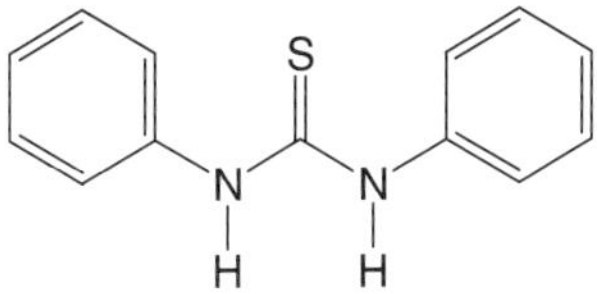

C'est un accélérateur de vulcanisation et un agent stabilisateur des caoutchoucs du type néoprène.

Kiec-Swierczynska M. Occupational sensitivity to rubber. *Contact Dermatitis* 1995; 32: 171-2.

Kanerva L, Estlander T, Jolanki R. Occupational allergic contact dermatitis caused by thiourea compounds. *Contact Dermatitis* 1994; 31: 242-8.

180. DISPERSÉ BLEU 106

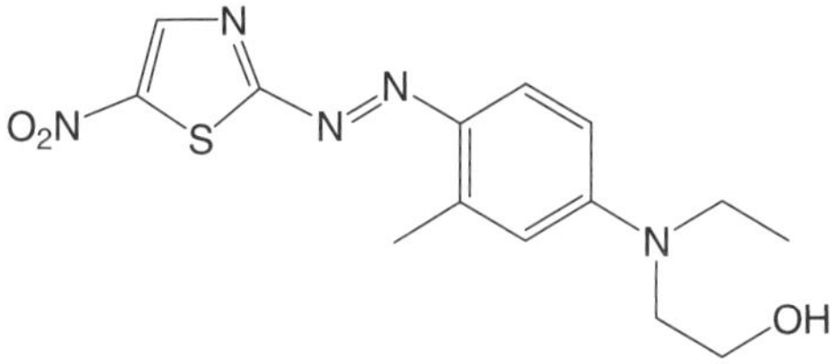

Ce colorant utilisé pour la teinture des fibres synthétiques est l'un des sensibilisants vestimentaires les plus puissants et les plus fréquents chez les consommateurs. La réactivité presque constante avec le Disperse Blue 124 est due à leur parenté chimique ; il en va de même avec les révélateurs photographiques CD1, CD2, CD3 et CD4.

Menezes-Brandão F, Altermatt C, Pecegueiro M *et al.* Contact dermatitis to Disperse Blue 106. *Contact Dermatitis* 1985; 13: 80-4.

Mota F, Silva E, Varela P *et al.* An outbreak of occupational textile dye dermatitis from Disperse Blue 106. *Contact Dermatitis* 2000; 43: 235-6.

181. DISPERSÉ BLEU 124

Numéro de registre CAS [15141-18-1]

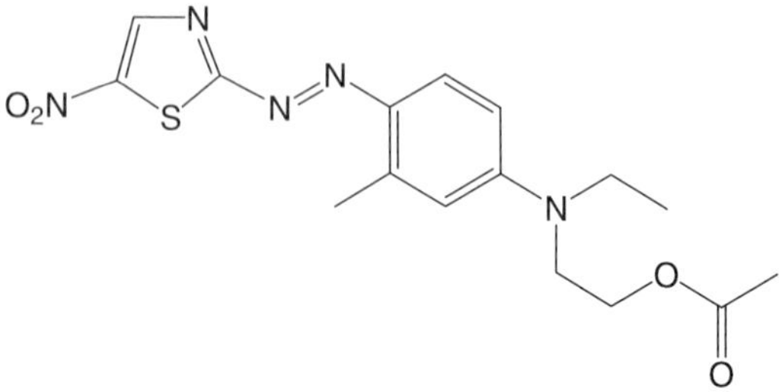

Ce colorant utilisé pour la teinture des fibres synthétiques est l'un des sensibilisants les plus puissants et les plus fréquents pour les consommateurs ou dans l'industrie textile. La réactivité presque constante avec le Dispersé Bleu 106 ou les développeurs photographiques CD1, CD2, CD3 et CD4 est due à leur parenté chimique.

Raccagni AA, Baldari U, Righini MG. Airborne dermatitis in a painter. *Contact Dermatitis* 1996; 35: 119-20.

Soni BP, Sherertz EF. Contact dermatitis in the textile industry: a review of 72 patients. *Am J Contact Dermatitis* 1996; 7: 226-30.

182. DISPERSÉS (COLORANTS)

Les colorants dispersés sont ainsi nommés en raison de leur solubilité partielle dans l'eau, y formant une dispersion. Ces substances synthétiques ont une structure chimique soit anthraquinonique (colorants dispersés de type anthraquinone), soit azoïque (colorants dispersés de type azo). Ce sont les colorants les plus employés ; dans les teintures capillaires parfois, le plus souvent dans l'industrie textile pour la coloration des fibres synthétiques comme le polyester, l'acrylique ou l'acétate, ou le Nylon tel celui des bas. On ne les utilise pas pour les fibres d'origine naturelle. Ces colorants dispersés sont les principaux allergènes de contact des textiles.

183. DISPERSÉ ORANGE 3

Numéro de registre CAS [730-40-5]

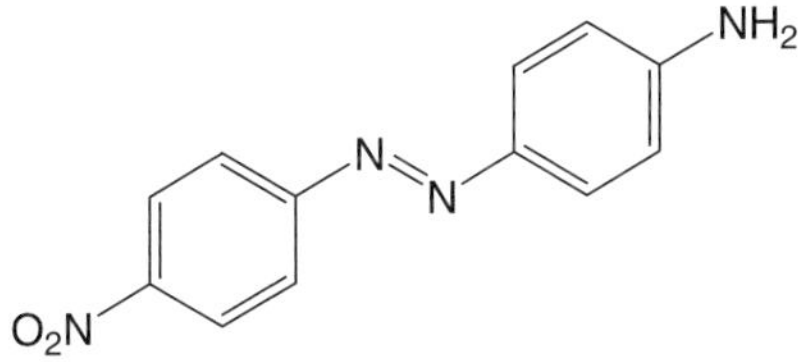

Le Dispersé Orange 3 est un colorant azoïque qui peut entraîner des dermatites de contact dans l'industrie du textile. Il est en outre positif chez presque tous les patients sensibilisés à la PPD, en raison de son hydrolyse cutanée en PPD et en nitroaniline. Le Dispersé Orange 3 peut être présent dans certaines colorations capillaires semi-permanentes.

Balato N, Lembo G, Patruno C, Ayala F. Prevalence of textile dye contact sensitization. *Contact Dermatitis* 1990; 23: 126-7.

Condé-Salazar L, Baz M, Guimaraens D, Cannavo A. Contact dermatitis in hairdressers: patch test results in 379 hairdressers (1980-1993). *Am J Contact Dermatitis* 1995; 6: 19-23.

Soni BP, Sherertz EF. Contact dermatitis in the textile industry: a review of 72 patients. *Am J Contact Dermatitis* 1996; 7: 226-30.

184. DISPERSÉ ORANGE 31

CI 111135

Numéro de registre CAS [61968-38-5] et ([68391-42-4] ?)

Le colorant synthétique Dispersé Orange 31 avait malencontreusement remplacé le Dispersé Orange 3 dans certains lots de tests fournis par le laboratoire Chemotechnique. Ce fait peut expliquer le – relativement – faible pourcentage de patients sensibles à la PPD réagissant concomitamment au Dispersé Orange 3 dans certaines séries, qui devrait être presque constant puisque le Dispersé Orange 3 est hydrolysé en PPD dans la peau.

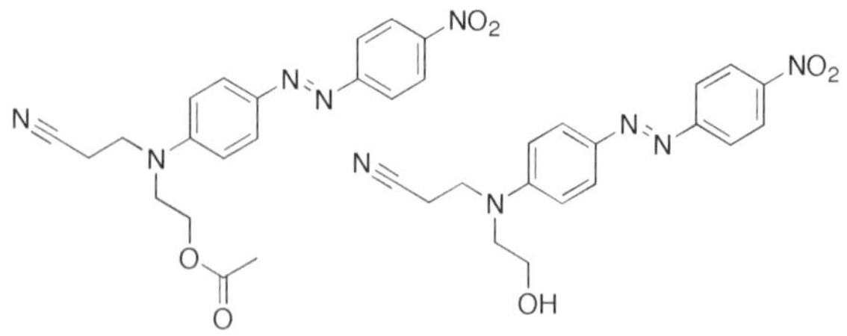

Dispersé orange 31 Dispersé orange 31 hydrolysé

Goon AT, Gilmour NJ, Basketter DA *et al.* High frequency of simultaneous sensitivity to Disperse Orange 3 in patients with positive patch tests to para-phenylenediamine. *Contact Dermatitis* 2003; 48: 248-50.

Le Coz CJ, Jelen G, Goossens A *et al.* Disperse (yes), Orange (yes), 3 (no): what do we test in textile dye dermatitis? *Contact Dermatitis* 2004; 50: 126-7.

185. DISPERSÉ ROUGE 11

CI 62015

Numéro de registre CAS [2872-48-2]

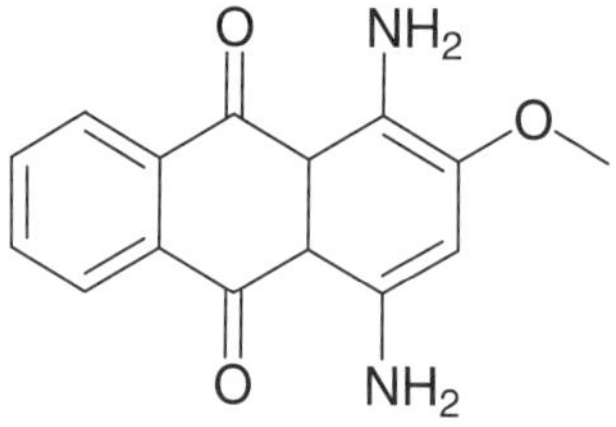

Le colorant dispersé rouge n°11 est un exemple de colorant dispersé anthraquinonique.

Cronin E. *Contact Dermatitis* Edinburgh: Churchill Livingstone, 1980; 36-92.

186. DISPERSÉ JAUNE 3

Numéro de registre CAS [2832-40-8]

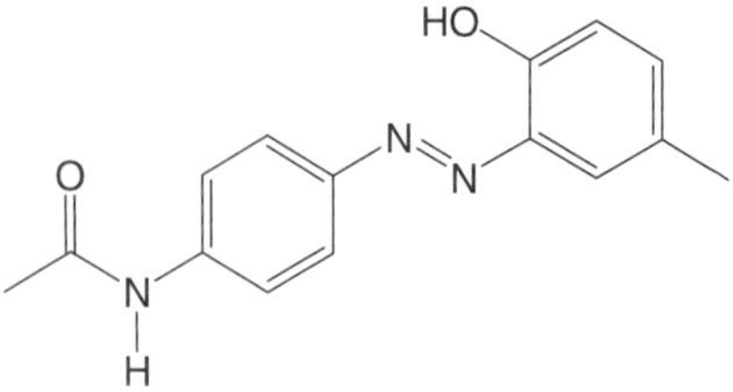

Ce colorant dispersé jaune n°3, du type azo, est responsable de dermatites dues aux bas, ou de dermatites professionnelles chez les travailleurs de l'industrie textile. On peut le rencontrer dans certaines colorations capillaires semi-permanentes.

Condé-Salazar L, Baz M, Guimaraens D, Cannavo A. Contact dermatitis in hairdressers: patch test results in 379 hairdressers (1980-1993). *Am J Contact Dermatitis* 1995; 6: 19-23.
Soni BP, Sherertz EF. Contact dermatitis in the textile industry: a review of 72 patients. *Am J Contact Dermatitis* 1996; 7: 226-30.

187. DITHIANONE

Numéro de registre CAS
[3347-22-6]

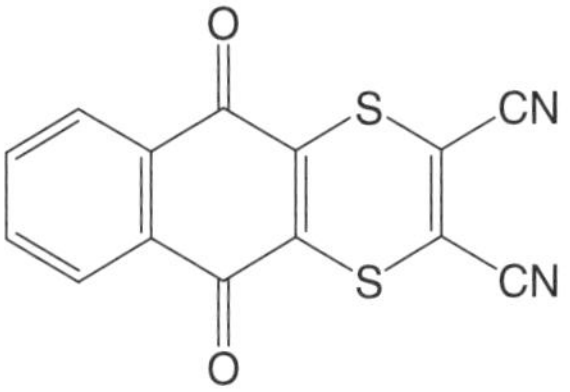

La dithianone est un dérivé de l'anthraquinone, employé comme agent fongicide. Elle est contenue dans l'Aktuan®, avec le cymoxanil. Les dermatites de contact, rares, touchent les agriculteurs.

Koch P. Occupational allergic contact dermatitis and airborne contact dermatitis from 5 fungicides in a vineyard worker. Cross-reactions between fungicides of the dithiocarbamate group? *Contact Dermatitis* 1996; 34: 324-9.

188. DODÉCYL (GALLATE DE)

Lauryl gallate

Numéro de registre CAS
[1166-52-5]

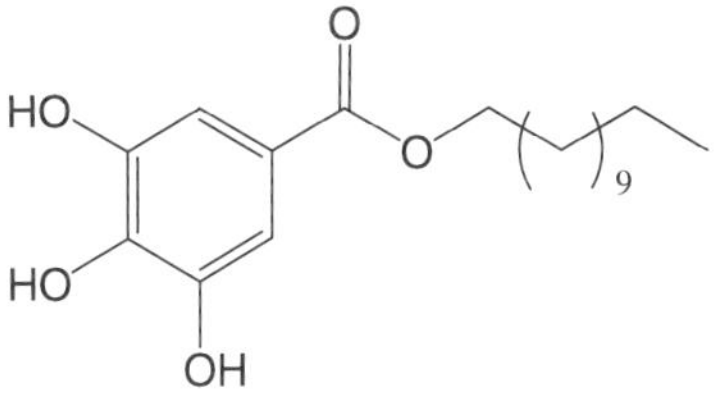

Cet ester de l'acide gallique (E 310) est un antioxydant ajouté aux produits alimentaires et cosmétiques afin de prévenir l'oxydation des acides gras insaturés. Des dermatites de contact ont été signalées dans l'industrie agroalimentaire, ce gallate étant incorporé dans une margarine, ou déclenchées par une poudre à laver.

De Groot AC, Gerkens F. Occupational airborne contact dermatitis from octyl gallate. *Contact Dermatitis* 1990; 23: 184-6.
Mancuso G, Staffa M, Errani A *et al.* Occupational dermatitis in animal feed mill workers. *Contact Dermatitis* 1990; 22: 37-41.

189. DOXÉPINE

Numéro de registre CAS
[1668-19-5]

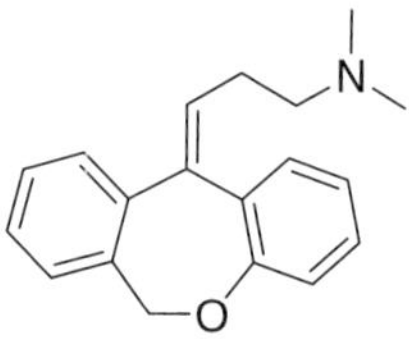

La doxépine, drogue de structure tricyclique benzoxépine, a des propriétés antidépressives, anticholinergiques, antiprurigineuses et antihistaminiques. On l'emploie par voie orale, mais son usage topique comme antiprurigineux provoque l'émergence de dermatites de contact.

Buckley DA. Contact allergy to doxepin. *Contact Dermatitis* 2000; 43: 231-2.
Taylor JS, Praditsuwan P, Handel D, Kuffner G. allergic contact dermatitis from doxepin cream. One-year patch test clinic experience. *Arch Dermatol* 1996; 132: 515-8.

190. ÉPICHLORHYDRINE

1-Chloro-2,3-époxypropane

Numéro de registre CAS [106-89-8]

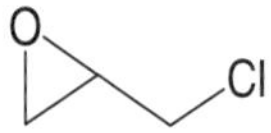

Les résines époxy du type bisphénol A sont synthétisées à partir d'épichlorhydrine et de bisphénol A. Cela donne de l'éther diglycidylique du bisphénol A, qui est le monomère de base de ces résines. La sensibilisation à l'épichlorhydrine apparaît principalement chez les salariés de l'industrie des résines époxy. Bien que rares, d'autres sources de sensibilisation ont été signalées : fumigant de sols, diluant de ciment, synthèse pharmaceutique. L'épichlorhydrine a été utilisée pour la synthèse de propranolol et d'oxprénolol.

Holness DL Nethercott JR. The performance of specialized collections of bisphenol A epoxy resin system components in the evaluation of workers in an occupational health clinic population. *Contact Dermatitis* 1993; 28: 216-9.

Rebandel P, Rudzki E. Dermatitis caused by epichlorhydrin, oxprenolol hydrochloride and propranolol hydrochloride. *Contact Dermatitis* 1990; 23: 199.

Van Jost T, Roesyanto ID, Satyawan I. Occupational sensitization to epichlorhydrin (ECH) and bisphenol-A during the manufacture of epoxy resin. *Contact Dermatitis* 1990; 22: 125-6.

191. 2,3-ÉPOXYPROPYL TRIMÉTHYL AMMONIUM (CHLORURE DE)

EPTMAC, Glycidyl triméthyl ammonium (chlorure de), Oxiraneméthanaminium, *N,N,N*-Triméthyl (chlorure de)

Numéro de registre CAS
[3033-77-0]

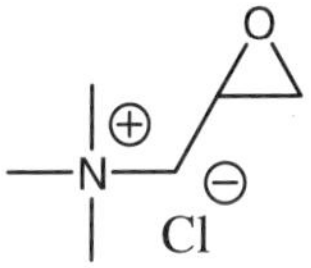

Ce composé, employé pour la production de poudre cationique dans l'industrie papetière, a provoqué une dermatite de contact chez un salarié.

Estlander T, Jolanki R, Kanerva L. Occupational allergic contact dermatitis from 2,3-epoxypropyl trimethyl ammonium chloride (EPTMAC) and Kathon R LX in a starch modification factory. *Contact Dermatitis* 1997; 36: 191-4.

192. ÉPOXY (RÉSINES) DU TYPE BISPHÉNOL A

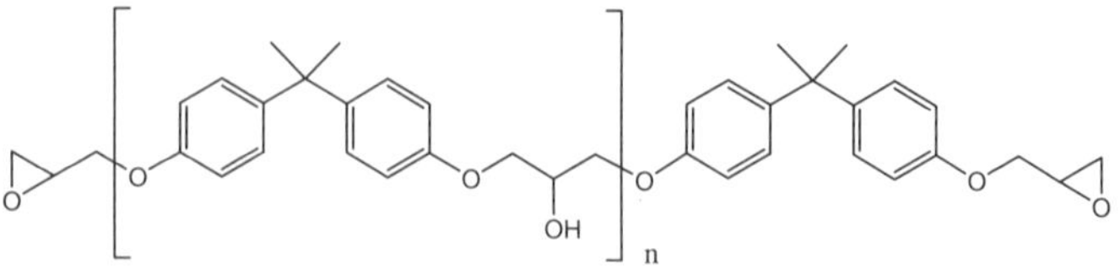

Ces résines sont synthétisées à partir de bisphénol A et d'épichlorhydrine. Les durcisseurs sont des amines (éthylènediamine, diéthylènetriamine, triéthylènetétramine, isophorone diamine, triéthylènetriamine et 4,4'-diaminophénylméthane) ou des anhydrides d'acides (anhydride phtalique). Des diluants réactifs peuvent être ajoutés comme l'éther allyl glycidylique, l'éther diglycidylique du butanediol, l'éther *n*-butyl glycidylique, l'éther *o*-crésyleglycidylique, l'éther diglycidylique de l'hexanediol, l'éther diglycidylique du néopentyle glycol, l'éther phényl glycidylique, des esters glycidyliques d'acides gras synthétiques, et des éthers glycidyliques d'alcools aliphatiques (époxide-8)...

Holness DL Nethercott JR. The performance of specialized collections of bisphenol A epoxy resin system components in the evaluation of workers in an occupational health clinic population. *Contact Dermatitis* 1993; 28: 216-9.

Jolanki R, Kanerva L, Estlander T *et al.* Occupational dermatoses from epoxy resin compounds. *Contact Dermatitis* 1990; 23: 172-83.

193. ESTRADIOL – ŒSTRADIOL

17-β-œstradiol, (17β)-Estra-1,3,5(10)-triène-3,17-diol

Numéro de registre CAS
[50-28-2]

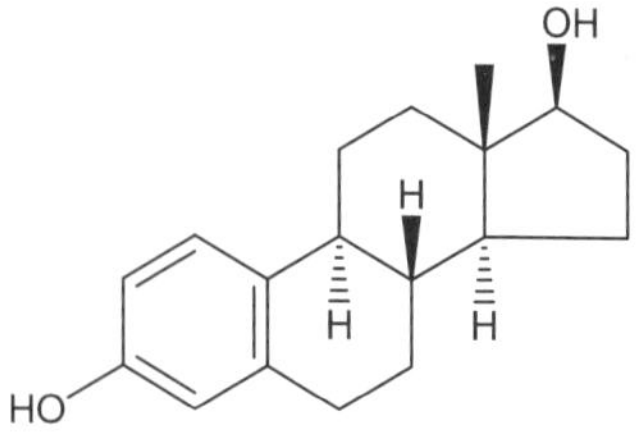

L'œstradiol naturel, employé dans les dispositifs transdermiques pour le traitement hormonal substitutif de la ménopause, peut déclencher des dermatites de contact allergiques. Il existe un risque de signes systémiques lors de la réadministration orale de l'œstradiol.

Gonçalo M, Oliveira HS, Monteiro C *et al.* Allergic and systemic contact dermatitis from estradiol. *Contact Dermatitis* 1999; 40: 58-9.

194. ÉTHOXYQUINE

1,2-Dihydro-6-éthoxy 2,2,4-triméthylquinoleïne, Santoquine®, Santoflex®

Numéro de registre CAS [91-53-2]

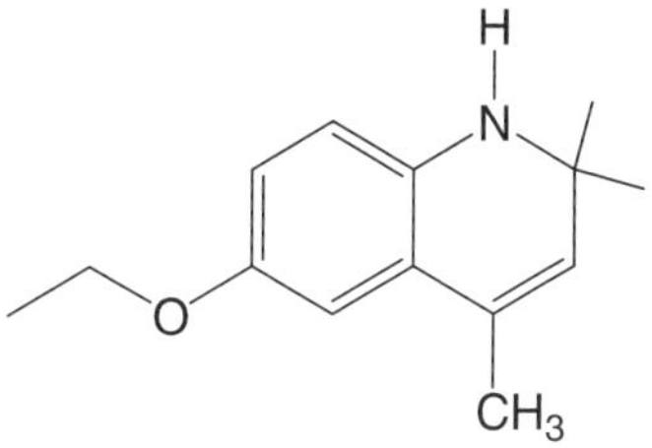

L'éthoxyquine est utilisée comme antioxydant des aliments pour animaux et peut provoquer des dermatites de contact chez les personnes employées à leur production.

Mancuso G, Staffa M, Errani A *et al.* Occupational dermatitis in animal feed mill workers. *Contact Dermatitis* 1990; 22: 37-41.

195. ÉTHYLIQUE (ALCOOL)

Éthanol

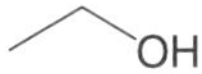

Numéro de registre CAS [64-17-5]

L'éthanol est largement employé pour ses propriétés de solvant et d'antiseptique. C'est plus fréquemment un irritant, mais les sensibilisations de contact sont possibles.

Ophaswongse S, Maibach HI. Alcohol dermatitis: allergic contact dermatitis and contact urticaria syndrome. *Contact Dermatitis* 1994; 30: 1-6.

Patruno C, Suppa F, Sarraco G, Balato N. Allergic contact dermatitis due to ethyl alcohol. *Contact Dermatitis* 1994; 31: 124.

196. 4-ÉTHYL-PYRIDINE

Numéro de registre CAS
[536-75-4]

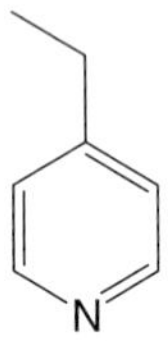

La 4-éthyl-pyridine est utilisée comme monomère dans la chimie des polymères.

Sasseville D, Balbul A, Kwong P, Yu K. Contact sensitization to pyridine derivatives. *Contact Dermatitis* 1996; 35: 101-2.

197. ÉTHYLBUTYLTHIOURÉE

Numéro de registre CAS
[32900-06-4]

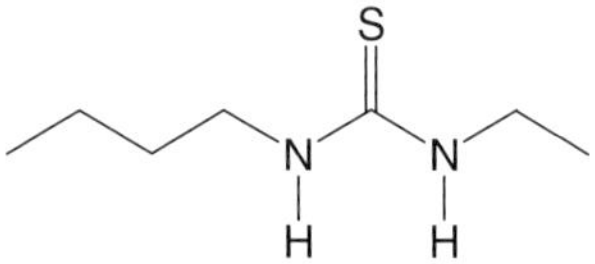

L'éthylbutylthiourée est un accélérateur de vulcanisation. Elle est utilisée avec les autres thiourées substituées, dans la production de caoutchouc néoprène. On la trouve également dans les colles, principalement du type néoprène.

Bergendorff O, Persson CML, Hansson C. HPLC analysis of alkyl thioureas in an orthopaedic brace and patch testing with pure ethylbutylthiourea. *Contact Dermatitis* 2004; 51: 273-7.
Kanerva L, Estlander T, Jolanki R. Occupational allergic contact dermatitis caused by thiourea compounds. *Contact Dermatitis* 1994; 31: 242-8.
Roberts JL, Hanifin JM. Contact allergy and cross-reactivity to substituted thiourea compounds. *Contact Dermatitis* 1980; 6: 138-9.

198. ÉTHYLÈNE (OXYDE D')

Numéro de registre CAS
[75-21-8]

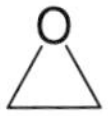

L'oxyde d'éthylène est un irritant très puissant fréquemment employé dans l'industrie chimique, dans les procédés de stérilisation des dispositifs médicaux, des produits pharmaceutiques ou des aliments. La présence de résidus dans les masques ou les pansements peut induire une dermatite d'irritation.

Lerman Y, Ribak J, Skulsky M, Ingber A. An outbreak of irritant contact dermatitis from ethylene oxide among pharmaceutical workers. *Contact Dermatitis* 1995; 33: 280-1.

199. ÉTHYLÈNEDIAMINE

Numéro de registre CAS
[107-15-3]

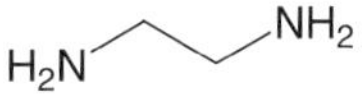

L'éthylènediamine est employée dans de nombreux procédés industriels comme solvant de la caséine et de l'albumine, comme stabilisant du latex à caoutchouc, ou comme lubrifiant pour le textile. On la trouve aussi dans les durcisseurs de résines époxy, les liquides de refroidissement, les fongicides, les cires… Les eczémas de contact professionnels dus aux systèmes époxy sont rares. Des sensibilisations ont été rapportées avec manipulation d'aminophylline. Les dermatites de contact sont en fait presque toujours dues à des médicaments topiques. L'éthylènediamine réagit de façon croisée avec la triéthylènetétramine et la diéthylènetriamine.

Corazza M, Mantovani L, Trimurti L, Virgili A. Occupational contact sensitization to ethylenediamine in a nurse. *Contact Dermatitis* 1994; 31: 328-9.
Chieregato C, Vincenzi C, Guerra L, Farina P. Occupational allergic contact dermatitis due to ethylenediamine dihydrochloride and cresyl glycidyl ether in epoxy resin systems. *Contact Dermatitis* 1994; 30: 120.
Jolanki R, Kanerva L, Estlander T *et al.* Occupational dermatoses from epoxy resin compounds. *Contact Dermatitis* 1990; 23: 172-83.
Mancuso G, Reggiani M, Berdondini RM. Occupational dermatitis in shoemakers. *Contact Dermatitis* 1996; 34: 17-22.

Sasseville D, Al-Khenaizan S. Occupational contact dermatitis from ethylenediamine in a wire-drawing lubricant. *Contact Dermatitis* 1997; 3: 228-9.

200. ÉTHYLÈNETHIOURÉE

Numéro de registre CAS
[96-45-7]

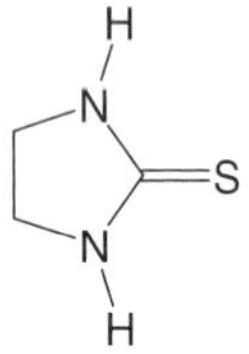

L'éthylènethiourée, un dérivé de la thiourée, est employée dans la chimie du caoutchouc. Elle est responsable de dermatites de contact chez les ouvriers qui manipulent le caoutchouc.

Kanerva L, Estlander T, Jolanki R. Occupational allergic contact dermatitis caused by thiourea compounds. *Contact Dermatitis* 1994; 31: 242-8.
Bruze M, Fregert S. Allergic contact dermatitis from ethylenethiourea. *Contact Dermatitis* 1983; 9: 208-12.

201. ÉTHYLHEXYLGLYCÉRINE

Octoxyglycérine

Numéro de registre CAS [70445-33-9]

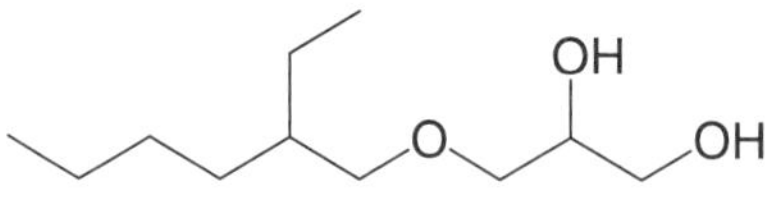

Ce monoalkyléther du glycérol est employé comme agent de conditionnement de la peau et pour ses propriétés antibactériennes sur les bactéries Gram positives.

Linsen G, Goossens A. Allergic contact dermatitis from ethylhexylglycerin. *Contact Dermatitis* 2002; 47: 169.

202. EUGÉNOL

Numéro de registre CAS
[97-53-0]

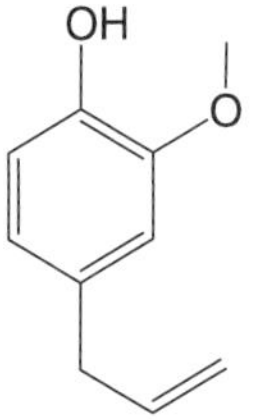

L'eugénol est un allergène des parfums présent dans de nombreux produits naturels. Des sensibilisations professionnelles à l'eugénol ont été décrites chez les dentistes. L'eugénol est présent dans le fragrance mix et doit être listé sur les cosmétiques en Europe.

Rudzki E. Rebandel P. Grzywa Z. Patch tests with occupational contactants in nurses, doctors and dentists. *Contact Dermatitis* 1989; 20: 247-50.
Berova N, Stranky L, Krasteva M. Studies on contact dermatitis in stomatological staff. *Dermatol Mon Schr* 1990; 176: 15-8.

203. EUXYL® K 400 (VOIR 1,2-DIBROMO-2,4-DICYANOBUTANE ET PHÉNOXYÉTHANOL)

L'Euxyl® K 400 est un mélange de 20 % de 1,2-dibromo-2,4-dicyanobutane et de 80 % de phénoxyéthanol. Ce conservateur a été largement utilisé dans les cosmétiques mais également dans des peintures, des colles, des fluides de coupe et des détergents. Des sensibilisations ont été décrites chez des masseurs, des esthéticiennes, des imprimeurs offset et des agents hospitaliers. Nous avons observé quatre cas de dermatites de contact des mains à l'Euxyl® K 400 contenu dans des crèmes barrières chez des employés de la métallurgie. Il y a rarement sensibilisation au phénoxyéthanol.

Aalto-Korte K, Jolanki R, Estlander T *et al.* Occupational allergic contact dermatitis caused by Euxyl® K 400. *Contact Dermatitis* 1996; 35: 193-4.

204. FAMOTIDINE

Numéro de registre CAS [76824-35-6]

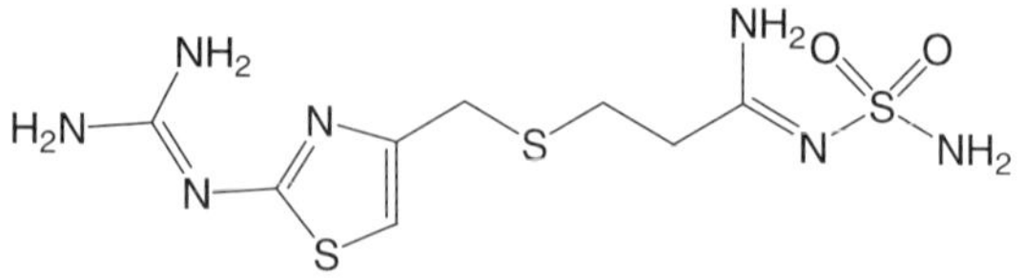

Une dermatite de contact à la famotidine, un agoniste des récepteurs H2, a été décrite chez une infirmière. Dans l'industrie, trois cas dus à des intermédiaires de synthèse ont été rapportés.

Monteseirin J, Conde J. Contact eczema from famotidine. *Contact Dermatitis* 1990; 22: 290.

Guimaraens D, Gonzales MA, Condé-Salazar L. Occupational allergic contact dermatitis from intermediate products in famotidine synthesis. *Contact Dermatitis* 1994; 31: 259-60.

205. FARNÉSOL

3,7,11-Triméthyldodéca-2,6,10-triènol (4 isomères)

Numéro de registre CAS [4602-84-0] pour le mélange, [106-28-5] pour l'isomère *trans/trans*, [3790-71-4] pour l'isomère *cis/trans*, [3879-60-5] pour l'isomère *trans/cis* et [16106-95-9] pour l'isomère *cis/cis*

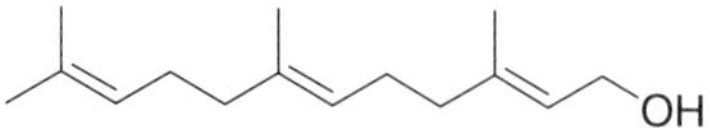

Le farnésol est l'un des allergènes des parfums. Il est présent en petite quantité dans *Myroxylon pereirae* et les bourgeons de peupliers. C'est un mélange de quatre isomères *trans/cis* dont la présence doit être mentionnée sur les produits cosmétiques en Europe.

Schnuch A, Uter W, Geier J *et al.* Contact allergy to farnesol in 2021 consecutively patch tested patients. Results of the IVDK. *Contact Dermatitis* 2004; 50: 117-21.

Frosch PJ, Johansen JD, Menné T *et al.* Further important sensitizers in patients sensitive to fragrances. *Contact Dermatitis* 2002; 47: 78-85.

206. FENVALÉRATE

Numéro de registre CAS [51630-58-1]

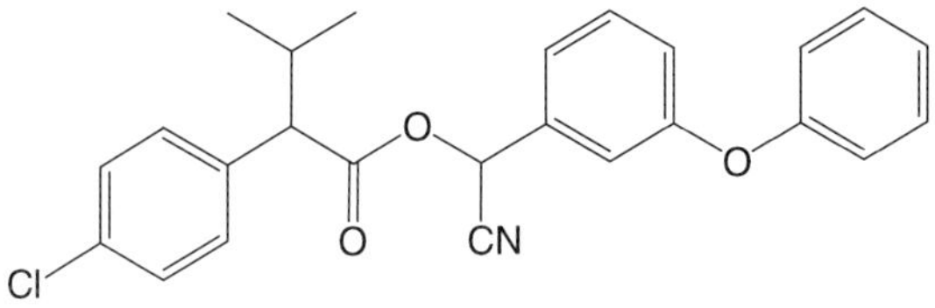

Le fenvalérate est un insecticide synthétique du groupe des pyréthroïdes responsable de sensibilisations chez les agriculteurs.

Sharma VK, Kaur S. Contact sensitization by pesticides in farmers. *Contact Dermatitis* 1990; 23: 77-80.

207. FLUAZINAME

Shirlan®, 3-Chloro-*N*-(3-chloro-5-trifluorométhyl-2-pyridyl)-trifluoro-2,6-dinitro-*p*-toluidine

Numéro de registre CAS [79622-59-6]

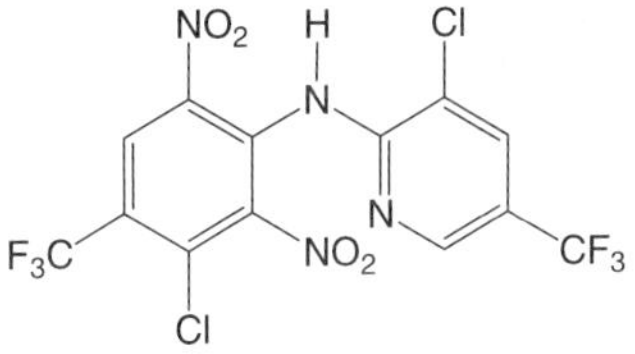

Le fluaziname est un pesticide à large spectre antifongique. Il est à l'origine de sensibilisations chez des employés du commerce des tulipes et chez les horticulteurs. Le fluaziname a également été à l'origine d'une sensibilisation de contact chez un employé d'une unité de fabrication de ce produit.

Bruynzeel DP, Tafelkruijer J, Wilks MF. Contact dermatitis due to a new fungicide used in the tulip bulb industry. *Contact Dermatitis* 1995; 33: 8-11.

Van Ginkel CJW, Sabapathy NN. Allergic contact dermatitis from the newly introduced fungicide fluazinam. *Contact Dermatitis* 1995; 32: 160-2.

208. FLUTAMIDE

2-Méthyl-*N*-[4-nitro-3-(trifluorométhyl)phényl]propanamide, α,α,α-Trifluoro-2-méthyl-4′-nitro-*m*-propionotoluidide, 4′-Nitro-3′-trifluorométhylisobutyranilide, Niftolide

Numéro de registre CAS
[13311-84-7]

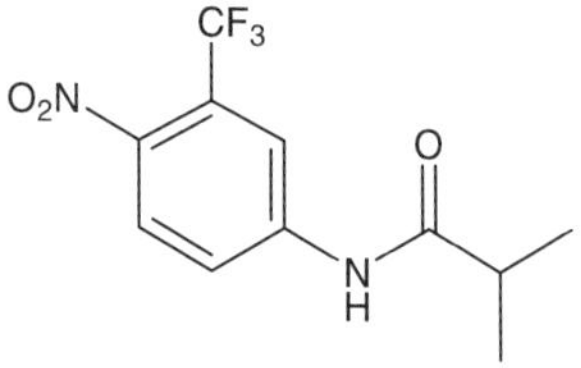

Le flutamide est une hormone antiandrogène et antinéoplasique qui peut induire des photosensibilisations et des éruptions du type porphyrie.

Borroni G, Brazzelli V, Baldini F *et al.* Flutamide-induced pseudoporphyria. *Br J Dermatol* 1998; 138: 711-2.
Martín-Lázaro J, Goday Buján J, Parra Arrondo A *et al.* Is Photopatch testing useful in the investigation of photosensitivity due to flutamide? *Contact Dermatitis* 2004; 50: 325-6.

209. FOLPET

Folpel, Phtalane, Trichlorométhylthiophtalimide

Numéro de registre CAS
[133-07-3]

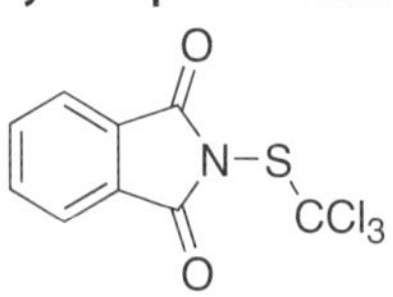

Le folpet est un pesticide et un fongicide de la famille des thiophtalimides. Les expositions professionnelles concernent principalement les agriculteurs et les fleuristes. Des photosensibilisations ont été décrites.

Peluso AM, Tardio M, Adamo F, Venturo N. Multiple sensitization due to bis-dithiocarbamate and thiophthalimide pesticides. *Contact Dermatitis* 1991; 25: 327.

Lisi P, Caraffini S, Assalve D. Irritation and sensitization potential of pesticides. *Contact Dermatitis* 1987; 17: 212-8.

Mark KA, Brancaccio RR, Soter NA, Cohen DE. Allergic contact and photoallergic contact dermatitis to plant and pesticide allergens. *Arch Dermatol* 1999; 135: 67-70.

210. FORMALDÉHYDE

Méthanal, Formalin

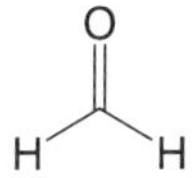

Numéro de registre CAS
[50-00-0]

Les sources et utilisations du formaldéhyde sont nombreuses. L'exposition est importante chez les employés des services de santé et de nettoyage, chez ceux de la métallurgie, chez les peintres mais également chez les photographes (révélateurs couleur) et les utilisateurs de papiers autocopiants. Le formaldéhyde peut également induire des urticaires de contact. Il peut être à l'origine de sensibilisations aux libérateurs de formaldéhyde : benzylhémiformal, bromonitrodioxane, bromonitropropanediol, chloroallylhexaminium chloride ou quaternium-15, diazolidinylurée, diméthylol urée, diméthyloldiméthylhydantoïne ou DMDM hydantoïne, hexaméthylènetétramine ou méthénamine, imidazolidinylurée, monométhyloldiméthylhydantoïne ou MDM hydantoïne, *N*-méthylolchloracétamide, paraformaldéhyde et trihydroxyéthylhexahydrotriazine ou Grotan® BK.

Le formaldéhyde entre dans la préparation des résines urée-formaldéhyde et mélamine-formaldéhyde qui sont utilisées dans l'industrie textile et qui peuvent libérer du formaldéhyde. D'autres résines telles que les résines *p*-tert-butyl-phénol formaldéhyde ou tosylamine formaldéhyde ne libèrent pas de formaldéhyde.

Pabst R. Exposure to formaldehyde in anatomy: an occupational health hazard? *Anatomical Record* 1987; 219: 109-12.

Rudzki E, Rebandel P, Grzywa Z. Patch tests with occupational contactants in nurses, doctors and dentists. *Contact Dermatitis* 1989; 20: 247-50.

Scheman AJ, Katta R. Photographic allergens: an update. *Contact Dermatitis* 1997; 37: 130.
Torresani C, Periti I, Beski L. Contact urticaria syndrome from formaldehyde with multiple physical urticaria. *Contact Dermatitis* 1996; 35: 174-5.
Murray R. Health aspects of carbonless copy paper. *Contact Dermatitis* 1991; 24: 321-33.
Flyvholm MA, Menné T. Allergic contact dermatitis from formaldehyde. A case study focussing on sources of formaldehyde exposure. *Contact Dermatitis* 1992; 27: 27-36.

211. FRULLANOLIDE

l(-) Frullanolide

Numéro de registre CAS [27579-97-1]

d(+) Frullanolide

Numéro de registre CAS [40776-40-7]

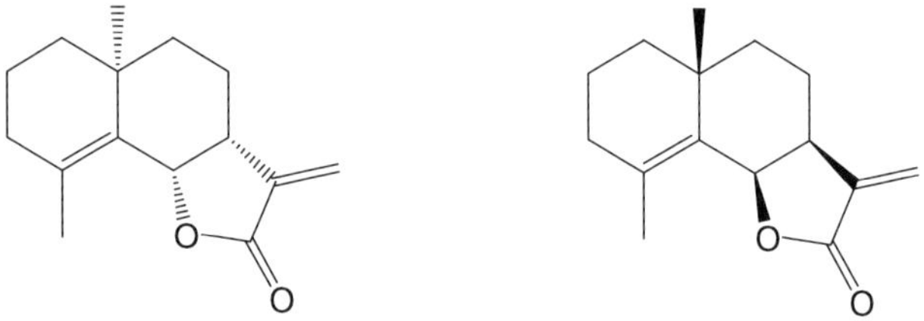

Le frullanolide est une lactone sesquiterpénique présente dans *Frullania tamarisci* Dum. (l-Frullanolide) et *Frullania dilatata* Dum. (d-frullanolide), un lichen qui pousse sur les arbres du type chêne et bouleau. On observe des réactions par voie aéroportée et parfois des dermatites allergiques sévères du type érythème polymorphe chez les forestiers et les utilisateurs de bois bruts (charpentiers, scieurs etc.).

Ducombs G, Lepoittevin JP, Berl V *et al.* Routine patch testing with frullanolide mix: an European Environmental and *Contact Dermatitis* Research Group multicentre study. *Contact Dermatitis* 2003; 48: 158-61.
Quirino AP, Barros MA. Occupational contact dermatitis from lichens and Frullania. *Contact Dermatitis* 1995; 33: 68-9.

Tomb RR. Patch testing with frullania during a 10-year period: hazards and complications. *Contact Dermatitis* 1992; 26: 220-3.

212. FURALDATONE

5-Morpholinométhyl-3 (5-nitrofurfurilidènamine)-2-oxazolidinone

Numéro de registre CAS [139-91-3]

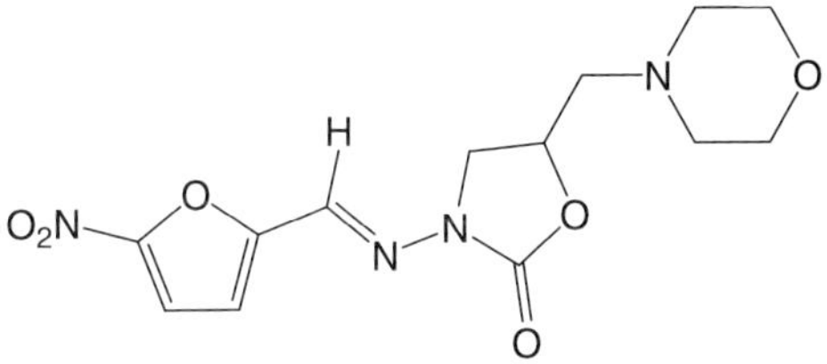

Ce dérivé du type nitrofurane peut être ajouté à l'alimentation animale ou utilisé dans des collyres.

Vilaplana J, Grimalt F, Romaguera C. Contact dermatitis from furadaltone in animal feed. *Contact Dermatitis* 1990; 22: 232-3.
Sánchez-Pérez J, Córdoba S, Jesús del Río M, García-Díes A. Allergic contact dermatitis from furaltadone in eardrops. *Contact Dermatitis* 1999; 40: 222.

213. FURAZOLIDONE

3-(5-Nitrofurfurylidèneamino)-2-oxazolidinone

Numéro de registre CAS [67-45-8]

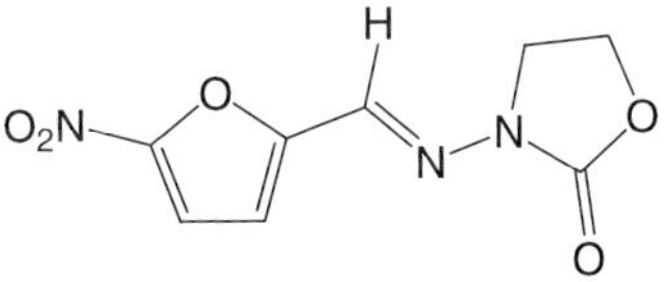

La furazolidone appartient au groupe des nitrofuranes. Cet antimicrobien (antibactérien et antiprotozoaire) est employé en médecine vétérinaire par voie topique et orale, en particulier en ajout dans l'alimentation. Des réactions ont été décrites chez des employés exposés à de la nourriture animale. Les réactions en allergie croisée avec d'autres nitrofuranes sont rares.

De Groot AC, Conemans MH. Contact allergy to furazolidone. *Contact Dermatitis* 1990; 22: 202-5.
Burge S, Bransbury A. Allergic contact dermatitis due to furazolidone in a piglet medication. *Contact Dermatitis* 1994; 31: 199-200.

214. GÉRANIOL

3,7-Diméthyl-2,6-octadièn-1-ol

Numéro de registre CAS [106-24-1]

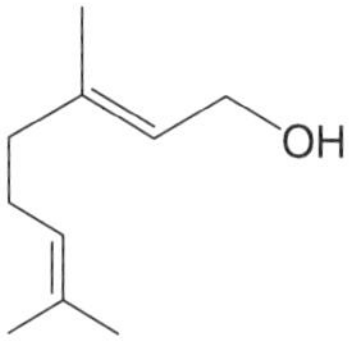

cis-Géraniol ou Nérol

Numéro de registre CAS [106-25-2]

trans-Géraniol ou Citrol

Numéro de registre CAS [624-15-7]

Le géraniol est un dérivé terpénique, principal constituant de l'essence de rose et de palmarosa. On le trouve également dans de nombreuses huiles essentielles de type citronnelle ou ylang-ylang (*Cananga odorata* Hook.f. et Thoms.). Le géraniol est présent dans la plupart des parfums et dans le « Fragrance mix ». En tant qu'allergène des parfums, sa présence doit être mentionnée sur les cosmétiques en Europe.

Frosch PJ, Johansen JD, Menné T *et al.* Further important sensitizers in patients sensitive to fragrances. *Contact Dermatitis* 2002; 47: 78-85.
Kanerva L, Estlander T, Jolanki R. Occupational allergic contact dermatitis caused by ylang-ylang oil. *Contact Dermatitis* 1995; 33: 198-9.

215. GLUTARALDÉHYDE

Glutaral, Pentanedial, Glutarique dialdéhyde

Numéro de registre CAS [111-30-8]

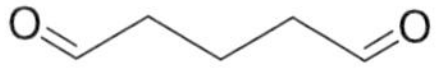

Le glutaraldéhyde est un sensibilisant bien connu chez les agents hospitaliers et de nettoyage. Ce produit peut également être présent dans les produits révélateurs de radiologie et dans certains cosmétiques.

Nethercott JR. Holness DL. Page E. Occupational contact dermatitis due to glutaraldehyde in health care workers. *Contact Dermatitis* 1988; 18: 193-6.
Taylor JS, Praditsuwan P. Latex allergy. Review of 44 cases including outcome and frequent association with allergic hand eczema. Arch Dermatol 1996; 32: 265-71.
Stingeni L, Lapomarda V, Lisi P. Occupational hand dermatitis in hospital environments. *Contact Dermatitis* 1995; 33: 172-6.
Scheman AJ, Katta R. Photographic allergens: an update. *Contact Dermatitis* 199; 37: 130.
Cusano F, Luciano S. Contact allergy to benzalkonium chloride and glutaraldehyde in a dental nurse. *Contact Dermatitis* 1993; 28: 127.

216. GLYCÉRYL THIOGLYCOLATE

Glycéryl monothioglycolate, Glycérol monomercaptoacétate

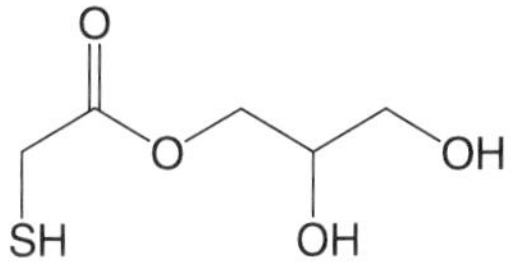

Numéro de registre CAS [30618-84-9]

C'est un composant des permanentes acides qui provoque des dermatites de contact chez les coiffeurs.

Guerra L, Tosti A, Bardazzi F *et al.* Contact dermatitis in hairdressers: the Italian experience. Gruppo Italiano Ricerca Dermatiti da Contatto e Ambientali. *Contact Dermatitis* 1992; 26: 101-7.
Van der Walle HB, Brunsveld VM. Dermatitis in hairdressers (I). The experience of the past 4 years. *Contact Dermatitis* 1994; 30: 217-20.
Frosch PJ, Burrows D, Camarasa JG *et al.* Allergic reactions to a hairdresser's series: results from 9 European centres. *Contact Dermatitis* 1993; 28: 180-3.

217. GLYCIDYL 1-NAPHTHYL ÉTHER

1-Naphthyl-glycidyl éther

Numéro de registre CAS
[2461-42-9]

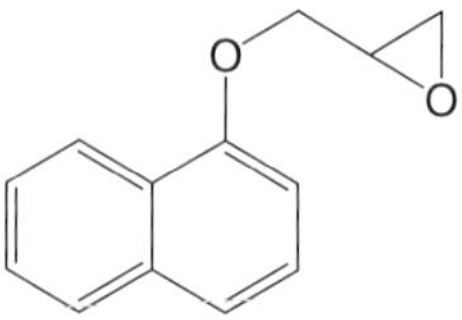

Les glycidyléthers sont employés en tant que diluants pour les résines époxy. L'alpha-naphthyl glycidyl éther est préparé par réaction de l'épichlorhydrine avec alpha-naphthol en présence de soude. Des dermatites de contact ont été décrites chez des employés de l'industrie chimique.

De Groot AC. Occupational contact allergy to alpha-naphthyl glycidyl ether. *Contact Dermatitis* 1994; 30: 253-4.

218. 3-GLYCIDYLOXYPROPYLTRIMÉTHOXYSILANE

gamma-Glycidoxypropyltriméthoxysilane, ((3-(Triméthoxysilyl)propoxy)méthyl) oxirane

Numéros de registre CAS [2530-83-8], [108727-79-3], [120026-01-9], [138590-36-0], [163035-07-2], [26348-10-7], [51938-40-0], [53029-18-8], [65323-93-5], [88385-40-4]

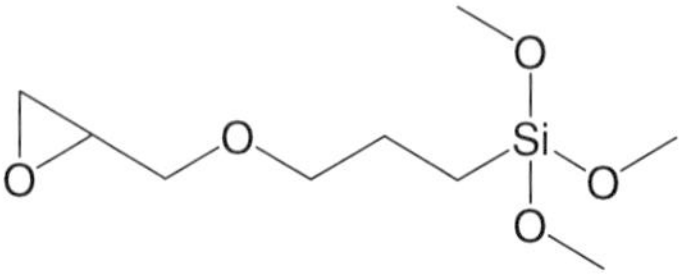

C'est une impureté du type allylglycidyléther qui semble être à l'origine des sensibilisations au 3-glycidyloxypropyltriméthoxysilane.

Dooms-Goossens A, Bruze M, Buysse L *et al.* Contact allergy to allyl glycidyl ether present as an impurity in 3-glycidyloxypropyltrimethoxysilane, a fixing additive in silicone and polyurethane. *Contact Dermatitis* 1995; 33: 17-9.

219. GROTAN® BK

Hexahydro-1,3,5-tris-(2-hydroxyéthyl)triazine

Numéro de registre CAS [4719-04-4]

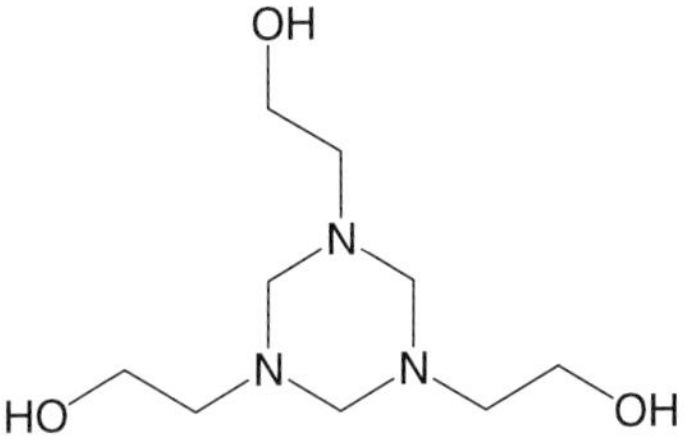

Le Grotan® BK est un dérivé de la triazine présent dans un conservateur des fluides de coupe. C'est un libérateur de formaldéhyde pour lequel des dermatites, des conjonctivites allergiques du type retardé et des asthmes ont été décrits.

Veronesi S, Guerra L, Valeri F, Toni F.3 cases of contact dermatitis sensitive to Grotan® BK. *Contact Dermatitis* 1987; 17: 255.

Rasschaert V, Goossens A. Conjunctivitis and bronchial asthma: symptoms of contact allergy to 1,3,5-tris (2-hydroxyethyl)-hexahydrotriazine (Grotan® BK). *Contact Dermatitis* 2002; 47: 116.

220. HC YELLOW NO. 7

Hair Color Yellow no. 7

Numéro de registre CAS [104226-21-3]

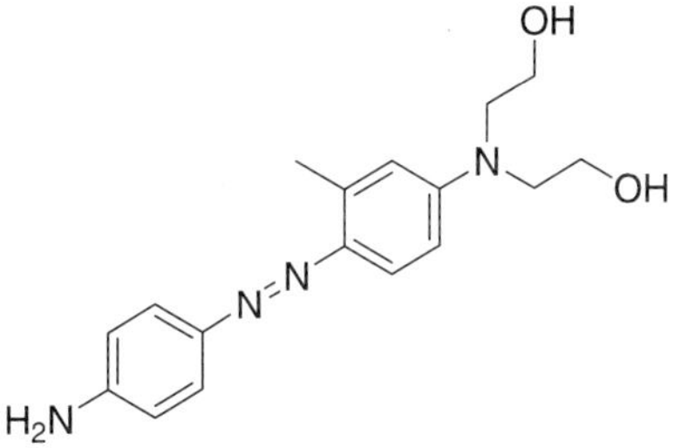

Le HC Yellow no. 7 est un colorant azo direct employé dans les colorations capillaires semi-permanentes. Ce colorant conduit, par coupure enzymatique, à la libération de PPD à l'origine de réactions chez les patients sensibles à cet allergène.

Sánchez-Pérez J, García del Río I, Alvares Ruiz S, García Diez A. Allergic contact dermatitis from direct dyes for hair coloration in hairdressers' clients. *Contact Dermatitis* 2004; 50: 261-2.

221. HEXAMÉTHYLÈNE DIISOCYANATE

1,6-Hexaméthylène diisocyanate, HDI, HMDI

Numéro de registre CAS [822-06-0]

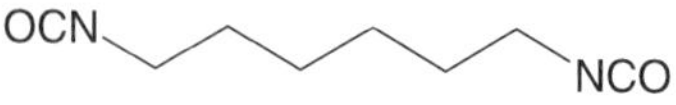

Ce diisocyanate est employé dans la fabrication de différents produits du type polyuréthanes : mousses souples ou rigides, peintures, vernis, adhésifs, colles, caoutchoucs synthétiques et fibres élastomères.

Estlander T, Keskinen H, Jolanki R, Kanerva L. Occupational dermatitis from exposure to polyurethane chemicals. *Contact Dermatitis* 1992; 27: 161-5.

222. HEXAMÉTHYLÈNEDIAMINE

1,6-Diaminohexane

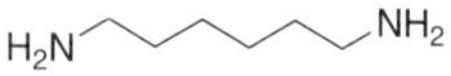

Numéro de registre CAS [124-09-4]

L'hexaméthylènediamine entre avec l'acide adipique dans la synthèse des fibres polyamides.

Michel PJ, Prost J. Lésions provoquées par l'hexaméthylènediamine. *Bull Soc Fr Dermatol Syphiligr* 1954; 61: 385.

223. HEXAMIDINE

Numéro de registre CAS [3811-75-4]

Hexamidine diisethionate

Numéro de registre CAS [659-40-5]

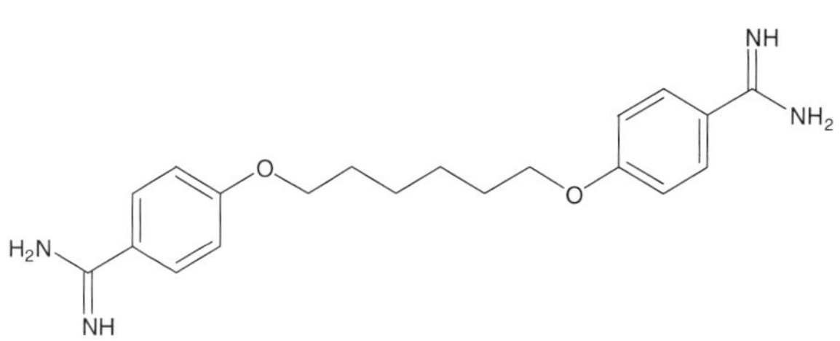

L'hexamidine est un antiseptique contre les bactéries Gram positives et les champignons. Elle est également utilisée comme désinfectant et comme conservateur dans les cosmétiques. Elle provoque des dermatites de contact papulovésiculaires et des dermatites allergiques de contact diffuses.

Le Coz CJ, Scrivener Y, Santinelli F, Heid E. Sensibilisation de contact au cours des ulcères de jambe. *Ann Dermatol Venereol* 1998; 125: 694-9.
Dooms-Goossens A, Vandaele M, Bedert R, Marien K. Hexamidine isethionate: a sensitizer in topical pharmaceutical products and cosmetics. *Contact Dermatitis* 1989; 21: 270.
Revuz J, Poli F, Wechsler J, Dubertret L. Dermatites de contact à l'hexamidine. *Ann Dermatol Venereol* 1984; 111: 805-10.

224. HEXANEDIOL DIGLYCIDYL ÉTHER

1,6-Hexanediol diglycidyl éther

Numéro de registre CAS [16096-31-4]

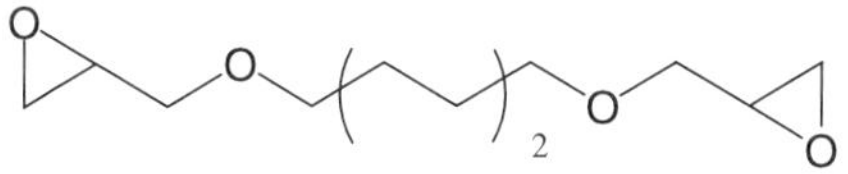

Ce produit est utilisé comme diluant pour les résines époxy.

Jolanki R, Kanerva L, Estlander T *et al.* Occupational dermatoses from epoxy resin compounds. *Contact Dermatitis* 1990; 23: 172-83.

225. HEXYL CINNAMIQUE ALDÉHYDE

Hexyl cinnamaldéhyde, alpha-Hexyl-cinnamaldéhyde, 2-(Phénylméthylène)octanal, 2-Benzylidèneoctanal

Numéro de registre CAS
[101-86-0]

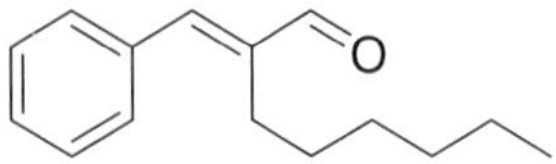

L'hexyl cinnamique aldéhyde est un allergène des parfums et sa présence doit être mentionnée sur les cosmétiques en Europe.

Frosch PJ, Johansen JD, Menné T *et al.* Further important sensitizers in patients sensitive to fragrances. *Contact Dermatitis* 2002; 47: 78-85.

Rastogi SC, Johansen JD, Menné T. Natural ingredients based cosmetics. Content of selected fragrance sensitizers. *Contact Dermatitis* 1996; 34: 423-6.

226. HYDRALAZINE

Numéro de registre CAS [86-54-4]

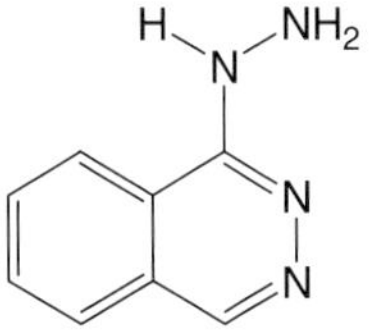

Hydrochlorure d'hydralazine

Numéro de registre CAS [304-20-1]

L'hydralazine est un dérivé de l'hydrazine employé comme agent antihypertenseur. Des éruptions cutanées ont été décrites lors des traitements. Les expositions se rencontrent principalement dans l'industrie pharmaceutique et des réactions en allergie croisée sont fréquentes avec l'hydrazine.

Pereira F, Dias M, Pacheco FA. Occupational contact dermatitis from propranolol, hydralazine, and bendroflumethiazide. *Contact Dermatitis* 1996; 35: 303-4.

227. HYDRANGÉNOL

Numéro de registre CAS [480-47-7]

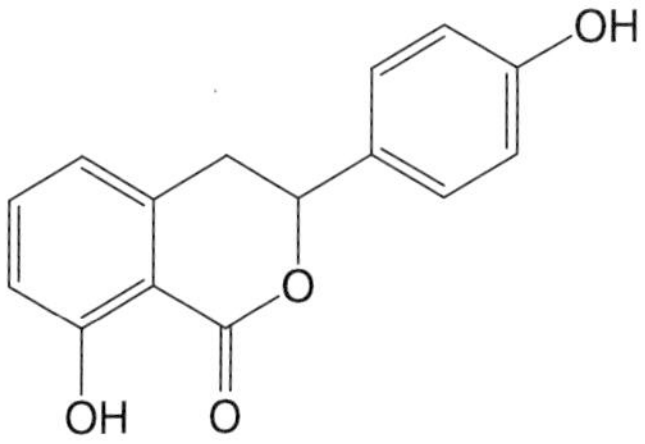

L'hydrangénol est l'allergène de l'hortensia (*Hydrangea macrophylla* Thunb, famille des *Hydrangeaceæ*).

Avenel-Audran M, Hausen BM, Le Sellin J *et al.* Allergic contact dermatitis from hydrangea-is it so rare? *Contact Dermatitis* 2000; 43: 189-91.
Kuligowski ME, Chang A, Leemreize JHM. Allergic contact hand dermatitis from hydrangea: report of a 10th case. *Contact Dermatitis* 1992; 26: 269-70.

228. HYDRAZINE

Numéro de registre CAS [302-01-2] $H_2N—NH_2$

Le sulfate (numéro de registre CAS [10034-93-2]), le dibromhydrate (numéro de registre CAS [23268-00-0]) et le chlorhydrate d'hydrazine (numéro de registre CAS [14011-37-1]) ont été décrits comme sensibilisants professionnels principalement chez les soudeurs.

Goh CL, Ng SK. Airborne contact dermatitis to colophony in soldering flux. *Contact Dermatitis* 1987; 17: 89-91.
Wrangsjö K, Martensson A. Hydrazine contact dermatitis from gold plating. *Contact Dermatitis* 1986; 15: 244-5.
Frost J, Hjorth N. Contact dermatitis from hydrazine bromide in soldering flux. *Acta Derm Venereol (Stockh)* 1959; 39: 82-5.
Wheeler CE, Penn SR, Cawley EP. Dermatitis from hydrazine hydrobromide solder flux. *Arch Dermatol* 1965; 91: 235-9.

229. HYDROCORTISONE

Cortisol

Numéro de registre CAS
[50-23-7]

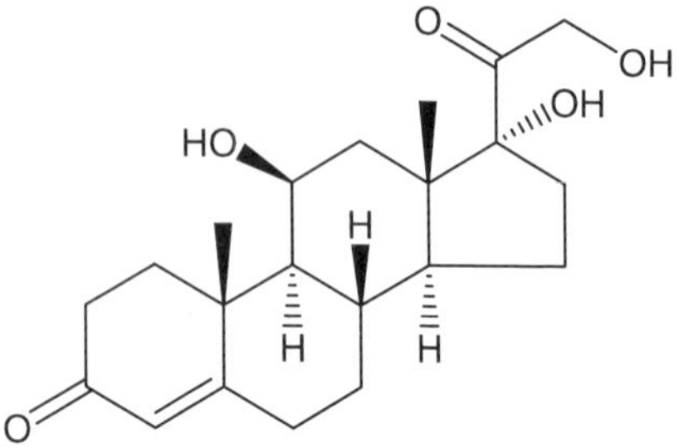

L'hydrocortisone est la principale hormone glucocorticoïde produite par le cortex adrénal. Elle est employée par voie systémique et topique et appartient au groupe A des corticostéroïdes allergisants. Le marqueur de l'allergie à l'hydrocortisone est le pivalate de tixocortol.

Lepoittevin JP, Drieghe J, Dooms-Goossens A. Studies in patients with corticosteroid contact allergy. Understanding cross-reactivity among different steroids. *Arch Dermatol* 1995; 131: 31-7.
Le Coz CJ. Fiche d'éviction en cas d'hypersensibilité au pivalate de tixocortol. *Ann Dermatol Venereol* 2002; 129: 348-9.

230. HYDROCORTISONE (17-BUTYRATE DE)

Numéro de registre CAS
[13609-67-1]

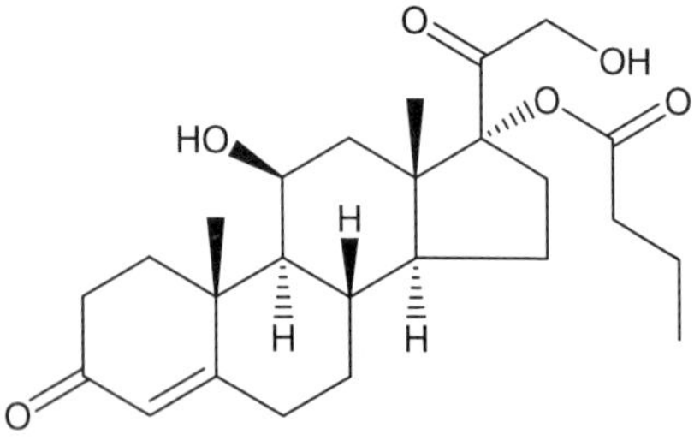

Le 17-butyrate d'hydrocortisone est un ester de l'hydrocortisone en position C_{17}. C'est le représentant du groupe D2 des corticostéroïdes, non méthylé en C_{16} avec un ester en C_{17}: 17-butyrate d'hydrocortisone, 17-valérate d'hydrocortisone, acéponate d'hydrocortisone (17-propionate et 21-acétate), acéponate de méthylprednisolone et prednicarbate. Il peut être hydrolysé in vivo en hydrocortisone, donnant des réactions en allergie croisée chez les patients sensibilisés au groupe A.

Lepoittevin JP, Drieghe J, Dooms-Goossens A. Studies in patients with corticosteroid contact allergy. Understanding cross-reactivity among different steroids. *Arch Dermatol* 1995; 131: 31-7.

Le Coz CJ. Fiche d'éviction en cas d'hypersensibilité au 17 butyrate d'hydrocortisone. *Ann Dermatol Venereol* 2002; 129: 931.

231. HYDROGÈNE (PEROXYDE D')

H_2O_2

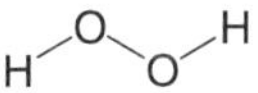

Numéro de registre CAS [7722-84-1]

Le peroxyde d'hydrogène est un oxydant employé comme antiseptique local, comme composant des colorants d'oxydation, de préparations de décoloration et comme produit de neutralisation des permanentes. Les concentrations de peroxyde d'hydrogène sont exprimées en volume ou en pourcentage: dix volumes correspondent à 3 %. Le peroxyde d'hydrogène est un irritant.

Aguirre A, Zabala R, Sanz De Galdeano C *et al.* Positive patch tests to hydrogen peroxide in 2 cases. *Contact Dermatitis* 1994; 30: 113.

232. HYDROQUINONE

1,4-Benzènediol

Numéro de registre CAS [123-31-9]

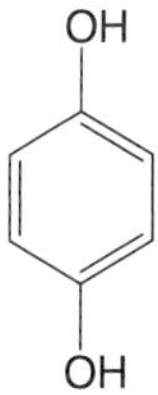

L'hydroquinone est employée dans les révélateurs photographiques (noir et blanc, clichés rayons-X et microfilms), dans certains plastiques, dans les colorants capillaires comme antioxydant.

L'hydroquinone est présente dans de nombreux produits de blanchiment de la peau.

Scheman AJ, Katta R. Photographic allergens: an update. *Contact Dermatitis* 1997; 37: 130.
Barrientos N, Ortiz-Frutos J, Gomez E, Iglesias L. Allergic contact dermatitis from a bleaching cream. *Am J Contact Dermatitis* 2001; 12: 33-4.
Liden C, Brehmer-Andersson E. Occupational dermatoses from colour developing agents. Clinical and histopathological observations. *Acta Derm Venereol (Stockh)* 1988; 68: 514-22.
Gebhardt M, Geier J. Evaluation of patch test results with denture material series. *Contact Dermatitis* 1996; 34: 191-5.

233. (S)-4'-HYDROXY 4-MÉTHOXYDALBERGIONE

Numéro de registre CAS
[3755-63-3]

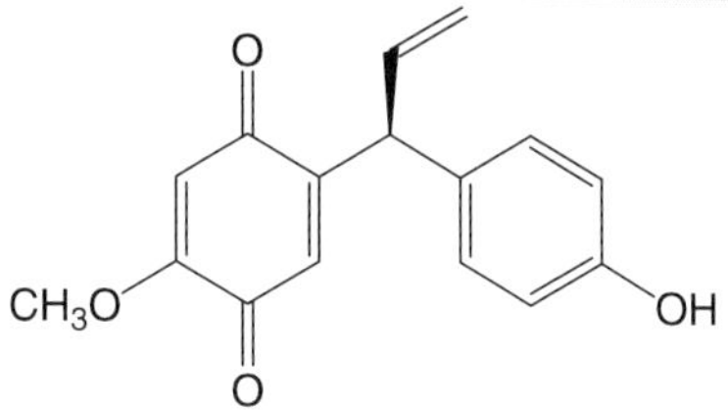

La (S)-4'-hydroxy 4-méthoxydalbergione est l'un des allergènes du palissandre du Brésil (*Dalbergia nigra* All., famille des *Papillionaceæ*), du palissandre du Nicaragua (*Dalbergia retusa* Hemsl., *Dalbergia granadilla* et *Dalbergia hypoleuca*) ou du bois de rose du Sénégal (*Dalbergia melanoxylon* Guill. & Perr.).

Hausen BM. *Wood injurious to human health. A manual.* De Gruyter Eds, Berlin, 1981.

234. HYDROXYCITRONELLAL

7-Hydroxycitronellal, Citronellal hydrate, Laurine, Muguet synthétique

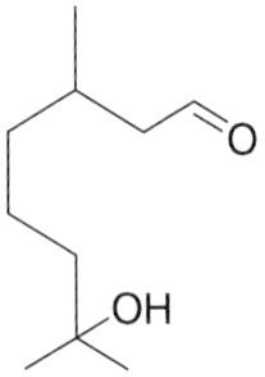

Numéro de registre CAS [107-75-5]

L'hydroxycitronellal est un allergène classique des parfums présent dans de nombreux produits. C'est l'un des constituants du « Fragrance mix » qui doit être listé sur les produits cosmétiques en Europe.

Rastogi SC, Johansen JD, Frosch P *et al.* Deodorants on the European market: quantitative chemical analysis of 21 fragrances. *Contact Dermatitis* 1998; 38: 29-35.

Svedman C, Bruze M, Johansen JD *et al.* Deodorants: an experimental provocation study with hydroxycitronellal. *Contact Dermatitis* 2003; 48: 217-23.

235. HYDROXYLAMINE ET HYDROXYLAMMONIUM (SELS DE)

Hydroxylamine

Numéro de registre CAS [7803-49-8]

Chlorure d'hydroxylammonium : Chlorhydrate d'hydroxylamine, Chlorhydrate d'oxammonium

Numéro de registre CAS [5470-11-1]

Sulfate d'hydroxylammonium : Sulfate d'hydroxylamine, Sulfate d'oxammonium

Numéro de registre CAS [7803-49-8].

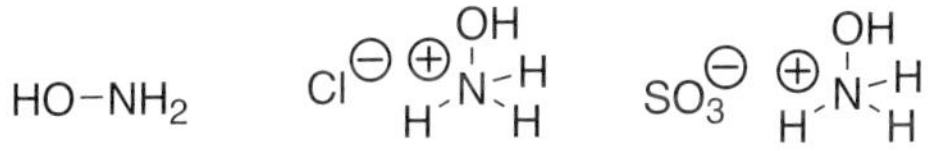

L'hydroxylamine et ses sels sont employés dans de nombreuses branches de l'industrie comme agents réducteurs des révélateurs photographiques ou comme réactifs de laboratoire.

Estlander T, Jolanki T, Kanerva L. Hydroxylammonium chloride as sensitizer in a water laboratory. *Contact Dermatitis* 1997; 36: 161-2.

Aguirre A, Landa N, Gonzalez M, Diaz-Perez JL. Allergic contact dermatitis in a photographer. *Contact Dermatitis* 1992; 27: 340-1.
Goh CL. Allergic contact dermatitis and onycholysis from hydroxylamine sulphate in colour developer. *Contact Dermatitis* 1990; 22: 109.

236. HYDROXYMÉTHYLPENTACYCLOHEXÈNE-CARBOXALDÉHYDE

Lyral®, Hydroxyisohexyl 3-cyclohexène carboxaldéhyde, 4-(4-Hydroxy-4-méthylpentyl)-3-cyclohexène-1-carboxaldéhyde, 4-(4-Hydroxy-4-méthylpentyl)cyclohex-3-ène-carbaldéhyde

Numéro de registre CAS [31906-04-4]

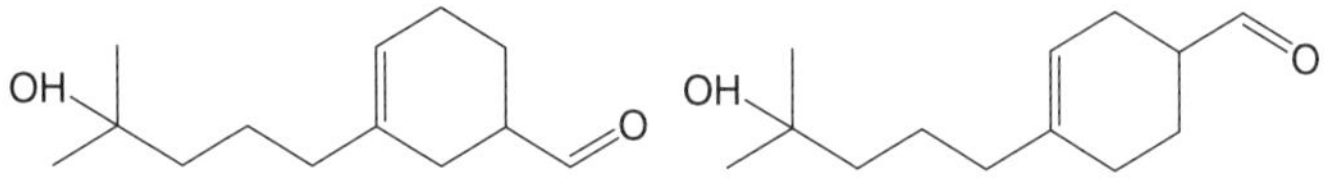

Le Lyral® est un mélange de deux isomères et l'un des plus fréquents allergènes des parfums. Sa présence doit être mentionnée sur la liste des ingrédients en Europe en application du septième amendement à la directive cosmétique 76/768/EEC.

Johansen JD, Frosch PJ, Svedman C *et al.* Hydroxyisohexyl 3-cyclohexene carboxaldehyde-known as Lyral: quantitative aspects and risk assessment of an important fragrance allergen. *Contact Dermatitis* 2003; 48: 310-6.

237. HYPOCHLOREUX (ACIDE) ET HYPOCHLORITES

Acide hypochloreux

Numéro de registre CAS [7790-92-3]

Hypochlorite de sodium

Numéro de registre CAS [7681-52-9]

Hypochlorite de sodium (hydrate)

Numéro de registre CAS [55248-17-4]

Hypochlorite de sodium (pentahydrate)

Numéro de registre CAS [10022-70-5]

Hypochlorite de sodium (heptahydrate)

Numéro de registre CAS [6431-03-9]
Hypochlorite de calcium
Numéro de registre CAS [7778-54-3]

Hypochlorite de calcium dihydroxyde

Numéro de registre CAS [12394-14-8]

Hypochlorite de calcium dihydrate

Numéro de registre CAS [22464-76-2]

Hypochlorite de sodium et de calcium

Numéro de registre CAS [53053-57-9]

Hypochlorite de lithium

Numéro de registre CAS [13840-33-0]

Hypochlorite de potassium

Numéro de registre CAS [7778-66-7]

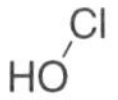

Hypochlorous acid

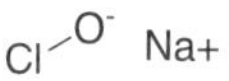

Sodium hypochlorite

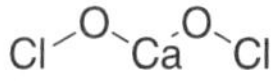

Calcium hypochlorite

Les hypochlorites sont des sels de l'acide hypochloreux. Ils sont utilisés comme agents de blanchiment et possèdent une forte activité antimicrobienne. L'hypochlorite de calcium est employé pour la désinfection des piscines et pour le blanchiment des textiles et de la pâte à papier. L'hypochlorite de sodium est employé en blanchisserie, dans l'industrie du papier et pour la désinfection de l'eau de boisson. L'hypochlorite de lithium est employé pour la désinfection des piscines et dans certains détergents ménagers. Les hypochlorites peuvent provoquer des dermatites diffuses, périulcéreuses, ou des mains.

Salphale PS, Shenoi SD. Contact sensitivity to calcium hypochlorite. *Contact Dermatitis* 2003; 48: 162.
Sasseville D, Geoffrion CT, Lowry RN. Allergic contact dermatitis from chlorinated swimming pool water. *Contact Dermatitis* 1999; 41: 347-8.

238. IMIDAZOLIDINYL URÉE

Germall® 115, IMIDUREA®

Numéro de registre CAS [39236-46-9]

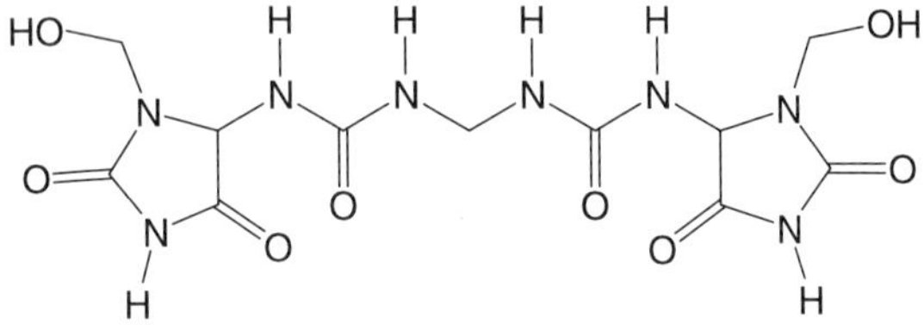

L'imidazolidinyl urée est un libérateur de formaldéhyde de structure proche de celle de la diazolidinyl urée. Elle est employée comme agent antimicrobien très actif contre les bactéries Gram positives et Gram négatives. Elle peut être employée en combinaison avec des parabènes comme conservateur de produits aqueux du type cosmétiques, produits d'hygiène et savons liquides.

Karlberg AT, Skare L, Lindberg I, Nyhammar E. A method for quantification of formaldehyde in the presence of formaldehyde donors in skin-care products. *Contact Dermatitis* 1998; 38: 20-8.
Lachapelle JM, Ale SI, Freeman S, *et al.* Proposal for a revised international standard series of patch tests. *Contact Dermatitis* 1997; 36: 121-3.
Van Hecke E, Suys E. Where next to look for formaldehyde? *Contact Dermatitis* 1994; 31; 268.
Le Coz CJ. Hypersensibilité à la Diazolidinyl urée et à l'Imidazolidinyl urée. *Ann Dermatol Venereol* 2005; 132: 587-8.

239. IODOPROPYNYL BUTYLCARBAMATE

3-Iodo-2-propynyl-butyl carbamate

Numéro de registre CAS [55406-53-6]

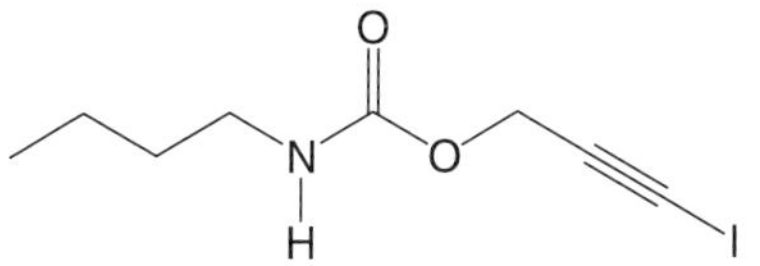

L'iodopropynyl butylcarbamate (IPBC) est un conservateur à large spectre. Il est employé depuis de nombreuses années dans des produits tels que les émulsions de polymères ou les dispersions de pigments dans les peintures et les colles à base d'eau, les ciments et les encres, les conservateurs du bois, les fluides de coupe, les produits ménagers et les cosmétiques. Des dermatites allergiques de contact à l'IPBC ont été décrites à certains cosmétiques, à des serviettes hygiéniques, et chez un employé de l'industrie de la métallurgie.

Badreshia S, Marks JG Jr. Iodopropynyl butylcarbamate. *Am J Contact Dermat.* 2002; 13: 77-9.

Bryld LE, Agner T, Rastogi SC, Menné T. Iodopropynyl butylcarbamate: a new contact allergen. *Contact Dermatitis* 1997; 36: 156-8.

Majoie IM, Van Ginkel CJW. The biocide iodopropynyl butylcarbamate (IPBC) as an allergen in cutting oils. *Contact Dermatitis* 2000; 43: 238-9.

240. ISOEUGÉNOL

Isoeugénol

Numéro de registre CAS [97-54-1]

Cis-isoeugénol

Numéro de registre CAS [5912-86-7]

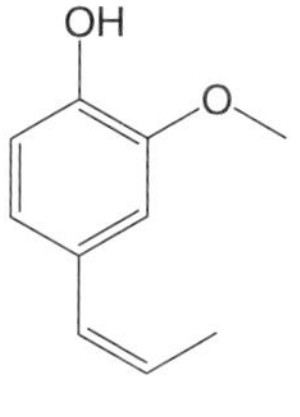

Cis-Isoeugenol

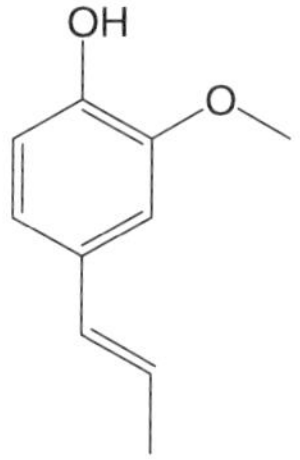

Trans-Isoeugenol

Trans-Isoeugénol

Numéro de registre CAS [5932-68-3]

L'isoeugénol est un mélange de deux isomères *cis* et *trans*. C'est un constituant important de l'huile essentielle d'ylang-ylang et d'autres huiles essentielles. Il s'agit d'un allergène fréquent des parfums et cosmétiques tels que les déodorants et l'un des constituants du fragrance mix. Sa présence dans les produits cosmétiques doit être indiquée dans la liste des ingrédients. Son remplacement par des esters tels que l'acétate d'isoeugénol (non mentionné sur l'étiquetage) ne prévient pas le problème puisqu'il est hydrolysé in vivo en isoeugénol.

Rastogi SC, Johansen JD, Frosch P *et al.* Deodorants on the European market: quantitative chemical analysis of 21 fragrances. *Contact Dermatitis* 1998; 38: 29-35.
Tanaka S, Royds C, Buckley D *et al.* Contact allergy to isoeugenol and its derivatives: problems with allergen substitution. *Contact Dermatitis* 2004; 51: 288-91.

241. ALPHA-ISOMÉTHYLIONONE

3-Butèn-2-one, 3-Méthyl-4-(2,6,6-triméthyl-2-cyclohexèn-1-yl), 3-Méthyl-4-(2,6,6-triméthyl-2-cyclohexèn-1-yl)3-butèn-2-one, Cétone alpha

Numéro de registre CAS
[127-51-5]

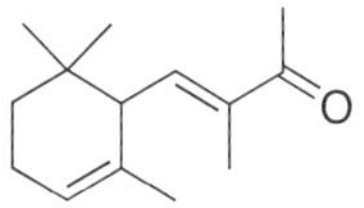

L'alpha-isométhylionone a été mentionnée comme allergène des parfums et cosmétiques en Europe.

Frosch PJ. Are major components of fragrances a problem? In: PJ Frosch, JD Johansen, IR White (Eds) fragrances. Beneficial and adverse effects. Springer-Verlag, Berlin, 1998, 92-9.

242. ISOPHORONE DIAMINE

1-Amino-3-aminométhyl-3,3,5-triméthylcyclohexane, 3-Aminométhyl-3,5,5-triméthylcyclohexylamine

Numéro de registre CAS
[2855-13-2]

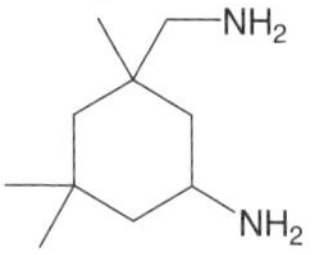

L'isophorone diamine est très utilisée dans les revêtements époxy et uréthane pour ses propriétés de résistance à la lumière et à l'eau. Il s'agit d'un sensibilisant fort qui peut déclencher des dermatites de contact aéroportées.

Lodi A, Mancini LL, Pozzi M *et al.* Occupational airborne allergic contact dermatitis in parquet layers. *Contact Dermatitis* 1993; 29: 281-2.
Guerra L, Vincenzi, Bardazzi F, Tosti A. Contact sensitization to isophoronediamine. *Contact Dermatitis* 1992; 27: 52-3.
Kelterer D, Bauer A, Elsner P. Spill-induced sensitization to isophorone diamine. *Contact Dermatitis* 2000; 43: 110.

243. ISOPROPYL (MYRISTATE DE)

Tétradécanoique acide 1-méthyl ester

Numéro de registre CAS [110-27-0]

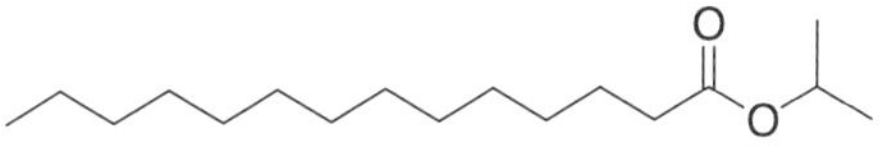

Le myristate d'isopropyle est un sensibilisant très faible malgré une utilisation très importante dans les cosmétiques, les parfums et les médicaments à usage topique.

Uter W, Schnuch A, Geier J, Lessmann H. Isopropyl myristate recommended for aimed rather than routine patch testing. *Contact Dermatitis* 2004; 50: 242-4.

244. N-ISOPROPYL-N-PHÉNYL-4-PHÉNYLÈNEDIAMINE

IPPD, *N*-Isopropyl-*N'*-phényl-*p*-phénylènediamine, *N*-(1-Méthyléthyl)-*N'*-phényl-1,4-benzènediamine,

Numéro de registre CAS [101-72-4]

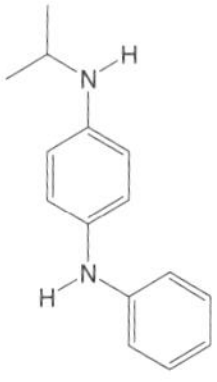

Ce composé est utilisé dans la chimie du caoutchouc comme antioxydant et antiozonant. L'exposition professionnelle est due principalement au contact des pneus.

Condé-Salazar L, Del-Rio E, Guimaraens D, Gonzalez Domingo A. Type IV allergy to rubber additives: a 10-year study of 686 cases. *J Am Acad Dermatol.* 1993; 29: 176-80.

Von Hintzenstern J, Heese A, Koch HU *et al.* Frequency, spectrum and occupational relevance of type IV allergies to rubber chemicals. *Contact Dermatitis* 1991; 24: 244-52.

Hervé-Bazin B, Gradiski D, Duprat P *et al.* Occupational eczema from N-isopropyl-N'-phenylparaphenylenediamine (IPPD) and N-dimethyl-1,3 butyl-N'-phenylparaphenylenediamine (DMPPD) in tyres. *Contact Dermatitis* 1977; 3: 1-15.

245. KÉTOPROFÈNE

Numéro de registre CAS
[22071-15-4]

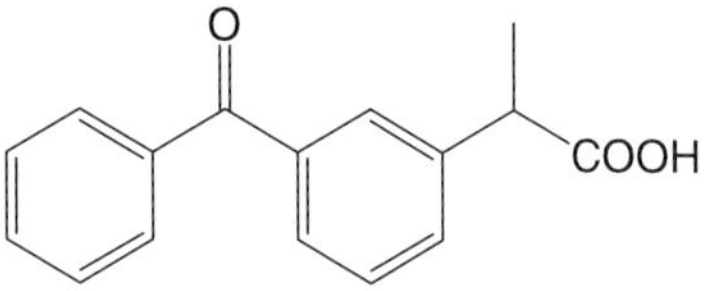

Le kétoprofène est un agent anti-inflammatoire employé par voie topique et systémique. Il s'agit principalement d'un photoallergène responsable de dermatites photoallergiques ou de dermatites photoagravées avec des réactions sévères et durables. Une photosensibilité rémanente est possible pendant plusieurs années. Des photosensibilités sont à attendre avec les dérivés du type thiophène-phénylcétone tels que l'acide tiaprofénique et suprofène, les esters du kétoprofène tels que le pikétoprofène, et avec les dérivés de benzophénone tels que le fénofibrate et la benzophénone-3. Des photosensibilités concomitantes – sans pertinence clinique – ont été décrites avec le fenticlor, le tétrachlorosalicylanilide, le triclosan, le tribromsalan et le bithionol.

Durbize E, Vigan M, Puzenat E *et al.* Spectrum of cross-photosensitization in 18 consecutive patients with contact photoallergy to ketoprofen: associated photoallergies to non-benzophenone-containing molecules. *Contact Dermatitis* 2003; 48: 144-9.

Le Coz CJ, Bottlaender A, Scrivener JN *et al.* Photocontact dermatitis from ketoprofen and tiaprofenic acid: cross-reactivity study in 12 consecutive patients. *Contact Dermatitis* 1998; 38: 245-52.
Le Coz CJ, El Aboubi S, Lefèbvre C *et al.* Topical ketoprofen induces persistent and recurrent photosensitivity. *Contact Dermatitis* 2000; 42 Suppl 2: 46.
Le Coz CJ, El Aboubi S, Lefèbvre C *et al.* Photoallergy from topical ketoprofen: a clinical, allergological and photobiological study. *Contact Dermatitis* 2000; 42 Suppl 2: 47.

246. LABETALOL

Numéro de registre CAS [36894-69-6]

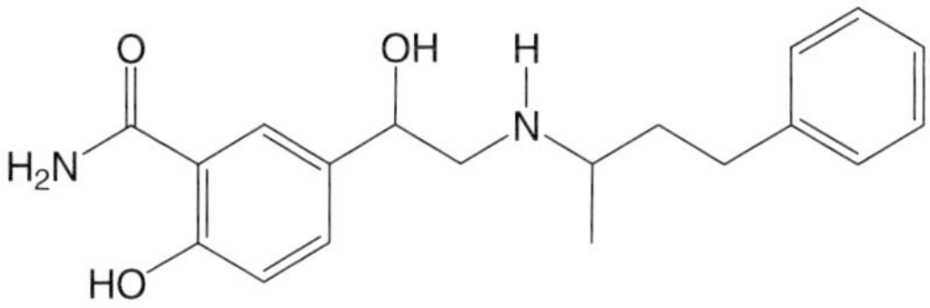

Ce bêta-adrénergique et alpha-1 bloquant a causé une dermatite de contact et une réaction anaphylactoïde lors de la réalisation de tests épicutanés chez une infirmière.

Bause GS, Kugelman LC. Contact anaphylactoid response to labetalol. *Contact Dermatitis* 1990; 23: 51.

247. LACTUCINE

Numéro de registre CAS [1891-29-8]

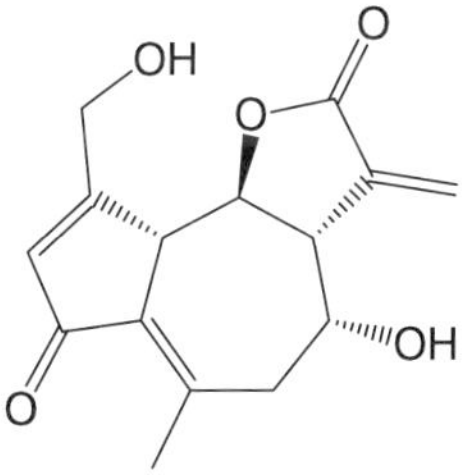

La lactucine, comme la lactucopicrine, est une lactone sesquiterpénique présente dans la laitue (*Lactuca sativa* L.).

Paulsen E, Andersen KE, Hausen BM. Compositae dermatitis in a Danish dermatology department in one year (I). Results of routine patch testing with the sesquiterpene lactone mix supplemented with aimed patch testing with extracts and sesquiterpene lactones of Compositae plants. *Contact Dermatitis* 1993; 29: 6-10.

248. LACTUCOPICRINE

Numéro de registre CAS
[6466-74-6]

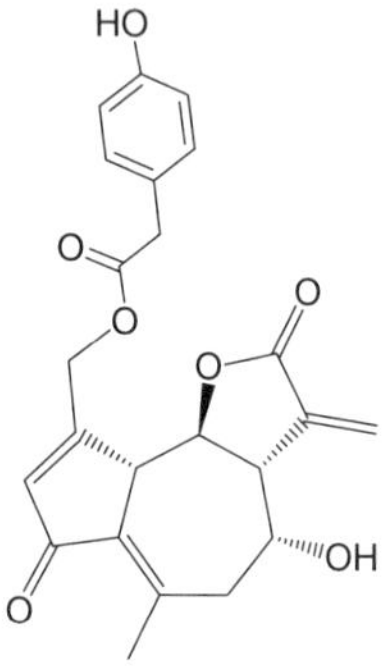

La lactucopicrine comme la lactucine est une lactone sesquiterpénique présente dans différentes espèces de *Lactuca* et *Cichorium intybus* L., de la famille des *Asteraceæ.*

Bischoff TA, Kelley CJ, Karchesy Y *et al.* Antimalarial activity of lactucin and lactucopicrin: sesquiterpene lactones isolated from Cichorium intybus L. *J Ethnopharmacol.* 2004; 95: 455-7.

249. LAPACHÉNOL

Numéro de registre CAS
[573-13-7]

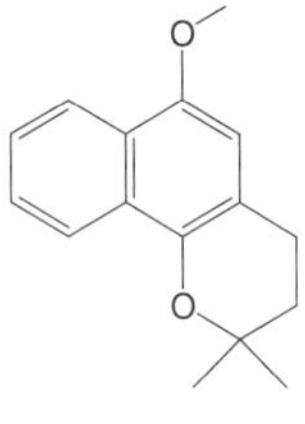

Le lapachénol est présent dans le cœur de l'ipé (*Tabebuia avellanedæ* Lorentz, famille des *Bignoniaceæ*). Il s'agit d'un prohaptène probablement transformé *in vivo* en quinone allergisante. Néanmoins, c'est un allergène moins important que le lapachol et le deoxylapachol.

Hausen BM. Wood injurious to human health. A manual. De Gruyter Eds, Berlin, 1981.

250. LAPACHOL

2-Hydroxy-3-(3-méthyl-2-butènyl)-1,4-naphthoquinone, CI 75490, CI Natural Yellow 16

Numéro de registre CAS
[84-79-7]

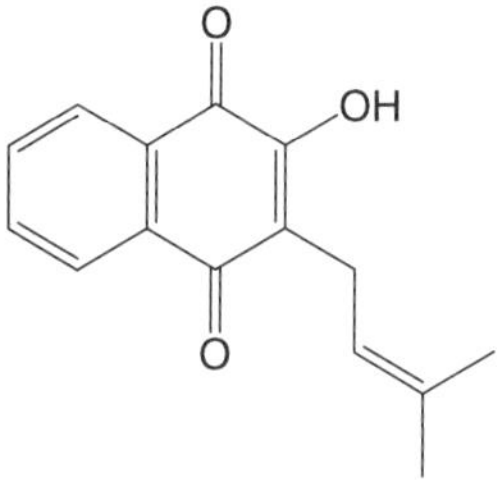

Le lapachol, une benzoquinone, est un allergène secondaire du teck (*Tectona grandis* L., famille des *Verbenaceæ*), un bois largement utilisé pour ses propriétés d'imputrescibilité. Le lapachol présente une réactivité comparable à celle du deoxylapachol.

Lamminpää A, Estlander T, Jolanki R, Kanerva L. Occupational allergic contact dermatitis caused by decorative plants. *Contact Dermatitis* 1996; 34: 330-5.
Estlander T, Jolanki R, Alanko K, Kanerva L. Occupational allergic contact dermatitis caused by wood dusts. *Contact Dermatitis* 2001; 44: 213-7.

251. LAWSONE

2-Hydroxy-1,4-naphthalènedione, Henné

Numéro de registre CAS
[83-72-7]

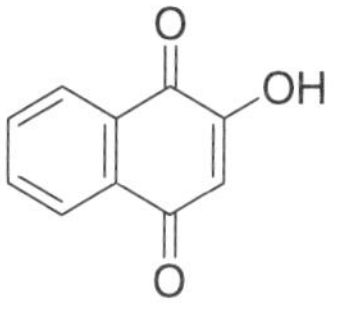

Le henné, préparé à partir de la poudre des feuilles séchées de *Lawsonia inermis* L., est utilisé pour la coloration des cheveux et des ongles, principalement chez les musulmans et les Hindous. Le henné contient de la lawsone qui est rarement responsable d'allergies de contact. La majorité des allergies au « henné noir » est due à la présence illicite de PPD et/ou de ses dérivés.

Pasricha JS, Gupta R, Panjwani S. Contact dermatitis to henna (Lawsonia). *Contact Dermatitis* 1980; 6: 288-90.
Le Coz CJ, Lefebvre C, Keller F, Grosshans E. Allergic contact dermatitis caused by skin painting (pseudotattooing) with black henna, a mixture of henna and p-phenylenediamine and its derivatives. *Arch Dermatol.* 2000; 136: 1515-7.

252. LIDOCAÏNE

Lidocaïne

Numéro de registre CAS [137-58-6]

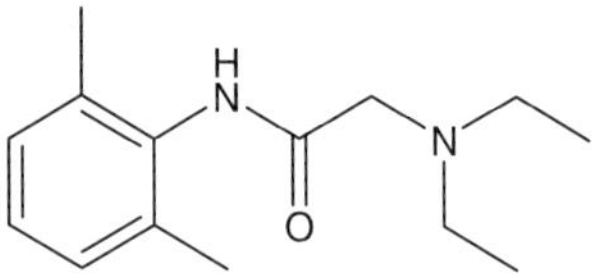

Lidocaïne chlorhydrate monohydraté

Numéro de registre CAS [6108-05-0]

La lidocaïne est un anesthésique du groupe amide tel que l'articaïne ou la bupivacaïne. Les réactions immédiates du type IgE dépendantes sont rares et les réactions retardées exceptionnelles. Des réactions en allergie croisée entre les différents amides anesthésiants ne sont pas systématiques.

Waton J, Boulanger A, Trechot PH *et al.* Contact urticaria from Emla® cream. *Contact Dermatitis* 2004; 51: 284-7.
Duque S, Fernandez L. Delayed hypersensitivity to amide local anaesthetics. *Allergol Immunopathol (Madr)* 2004; 32: 233-4.

253. LILIAL

voir *p-t*-Butyl-alpha-méthylhydrocinnamique aldéhyde

254. LIMONÈNE

Limonène: D-Limonène + L-Limonène

Numéro de registre CAS [138-86-3]

D-Limonène: (+)-Limonène, R-Limonène, alpha-Limonène, (R)-p-Mentha-1,8-diène, Dipentène, Carvène, Citrène

Numéro de registre CAS [5989-27-5]

L-Limonène: (-)-Limonène, S-Limonène, bêta-Limonène, (4S)-1-Méthyl-4-(1-méthyléthènyl)-cyclohexène

Numéro de registre CAS [5989-54-8]

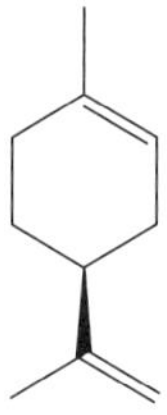

D-limonene

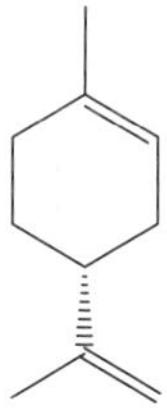

L-limonene

Le limonène est un mélange racémique de D- et L-limonène. Le D-limonène est présent dans les espèces du genre Citrus telles que le citron, l'orange, la mandarine, la bergamotte… Le L-limonène est présent dans *Pinus pinea*. Le mélange racémique (D- et L-limonène) est également appelé dipentène. Le D-limonène, employé comme solvant, peut être présent dans les produits de nettoyage et les dégraissants. Son potentiel sensibilisant augmente lors d'une exposition prolongée à l'air par formation de produits d'oxydation. La présence de cet allergène doit être mentionnée sur l'étiquetage des cosmétiques vendus en Europe.

Meding B, Barregard L, Marcus K. Hand eczema in car mechanics. *Contact Dermatitis* 1994; 30: 129-34.

Karlberg AT, Dooms-Goossens A. Contact allergy to oxidized d-limonene among dermatitis patients. *Contact Dermatitis* 1997; 36: 201-6.

Karlberg AT, Magnusson K, Nilsson U. Air oxidation of d-limonene (the citrus solvent) creates potent allergens. *Contact Dermatitis* 1992; 26: 332-40.

255. LINALOL

3,7-Diméthyl-1,6-octadièn-3-ol, Linalyl alcool, 2,6-Diméthyl-2,7-octadièn-6-ol

Numéro de registre CAS [78-70-6]

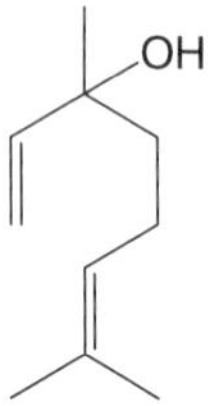

Le linalol est un terpène constituant principal de l'huile de bois de rose, mais il est également présent dans les huiles essentielles du cannelier de Ceylan, du laurier des Iroquois, de la fleur d'oranger, de la bergamote, *Artemisia balchanorum*, et de l'ylang-ylang. Cette substance est sensibilisante par formation de produits d'oxydation primaires et secondaires. La présence de cet allergène doit être mentionnée sur l'étiquetage des cosmétiques vendus en Europe.

Kanerva L, Estlander T, Jolanki R. Occupational allergic contact dermatitis caused by ylang-ylang oil. *Contact Dermatitis* 1995; 33: 198-9.
Skold M, Borje A, Harambasic E, Karlberg AT. Contact allergens formed on air exposure of linalool. Identification and quantification of primary and secondary oxidation products and the effect on skin sensitization. *Chem Res Toxicol* 2004; 17: 1697-705.

256. LINCOMYCINE (CHLORHYDRATE MONOHYDRATÉ)

Lincomycine

Numéro de registre CAS [154-21-2]

Lincomycine chlorhydrate monohydraté

Numéro de registre CAS [7179-49-9]

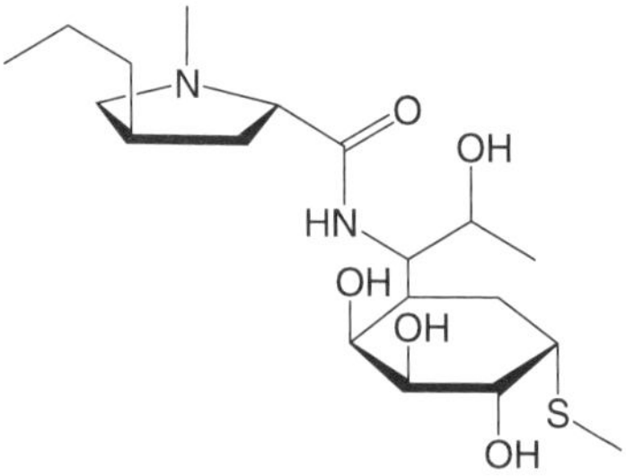

La lincomycine est un antibiotique de la famille des lincosanides, actif contre les bactéries Gram positives. Des expositions professionnelles sont possibles chez les éléveurs de volailles et de porcs.

Vilaplana J, Romaguera C, Grimalt F. Contact dermatitis from lincomycin and spectinomycin in chicken vaccinators. *Contact Dermatitis* 1991; 24: 225-6.

257. LINDANE

γ-1,2,3,4,5,6-Hexachlorocyclohexane

Numéro de registre CAS
[58-89-9]

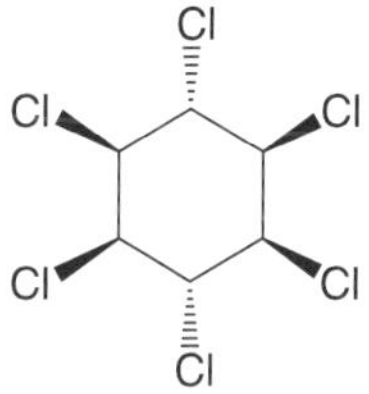

Le lindane est un pesticide utilisé pour ses propriétés insecticide dans l'agriculture, la protection du bois, les peintures anti-insectes et en médecine humaine et vétérinaire contre les araignées, les moustiques, les tiques, la gale, les poux et la démodécie. Ses utilisations sont controlées en raison de sa neurotoxicité.

Anonyme. Fiche toxicologique n°81. Cahiers documentaires de l'INRS. 1992; 6 pages.
Sharma VK, Kaur S. Contact sensitization by pesticides in farmers. *Contact Dermatitis* 1990; 23: 77-80.

258. LYRAL®

voir Hydroxyméthylpentacyclohexènecarboxaldéhyde

259. MALATHION

Carbétox, Carbofos, Chémathion, Cimexan, Dorthion, Extermathion, Fosfotion

Numéro de registre CAS
[121-75-5]

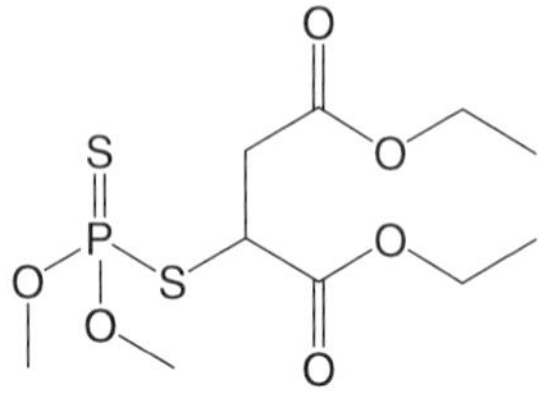

Ce pesticide organophosphoré est employé comme insecticide et acaricide, en particulier contre les poux. Des sensibilisations ont été décrites chez des agriculteurs.

O'Malley M, Rodriguez P, Maibach HI. Pesticide patch testing : California nursery workers and controls. *Contact Dermatitis* 1995; 32: 61-2.
Sharma VK, Kaur S. Contact sensitization by pesticides in farmers. *Contact Dermatitis* 1990; 23: 77-80.

260. MANCOZÈBE

Zinc manganèse éthylènebisdithiocarbamate

Numéro de registre CAS [8018-01-7]

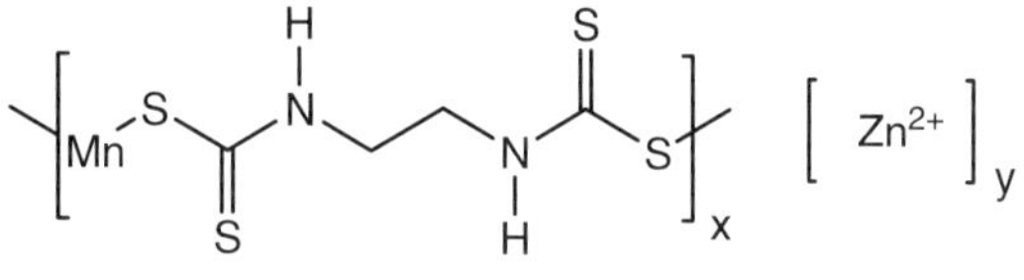

Le mancozèbe est un fongicide du groupe éthylène-bis-dithiocarbamate présent dans le Rondo-M® avec pyrifénox. Les expositions professionnelles concernent principalement les ouvriers agricoles, les vignerons et les fleuristes.

Jung HD, Honemann W, Kloth C *et al.* Kontaktekzem durch Pestizide in der Deutschen Demokratischen Republik. *Dermatologische Monatsschrift* 1989; 175: 203-14.

Koch P. Occupational allergic contact dermatitis and airborne contact dermatitis from 5 fungicides in a vineyard worker. Cross-reactions between fungicides of the dithiocarbamate group? *Contact Dermatitis* 1996; 34: 324-9.
Crippa M, Misquith L, Lonati A, Pasolini G. Dyshidrotic eczema and sensitization to dithiocarbamates in a florist. *Contact Dermatitis* 1990; 23: 203-4.
Iliev D, Elsner P. Allergic contact from the fungicide Rondo-M® and the insecticide Alfacron®. *Contact Dermatitis* 1997; 36: 51.

261. MANÈBE

Éthylènebisdithiocarbamate manganèse

Numéro de registre CAS
[12427-38-2]

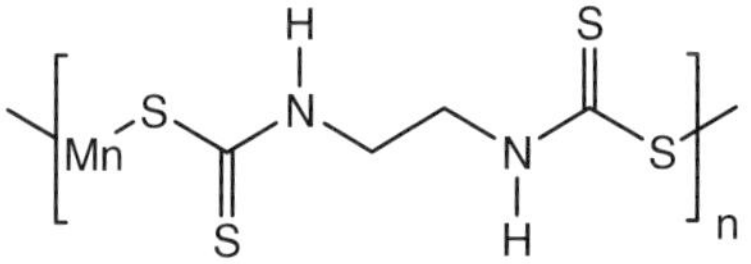

Le manèbe est un pesticide aux propriétés fongicides de la famille des dithiocarbamates. Des sensibilisations ont été décrites chez des agriculteurs et des ouvriers agricoles.

Sharma VK, Kaur S. Contact sensitization by pesticides in farmers. *Contact Dermatitis* 1990; 23: 77-80.
Jung HD, Honemann W, Kloth C *et al.* Kontaktekzem durch Pestizide in der Deutschen Demokratischen Republik. Dermatologische Monatsschrift 1989; 175: 203-14.
Koch P. Occupational allergic contact dermatitis and airborne contact dermatitis from 5 fungicides in a vineyard worker. Cross-reactions between fungicides of the dithiocarbamate group? *Contact Dermatitis* 1996; 34: 324-9.
O'Malley M, Rodriguez P, Maibach HI. Pesticide patch testing : California nursery workers and controls. *Contact Dermatitis* 1995; 32: 61-2.
Peluso AM, Tardio M, Adamo F, Venturo N. Multiple sensitization due to bis-dithiocarbamate and thiophthalimide pesticides. *Contact Dermatitis* 1991; 25: 327.
Piraccini BM, Cameli N, Peluso AM, Tardio M. A case of allergic contact dermatitis due to the pesticide maneb. *Contact Dermatitis* 1991; 24: 381-2.
Crippa M, Misquith L, Lonati A, Pasolini G. Dyshidrotic eczema and sensitization to dithiocarbamates in a florist. *Contact Dermatitis* 1990; 23: 203-4.

262. MÉLAMINE ET MÉLAMINE-FORMALDÉHYDE RÉSINES

Mélamine: 2,4,6-Triaminotriazine

Numéro de registre CAS
[108-78-1]

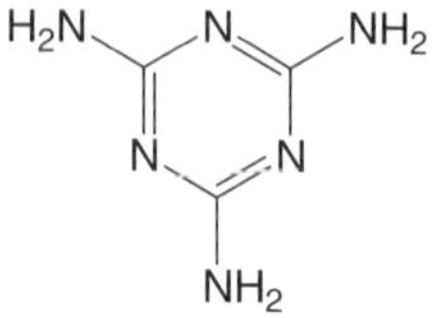

Les résines mélamine-formaldéhyde (MFR) résultent de la condensation de la mélamine et du formaldéhyde. C'est un ingrédient actif pour la fabrication des plastiques renforcés utilisés dans l'industrie ou comme moules dentaires. Elles sont également employées pour l'apprêtement des textiles. Les MFR sont généralement des sensibilisants par suite de la libération de formaldéhyde.

Rustemeyer T, Frosch PJ. Occupational skin diseases in dental laboratory technicians. (I). Clinical picture and causative factors. *Contact Dermatitis* 1996; 34: 125-33.

Lewis FM, Cork MJ, McDonagh AJG, Gawkrodger DJG. Allergic contact dermatitis from resin-reinforced plaster. *Contact Dermatitis* 1993; 28: 40-1.

Garcia Bracamonte B, Ortiz De Frutos FJ, Iglesias Diez L. Occupational allergic contact dermatitis due to formaldehyde and textile finish resins. *Contact Dermatitis* 1995; 33: 139-40.

Aalto-Korte K, Jolanki R, Estlander T. Formaldehyde-negative allergic contact dermatitis from melamine-formaldehyde resin. *Contact Dermatitis* 2003; 49: 194-6.

263. MERCAPTOBENZOTHIAZOLE

2-Mercaptobenzothiazole, MBT

Numéro de registre CAS
[149-30-4]

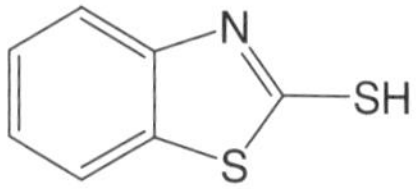

Le MBT est un accélérateur de vulcanisation des caoutchoucs contenu dans le mercaptomix. Les professions les plus exposées sont dans l'industrie des métaux, de la construction, les services de santé et l'industrie de la chaussure. Le MBT est également employé comme agent anticorrosion dans les fluides de coupe et comme agent de démoulage dans l'industrie de la poterie.

Condé-Salazar L, Del-Rio E, Guimaraens D, Gonzalez Domingo A. Type IV allergy to rubber additives: a 10-year study of 686 cases. *J Am Acad Dermatol* 1993; 29: 176-80.
Mancuso G, Reggiani M, Berdondini RM. Occupational dermatitis in shoemakers. *Contact Dermatitis* 1996; 34: 17-22.
Von Hintzenstern J, Heese A, Koch HU *et al.* Frequency, spectrum and occupational relevance of type IV allergies to rubber chemicals. *Contact Dermatitis* 1991; 24: 244-52.
Wilkinson SM, Cartwright PH, English JSC. Allergic contact dermatitis from mercaptobenzothiazole in a releasing fluid. *Contact Dermatitis* 1990; 23: 370.

264. MERCAPTOBENZOTHIAZOLE (SELS DE)

Mercaptobenzothiazole, sel de sodium

Numéro de registre CAS [2492-26-4]

Mercaptobenzothiazole, sel de zinc

Numéro de registre CAS [155-04-4]

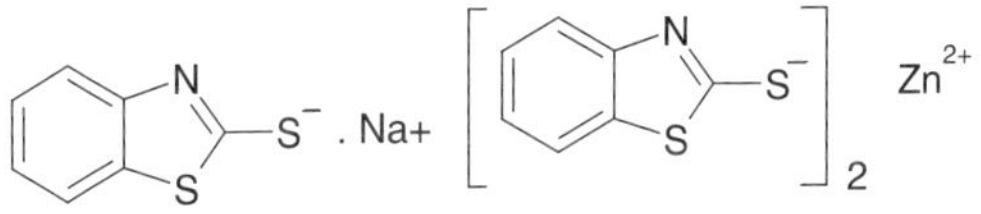

Ces sels hydrosolubles du mercaptobenzothiazole sont employés comme agents antioxydants et biocides dans les fluides de coupe, les graisses, les peintures et les colles.

Le Coz CJ. Fiche d'éviction en cas d'hypersensibilité au mercaptobenzothiazole et au mercapto mix. *Ann Dermatol Venereol* 2004; 131: 1012-4.

265. MESNA

Sodium 2-mercaptoéthane sulfonate

Numéro de registre CAS [19767-45-4]

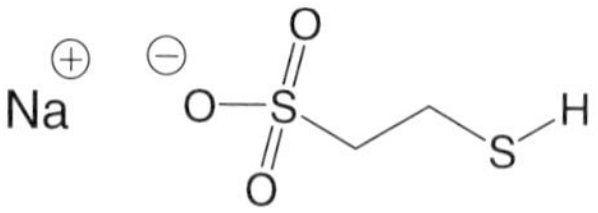

Le mesna est employé comme agent mucolytique et comme antidote des intoxications au chloroacétylaldéhyde et à l'acroléine (un métabolite toxique de l'ifosfamide ou la cyclophosphamide). Il est responsable de dermatites allergiques professionnelles (des mains et aéroportées) chez des infirmières.

Benyoussef K, Bottlaender A, Pfister HR *et al.* Allergic contact dermatitis from mesna. *Contact Dermatitis* 1996; 34: 228-9.
Kiec-Swierczynska M, Krecisz B. Occupational airborne allergic contact dermatitis from mesna. *Contact Dermatitis* 2003; 48: 171.

266. MÉTACRÉSOL

3-Crésol, 3-Méthylphénol, *m*-Crésol

Numéro de registre CAS
[108-39-4]

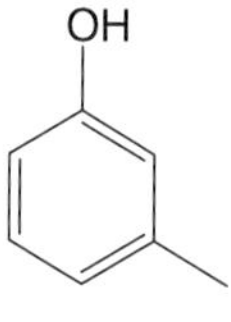

Le *m*-crésol est employé comme conservateur dans pratiquement toutes les insulines humaines. Il a été décrit à l'origine de réactions allergiques après injection d'insuline.

Clerx , Van Den Keybus C, Kochuyt A, Goossens A. Drug intolerance reaction to insulin therapy caused by metacresol. *Contact Dermatitis* 2003; 48: 162-3.

267. MÉTANILE (JAUNE DE)

Acid Yellow 36, CI 13065

Numéro de registre CAS [587-98-4]

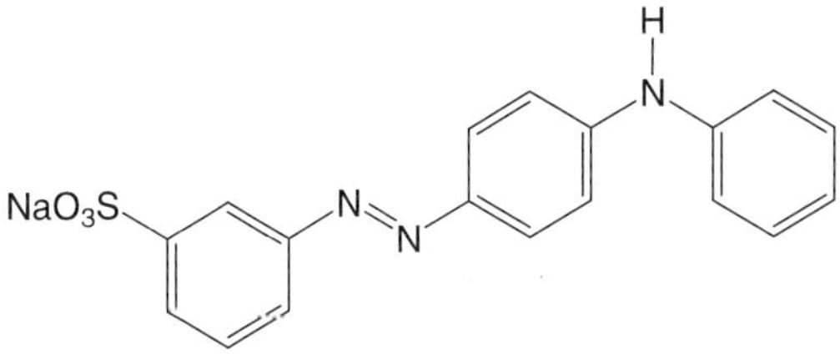

Le jaune de métanile est un colorant azoïque utilisé pour teindre le cuir et le bois, mais également comme colorant alimentaire en Inde.

Hausen BM. A case of allergic contact dermatitis due to metanil yellow. *Contact Dermatitis* 1994; 31: 117-8.

268. MÉTHÉNAMINE

Hexaméthylènetétramine

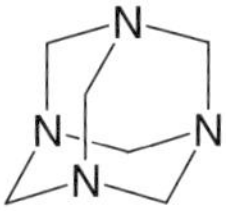

Numéro de registre CAS
[100-97-0]

L'hexaméthylènetétramine est employé dans les fonderies, l'industrie des pneus et du caoutchouc, des résines phénol-formaldéhyde, comme durcisseur des résines époxy du type bisphénol A et comme agent anticorrosion. Il peut agir comme libérateur d'ammoniaque et de formaldéhyde dans certains médicaments topiques et cosmétiques.

Holness DL Nethercott JR. The performance of specialized collections of bisphenol A epoxy resin system components in the evaluation of workers in an occupational health clinic population. *Contact Dermatitis* 1993; 28: 216-9.
Gonzalez-Perez R, Gonzalez-Hermosa R, Aseginolaza B *et al.* Allergic contact dermatitis from methenamine in an antiperspirant spray. *Contact Dermatitis* 2003; 49: 266.

269. MÉTHIDATHION

Somonil, Supracid, Suprathion, Ultracid

Numéro de registre CAS
[950-37-8]

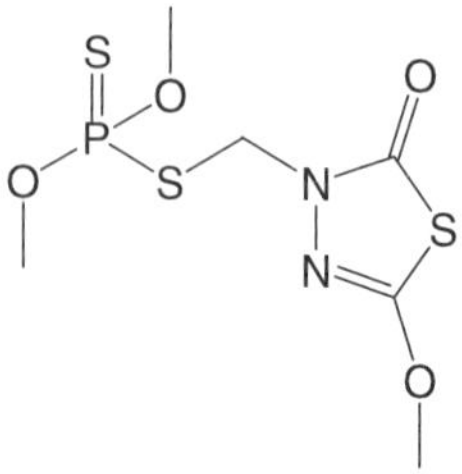

Le méthidathion est un composé organophosphoré utilisé comme insecticide. Des réactions en allergie croisée ont été décrites avec le dichlorvos.

Ueda A, Aoyama K, Manda F *et al.* Delayed-type allergenicity of triforine (Saprol®). *Contact Dermatitis* 1994; 31: 140-5.

270. MÉTHIOCARBE

3,5-Diméthyl-4-(méthylthio)phénol méthylcarbamate, Mésurol

Numéro de registre CAS
[2032-65-7]

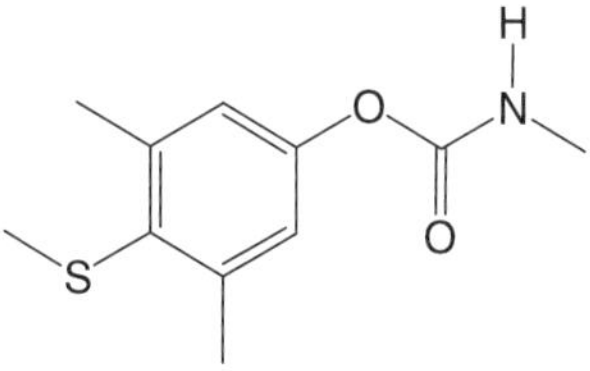

Le méthiocarbe est un insecticide ou molluscide à effet anticholinestérase. Un cas de dermatite de contact a été décrit chez un éleveur.

Willems PWJM, Geursen-Reitsma AM, Van Joost Th. Allergic contact dermatitis due to methiocarb (Mesurol). *Contact Dermatitis* 1997; 36: 270.

271. MÉTHOMYL

S-Méthyl-N-(méthylcarbamoyloxy)-thioacétimidate, Lannate®

Numéro de registre CAS [16752-77-5]

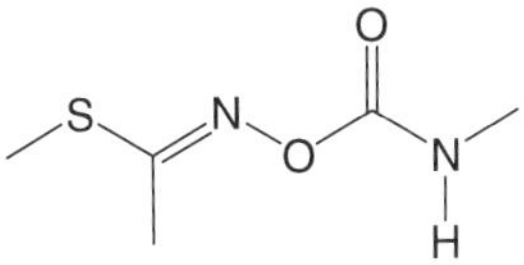

Le méthomyl est un pesticide de la famille des carbamates inhibiteur de la cholinestérase. Ce mélange de deux stéréoisomères est employé en pulvérisation sur les feuilles dans les champs, dans les étables et poulaillers, dans les serres sur les plantes d'ornement ou dans les papiers tue-mouche. Des cas de dermatites ont été décrits chez des producteurs de chrysanthèmes et chez deux femmes travaillant dans l'horticulture.

Bruynzeel DP. Contact sensitivity to Lannate®. *Contact Dermatitis* 1991; 25: 60-1.

272. (*R*)-4-MÉTHOXY DALBERGIONE

Numéro de registre CAS [4640-26-0] / [28396-75-0]

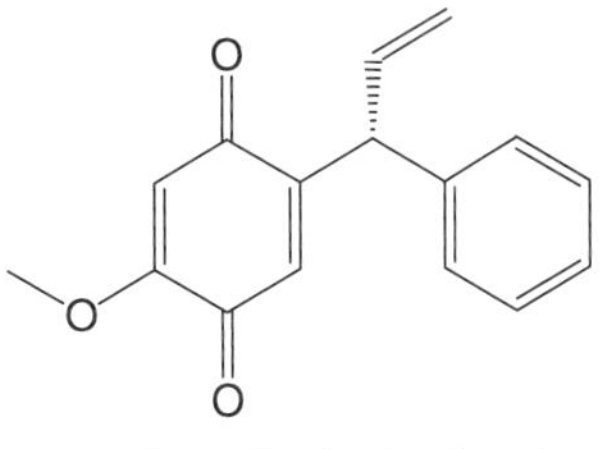

La (*R*)-4-méthoxy dalbergione est le principal allergène de *Dalbergia nigra* All. (palissandre du Brésil) et de *Dalbergia latifolia* Roxb. (palissandre d'Asie). Des sensibilisations professionnelles ont été décrites chez des forestiers.

Gallo R, Guarrera M, Hausen BM. Airborne contact dermatitis from East Indian rosewood (*Dalbergia latifolia* Roxb.) *Contact Dermatitis* 1996; 35: 60-1.

Hausen BM. Woods. In: Handbook of occupational dermatology. L. Kanerva, P. Elsner, JE Wahlberg, HI Maibach eds, Springer Verlag, Berlin, 2000; 771-80.

273. MÉTHOXY PEG-17/DODÉCYL GLYCOL COPOLYMÈRE

Numéro de registre CAS [88507-00-0]

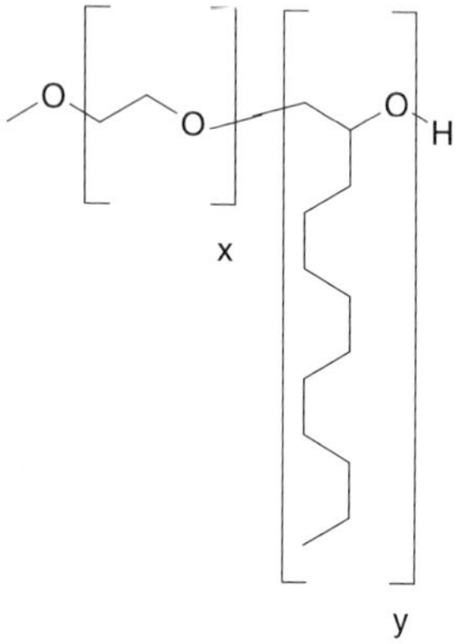

Le copolymère de méthoxy PEG-17/dodécyl glycol est l'un des nombreux copolymères répertoriés dans l'inventaire INCI (*International Nomenclature of Cosmetics Ingredients*). Il appartient à la famille des alkoxyalcools et s'utilise comme stabilisant d'émulsions et agent de viscosité dans les cosmétiques.

Le Coz CJ, Heid E. Allergic contact dermatitis from methoxy PEG-17/dodecyl glycol copolymer (Elfacos® OW 100). *Contact Dermatitis* 2001; 44: 308-9.

274. MÉTHOXYPSORALÈNES

5-Méthoxypsoralène, Bergaptène

Numéro de registre CAS [484-20-8]

8-Méthoxypsoralène, Méthoxsalène, Méladinine, Xanthotoxine

Numéro de registre CAS [298-81-7]

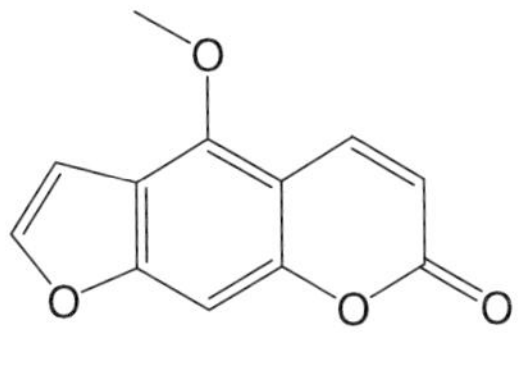

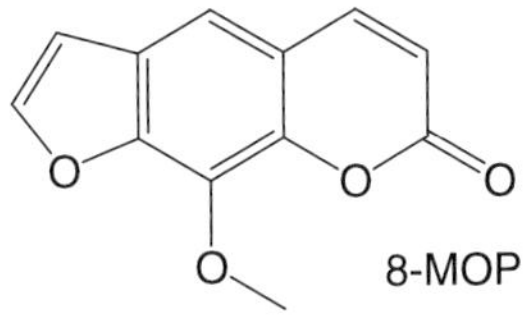

Ces fur(an)ocoumarines sont des composés à l'origine de dermatites phototoxiques. De nombreuses plantes de la famille *Apiaceae-Umbelliferæ* et la plupart des *Rutaceæ* contiennent du 5-méthoxypsoralène et du 8-méthoxypsoralène. Leur spectre d'absorption se trouve dans la gamme des UVA (300-360 nm). Ces molécules sont utilisée en association avec les UVA pour le traitement de différentes affections dermatologiques telles que le psoriasis.

Ena P, Cerri R, Dessi G *et al.* Phototoxicity due to Cachrys libanotis. *Contact Dermatitis* 1991; 24: 1-5.

Ena P, Camarda I. Phytophotodermatitis from Ruta corsica. *Contact Dermatitis* 1990; 22: 63.

275. MÉTHYL 2,3-ÉPOXY-3-(4-MÉTHOXYPHÉNYL) PROPIONATE

3-(-Méthoxyphényl)glycidique acide méthylester, Méthyl 3-(*p*-méthoxyphényl)oxirane-2-carboxylate

Numéro de registre CAS [42245-42-1]

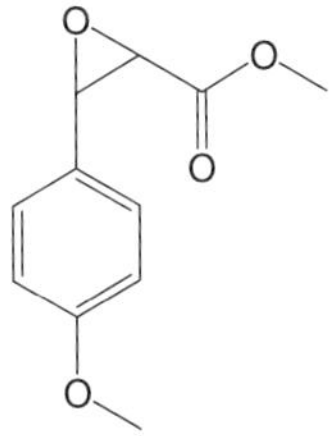

Le 2,3-époxy-3-(4-méthoxyphényl)propionate de méthyle est un intermédiaire dans la synthèse de chlorhydrate de diltiazem. Des dermatites de contact ont été décrites chez plusieurs techniciens de laboratoire.

Rudzki E, Rebandel P. Dermatitis from methyl 2,3 epoxy-3-(4-methoxyphenyl)propionate. *Contact Dermatitis* 1990; 23: 382.

276. MÉTHYL GALLATE

Numéro de registre CAS
[99-24-1]

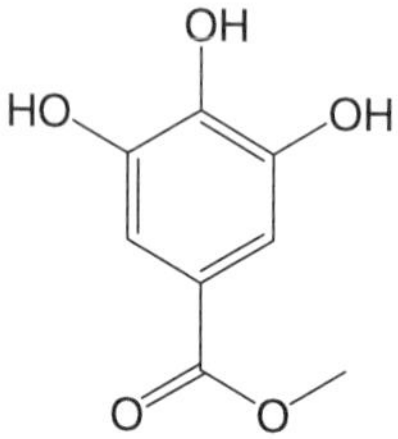

Cet ester de l'acide gallique est employé comme agent antioxydant. Un cas de sensibilisation a été décrit lors de l'usage de papier de reprographie.

Degos R, Lépine J, Akhoundzadeh H. Sensibilisation cutanée due à la manipulation de papier reprographie. *Bull Soc Fr Dermatol* 1968; 75: 595-6.

277. MÉTHYL HEPTINE CARBONATE

Méthyl oct-2-ynoate, Folione

Numéro de registre CAS
[111-12-6]

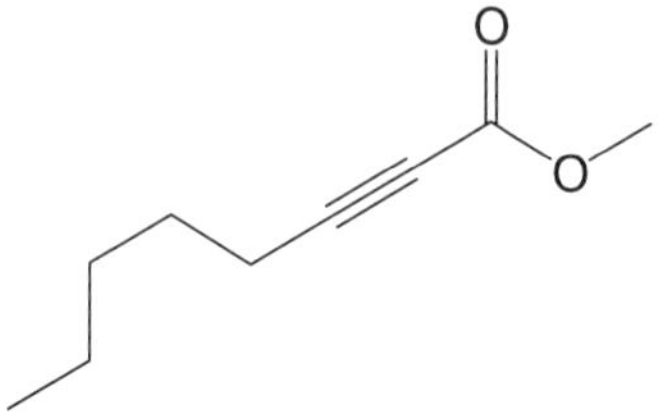

Cet ingrédient de parfumerie appartient à la liste des vingt-six allergènes dont la présence doit être indiquée dans la liste des ingrédients des produits cosmétiques vendus dans l'Union européenne.

English JS, Rycroft RJ. Allergic contact dermatitis from methyl heptine and methyl octine carbonates. *Contact Dermatitis* 1988; 18: 174-5.

278. MÉTHYL OCTINE CARBONATE

Méthyl non-2-ynoate

Numéro de registre CAS
[111-80-8]

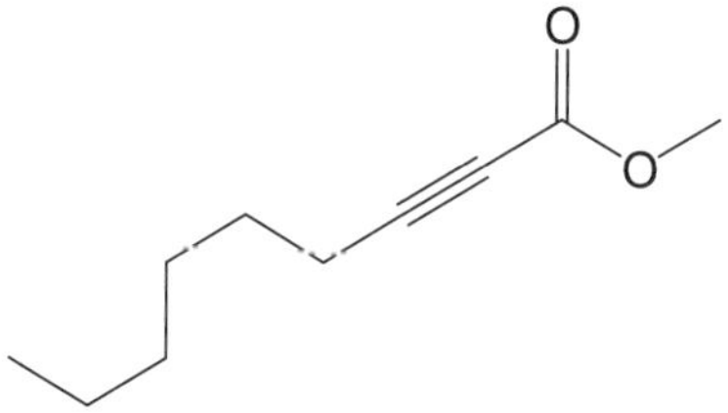

Cet ingrédient de parfumerie est proche du méthyl heptine carbonate. Les réactions en allergie croisée sont fréquentes.

English JS, Rycroft RJ. Allergic contact dermatitis from methyl heptine and methyl octine carbonates. *Contact Dermatitis* 1988; 18: 174-5.

279. MÉTHYL SALICYLATE

Numéro de registre CAS
[119-36-8]

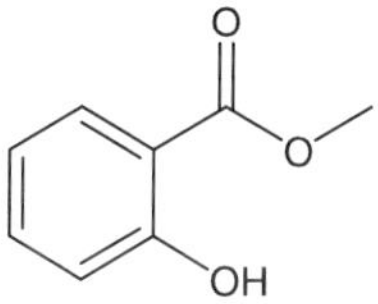

Ce composé anti-inflammatoire est présent dans un très grand nombre de préparations topiques et peut induire des dermatites de contact allergiques.

Hindson C. Contact eczema from methyl salicylate reproduced by oral aspirin (acetyl salicylic acid). *Contact Dermatitis* 1077; 3: 348-9.
Oiso N, Fulai K, Ishii M, Allergic contact dermatitis due to methyl salicylate in a compress. *Contact Dermatitis* 2004; 51: 34-5.

280. MÉTHYL-TERPYRIDINE

2,2': 6',2"-(4'-Méthyl)-*ter*-pyridine), 4'-Méthyl (2,2',2"-terpyridine)

Numéro de registre CAS pour la 2,2',2" Terpyridine [1148-79-4]

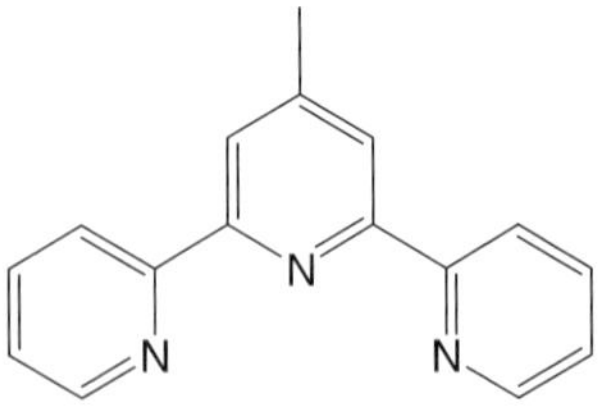

Cette molécule est un dérivé de terpyridine avec un groupe méthyle en position 4'. Un cas de dermatite professionnelle a été décrit chez un technicien chimiste sans réaction en allergie croisée aux dérivés de pyridine.

Le Coz CJ, Caussade P, Bottlaender A. Occupational contact dermatitis from methyl-ter-pyridine in a chemistry laboratory technician. *Contact Dermatitis* 1998; 38: 214-5.

281. 2-MÉTHYL-4,5-TRIMÉTHYLÈNE-4-ISOTHIAZOLIN-3-ONE

Numéro de registre CAS [82633-79-2]

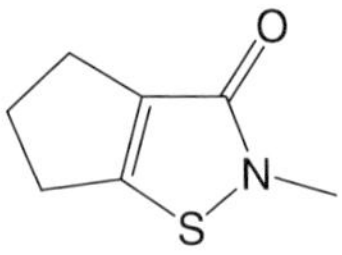

Ce conservateur est responsable d'une dermatite de contact chez un technicien de laboratoire également sensibilisé à une autre isothiazolone (BIT).

Burden AD, O'Driscoll JB, Page FC, Beck MH. Contact hypersensitivity to a new isothiazolinone. *Contact Dermatitis* 1994; 30: 179-80.

282. MÉTHYLCHLOROISOTHIAZOLINONE

Chlorométhylisothiazolinone, 5-Chloro-2-méthyl-4-isothiazolin-3-one, MCI

Numéro de registre CAS [26172-55-4]

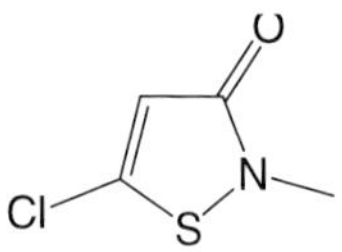

La molécule de MCI est associée à la méthylisothiazolinone (MI) pour ses propriétés bactéricides et fongistatiques. On trouve cette molécule dans le Kathon® CG et ses différents dérivés. MCI est utilisé dans les produits contenant de l'eau tels que les cosmétiques, les peintures, les colles... La molécule de MCI pure est très irritante et fortement sensibilisante.

Tay P, Ng SK. Delayed skin burns from MCI/MI biocide used in water treatment. *Contact Dermatitis* 1994; 30: 54-5.
Nielsen H. Occupational exposure to isothiazolinones. A study based on a product register. *Contact Dermatitis* 1994: 31; 18-21.
Schubert H. Airborne contact dermatitis due to methylchloro- and methylisothiazolinone (MCI/MI). *Contact Dermatitis* 1997; 36: 274.

283. MÉTHYLCHLOROISOTHIAZOLINONE + MÉTHYLISOTHIAZOLINONE (MCI/MI)

Numéro de registre CAS [55965-84-9] / [96118-96-6]

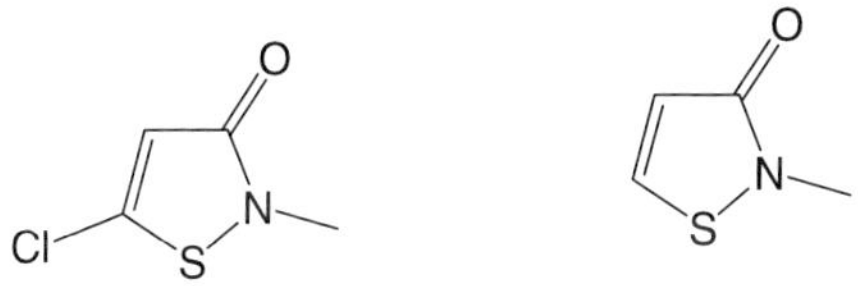

Le Kathon® CG (CG = *Cosmetic Grade*) est un mélange dans les proportions 3 : 1 de MCI et de MI, à une concentration de 1,5 %. Ce mélange est utilisé dans les produits cosmétiques et d'hygiène, les fluides de coupe et les peintures ou dans les révélateurs pour films couleur. Le Kathon® 886 MW (MW = *Metal Working*) est un mélange MCI/MI à une concentration de 13,9 %, principalement utilisé dans les fluides de coupe. Le Kathon® FP 1,5 contient le mélange MCI/MI à une concentration de 1,5 % dans le propylène glycol. Le Kathon® LX (LX = LateX) contient MCI/MI à une concentration dix fois supérieure à celle du Kathon CG. Le Kathon® WT (WT = *Water Treatment*) est un mélange de MCI/MI utilisé dans l'industrie du papier. Le Parmétol® K40, le Parmétol® DF 12, le Parmétol® DF 35, le Parmétol® A 23, le Parmétol® K50, le Parmétol® DF 18 sont d'autres noms commerciaux du mélange MCI/MI.

Björkner B, Bruze M, Dahlquist I *et al.* Contact allergy to the preservative Kathon® CG. *Contact Dermatitis* 1986; 14: 85-90.

Fernandez de Corres L, Navarro JA, Gastaminza G, Del Pozo MD. An unusual case of sensitization to methylchloro- and methyl-isothiazolinone (MCI/MI). *Contact Dermatitis* 1995; 33: 215.

Pazzaglia M, Vincenzi C, Gasparri F, Tosti A. Occupational hypersensitivity to isothiazolinone derivatives in a radiology technician. *Contact Dermatitis* 1996; 34: 143-4.

Scheman AJ, Katta R. Photographic allergens: an update. *Contact Dermatitis* 1997; 37: 130.

284. MÉTHYLDIBROMOGLUTARONITRILE

1,2-Dibromo 2,4-dicyanobutane

Numéro de registre [35691-65-7]

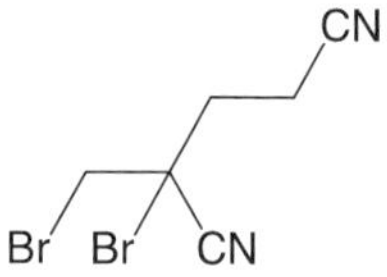

Le méthyldibromoglutaronitrile est un conservateur largement utilisé dans les produits cosmétiques et d'hygiène ainsi que dans les fluides de coupe. C'est un sensibilisant fort qui a été interdit dans les cosmétiques en Europe.

Aalto-Korte K, Jolanki R, Estlander T *et al.* Occupational allergic contact dermatitis caused by Euxyl K 400. *Contact Dermatitis* 1996; 35: 193-4.

Kynemund Pedersen L, Agner T, Held E, Johansen JD. Methyldibromoglutaronitrile in leave-on products elicits contact allergy at low concentration. *Br J Dermatol.* 2004; 151: 817-22.

Le Coz CJ. Hypersensibilité au méthyldibromoglutaronitrile (Dibromodicyanobutane). *Ann Dermatol Venereol* 2005; 132: 496-7.

285. MÉTHYLHEXAHYDROPHTALIQUE (ANHYDRIDE DE L'ACIDE)

1,3-Isobenzofurandione hexahydrométhyle

Numéro de registre CAS [19438-60-9] / [39363-62-7] / [86403-41-0] / [95032-44-3]

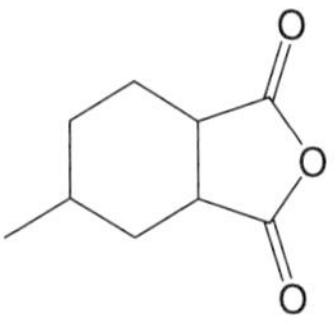

L'anhydride de l'acide méthylhexahydrophtalique est un durcisseur des résines époxy, irritant pour la peau et les muqueuses. Il est ajouté aux résines époxy du type sans éther de diglycidylbisphénol A. Ce composé peut provoquer aussi bien des dermatites allergiques de contact que des urticaires de contact immunologiques. Il est chimiquement proche de l'anhydride de l'acide méthyltétrahydrophthalique, qui est également un sensibilisant.

Tarvainen K, Jolanki R, Estlander T *et al.* Immunologic contact urticaria due to airborne methylhexahydrophthalic and methyltetrahydrophthalic anhydrides. *Contact Dermatitis* 1995; 32: 204-9.
Kanerva L, Jolanki R, Estlander T. Allergic contact dermatitis from non-diglycidyl-ether-of-bisphenol-A epoxy resins. *Contact Dermatitis* 1997; 36: 34-8.

286. MÉTHYLISOTHIAZOLINONE

2-Méthyl-4-isothiazolin-3-one, MI

Numéro de registre CAS [2682-20-4]

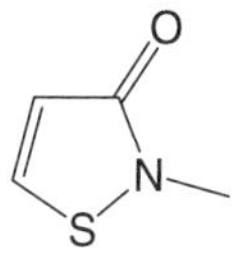

La molécule de MI est en général associée à celle de MCI dans le Kathon® CG et l'Euxyl® K 100 e.g. Ce conservateur est employé dans les produits aqueux tels que les cosmétiques, les peintures, les colles... Le contact avec des solutions concentrées peut induire de graves dermatites d'irritation du type brûlure chimique.

Tay P, Ng SK. Delayed skin burns from MCI/MI biocide used in water treatment. *Contact Dermatitis* 1994; 30: 54-5.
Schubert H. Airborne contact dermatitis due to methylchloro- and methylisothiazolinone (MCI/MI). *Contact Dermatitis* 1997; 36: 274.

287. MÉTHYLOL PHÉNOLS

2-Méthylol phénol: 2-Hydroxyméthyl-phénol

Numéro de registre CAS [90-01-7]

3-Méthylol phénol: 3-Hydroxyméthyl-phénol,

3-Hydroxybenzyl alcool

Numéro de registre CAS [620-24-6]

4-Méthylol phénol: 4-Hydroxyméthyl-phénol

Numéro de registre CAS [623-05-2]

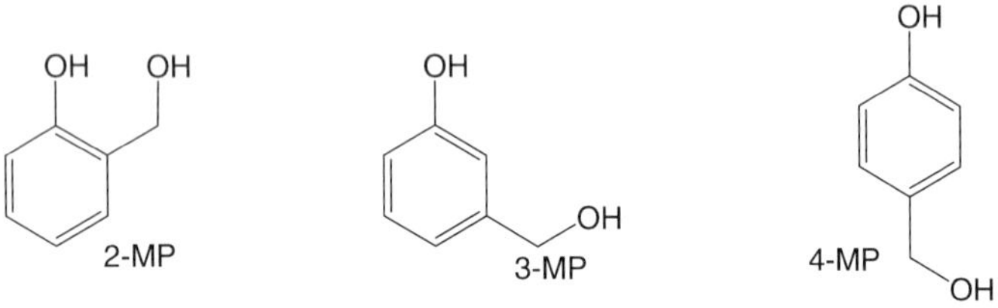

Les dérivés du type méthylol phénols sont les sensibilisants des résines à base de phénol et formaldéhyde du type résol. Des réactions en allergie croisée sont possibles avec d'autres dérivés de phénol.

Bruze M, Zimerson E. Cross-reaction patterns in patients with contact allergy to simple methylol phenols. *Contact Dermatitis* 1997; 37: 82-6.
Bruze M, Fregert S, Zimerson E. Contact allergy to phenol-formaldehyde resins. *Contact Dermatitis* 1985; 12: 81-6.

288. 1-MÉTHYLPYRROLIDONE

N-Méthyl-2-pyrrolidone, 1-Méthyl-2-pyrrolidone

Numéro de registre CAS [872-50-4]

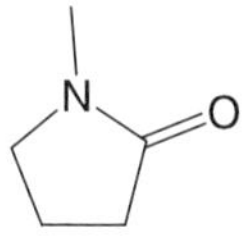

La 1-méthylpyrrolidone est un solvant aprotique avec un très grand nombre d'utilisations : procédés pétrochimiques, revêtements de surface, colorants et pigments, produits de nettoyage domestiques et industriels, produits pharmaceutiques et agricoles. C'est principalement un irritant, mais il peut induire des dermatites de contact sévères en cas de contact prolongé.

Leira H, Tiltnes A, Svendsen K, Vetlesen L. Irritant cutaneous reactions to N-methyl-2-pyrrolidone (NMP) *Contact Dermatitis* 1992; 27: 148-50.
Jungbauer FH, Coenraads PJ, Kardaun SH. Toxic hygroscopic contact reaction to N-methyl-2-pyrrolidone. *Contact Dermatitis* 2001; 45: 303-4.

289. MÉTOL (SULFATE)

4(Méthylamino)phénol

Numéro de registre CAS [150-75-4]

4(Méthylamino)phénol sulfate

Numéros de registre CAS [1936-57-8], [51-72-9] (sulfate[1 : 1]), [55-55-0] (sulfate[2 : 1])

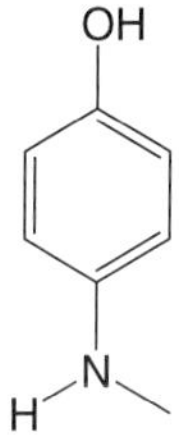

$(. H_2SO_4)$

Le métol est présent dans les révélateurs de films noir et blanc et peut provoquer des dermatites professionnelles chez les photographes.

Scheman AJ, Katta R. Photographic allergens: an update. *Contact Dermatitis* 1997; 37: 130.
Lidén C, Brehmer-Andersson E. Occupational dermatoses from colour developing agents. Clinical and histopathological observations. *Acta Derm Venereol (Stockh)* 1988; 68: 514-22.

290. MÉVINPHOS

Numéro de registre CAS [7786-34-7]

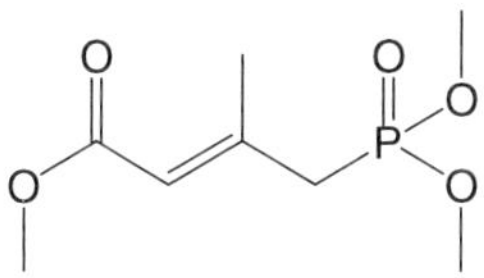

La sensibilisation au mévinphos (Duraphos, Phosdrine, Phosfène…), un dérivé organophosphoré inhibiteur de la cholinestérase utilisé comme insecticide, a été rarement décrite.

Jung HD, Ramsauer E. Akute Pesticid-Intoxication kombiniert mit epicutaner Sensibilisierung durch den organischen Phosphorsäureester Mevinphos (PD5). *Aktuel Dermatol* 1987; 13: 82-3.

291. MEZLOCILLINE

Numéro de registre CAS [51481-65-3]

Mezlocilline sel de sodium monohydraté

Numéro de registre CAS [59798-30-0]

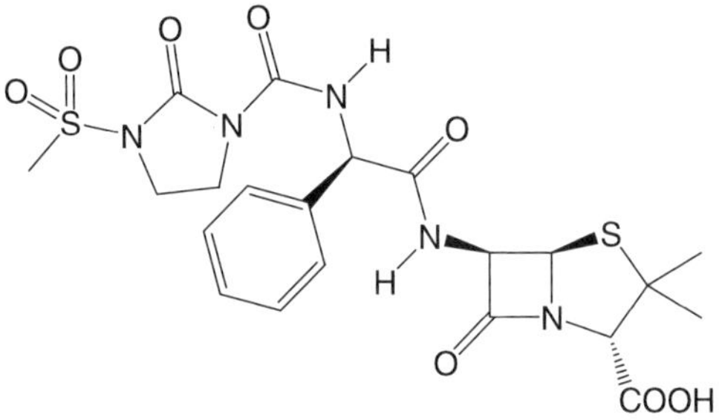

La mezlocilline est une acylaminopénicilline responsable d'une hypersensibilité immédiate et retardée chez une infirmière.

Keller K, Schwanitz HJ. Combined immediate and delayed hypersensitivity to mezlocillin. *Contact Dermatitis* 1992; 27: 348-9.

292. MONOÉTHANOLAMINE

Éthanolamine, 2-Aminoéthanol

Numéro de registre CAS [141-43-5]

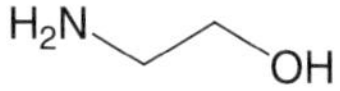

La monoéthanolamine est présente dans de nombreux produits tels que les fluides de coupe. C'est principalement un irritant et des traces de monoéthanolamine peuvent être présentes dans d'autres éthanolamines.

Blum A, Lischka G. Allergic contact dermatitis from mono-, di- and triethanolamine. *Contact Dermatitis* 1997; 36: 166.
Bhushan M, Craven NM, Beck MH. Contact allergy to 2-aminoethanol (monoethanolamine) in a soluble oil. *Contact Dermatitis* 1998; 39: 321.

293. MORPHINE (CHLORHYDRATE DE, TARTRATE DE)

Numéro de registre CAS [57-27-2] (Numéro de registre CAS [52-26-6], Numéro de registre CAS [302-31-8])

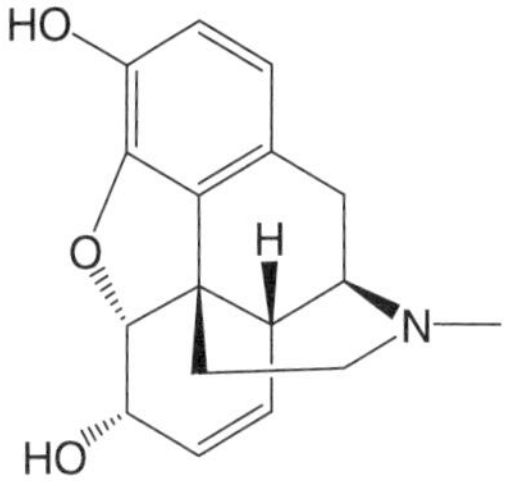

Le bitartrate de morphine a été responsable d'une dermatite de contact chez un employé travaillant dans une unité de préparation d'alcaloïdes opiacés. Le chlorhydrate et le bistartrate de morphine ont donné des tests épicutanés positifs chez un patient travaillant à la production de pâte de pavot. Nous avons observé une réaction concomitante à la morphine base et à la codéine base chez un patient présentant une éruption cutanée due à la codéine.

Condé-Salazar L, Guimaraens D, Gonzalez M, Fuente C. Occupational allergic contact dermatitis from opium alkaloids. *Contact Dermatitis* 1991; 25: 202-3.

294. MORPHOLINYL MERCAPTOBENZOTHIAZOLE

2-(4-Morpholinylthiobenzothiazole), 2-Morpholin benzothiazyl sulfénamide, Benzothiazole-2-(4-morpholinylthio)

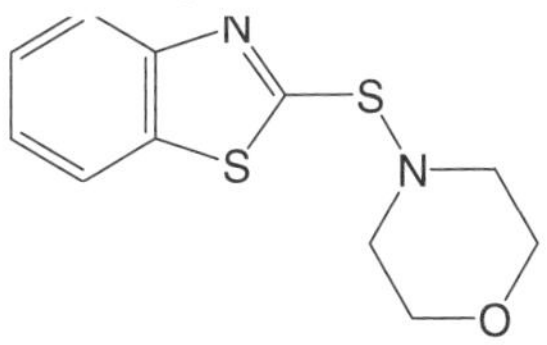

Numéro de registre CAS [102-77-2]

Cet accélérateur de vulcanisation des caoutchoucs appartient à la famille des mercaptobenzothiazole-sulfénamides. Il est utilisé dans l'industrie du caoutchouc principalement lors de la fabrication d'objets en caoutchouc synthétique. Il est présent dans le mercapto mix. En tant qu'inhibiteur de corrosion on peut le trouver dans des fluides de coupe ou dans les fluides de démoulage de l'industrie de la poterie. Il est responsable d'hypersensibilités retardées, mais un cas d'hypersensibilité immédiate a également été décrit chez une assistante dentaire.

Brehler R. Contact urticaria caused by latex-free nitrile gloves. *Contact Dermatitis* 1996; 34: 296.

Condé-Salazar L, Del-Rio E, Guimaraens D, Gonzalez Domingo A. Type IV allergy to rubber additives: a 10-year study of 686 cases. *J Am Acad Dermatol* 1993; 29: 176-80.

Le Coz CJ. Fiche d'éviction en cas d'hypersensibilité au mercaptobenzothiazole et au mercapto mix. *Ann Dermatol Venereol* 2004; 131: 846-8.

295. 4-MORPHOLINYL-2-BENZOTHIAZYLE DISULFURE

2-(Morpholinodithio)benzothiazole, Benzothiazole-2-(4-morpholinyldithio)

Numéro de registre CAS
[95-32-9]

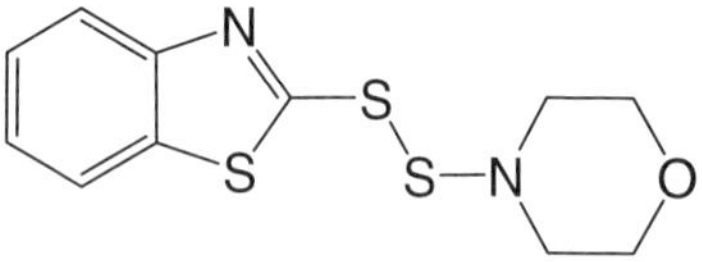

Ce produit appartient à la famille des mercaptobenzothiazole-sulfénamides, utilisés comme accélérateur modéré lors de la vulcanisation des caoutchoucs.

Le Coz CJ. Fiche d'éviction en cas d'hypersensibilité au mercaptobenzothiazole et au mercapto mix. Ann Dermato Venereol 2004; 131: 846-8.

296. NALÈDE

Numéro de registre CAS [300-76-5]

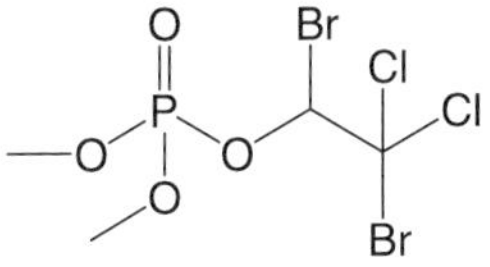

Le nalède est un dérivé organophosphoré inhibiteur de la cholinestérase employé comme insecticide et acaricide. Les sensibilisations semblent toutefois très rares.

Edmundson WF, Davies JE. Occupational dermatitis from naled. *Arch Environ Health* 1967; 15: 89-91.
Mick DL, Gartin TD, Long KR. A case report: occupational exposure to the insecticide naled. *J Iowa Med Soc* 1970; 60: 395-6.

297. 1-NAPHTHOL

Alpha-Naphthol, CI 76605, CI base d'oxydation 33

Numéro de registre CAS [90-15-3]

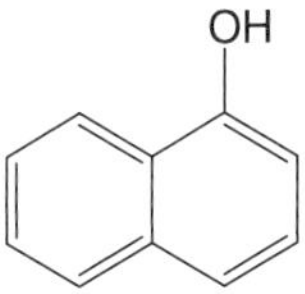

L'alpha-naphthol est utilisé pour la fabrication de colorants et enregistré comme colorant capillaire. Par réaction avec l'épichlorhydrine en milieu basique il conduit à l'alpha-naphthyl glycidyl éther, responsable de sensibilisations chez un employé sur trois dans une unité chimique.

De Groot AC. Occupational contact allergy to alpha-naphthyl glycidyl ether. *Contact Dermatitis* 1994; 30: 253-4.

298. NAPHTHOL AS

CI 37505, CI Agent de couplage azoïque 2

Numéro de registre CAS [92-77-3]

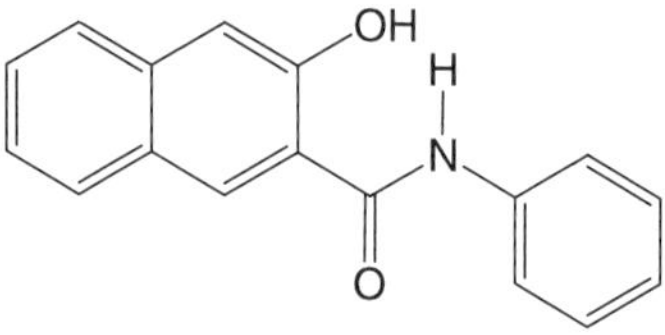

Le naphthol AS est un agent de couplage pour la coloration du coton, responsable de dermatites professionnelles ou d'allergies de contact chez les consommateurs portant des vêtements en coton teint. Il a été responsable d'allergies professionnelles lors de son utilisation dans des réactions de copulation avec le composé diazo 51 et lors de son association au pigment rouge 23 utilisé dans des encres de tatouage. Des dermatites de contact pigmentées sont fréquentes chez les patients de phototype élevé.

Le Coz CJ, Lepoittevin JP. Clothing dermatitis from Naphthol AS. *Contact Dermatitis* 2001; 44: 366-7.

Roed-Petersen J, Batsberg W, Larsen E. Contact dermatitis from Naphthol AS. *Contact Dermatitis* 1990; 22: 161-3.

299. NÉOMYCINE (NÉOMYCINE B CHLORHYDRATE DE, NÉOMYCINE B SULFATE DE)

Framycétine, Soframycine

Numéro de registre CAS [1404-04-2] (Numéro de registre CAS [25389-99-5], Numéro de registre CAS [1405-10-3])

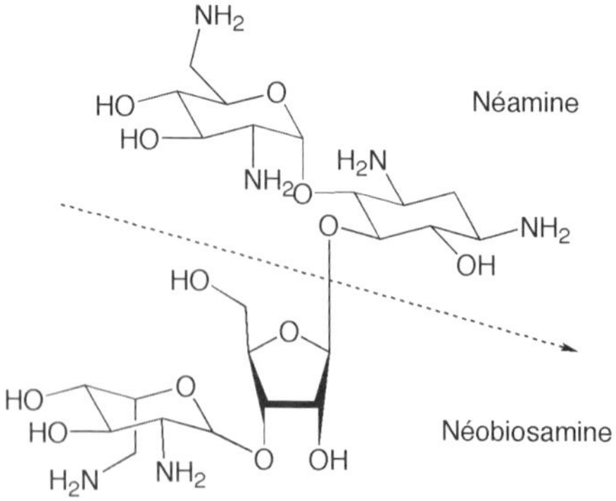

La néomycine est un antibiotique à structure complexe de la famille des aminoglycosides, extrait de *Streptomyces fradiæ*. Elle est constituée de Néomycine A (néamine) et d'un isomère néobiosamine, soit la néomycine B (framycétine ou soframycine) ou la néomycine C. Son utilisation a été progressivement interdite dans les produits cosmétiques et comme additif à l'alimentation animale. Des dermatites de contact professionnelles ont été décrites chez des éleveurs, des vétérinaires et des personnels de santé. Les dermatites non professionnelles touchent principalement les patients souffrant de dermatites chroniques, d'ulcères de jambe ou d'otites chroniques. Les réactions en allergie croisée sont courantes avec d'autres aminoglycosides (amikacine, arbékacine, butirosine, dibékacine, gentamycine, isépamicine, kanamycine, paromomycine, ribostamycine, sisomycine, tobramycine), rares avec la nétilmicine et la streptomycine, et inexistantes avec la spectinomycine.

Mancuso G, Staffa M, Errani A *et al.* Occupational dermatitis in animal feed mill workers. *Contact Dermatitis* 1990; 22: 37-41.
Rebandel P, Rudzki E. Occupational contact sensitivity in oculists. *Contact Dermatitis* 1986; 15: 92.
Le Coz CJ. Fiche d'éviction en cas d'hypersensibilité à la néomycine. *Ann Dermatol Venereol* 2001; 128: 1359-60.

300. NICOTINE

Numéro de registre CAS
[55-11-5]

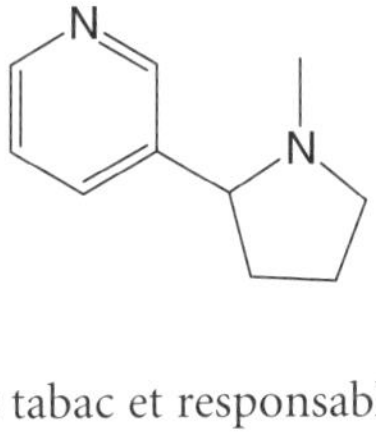

La nicotine est un alcaloïde présent dans le tabac et responsable de ses effets pharmacologiques et de dépendance. Les dermatites de contact à la nicotine, longtemps considérées comme rares, sont plus fréquentes depuis la mise sur le marché de systèmes transdermiques en contenant. Les dermatites d'irritation sont les plus fréquentes et les urticaires de contact rares. Des dermatites de contact allergiques, parfois généralisées, ont été décrites avec des tests épicutanés positifs à la nicotine base (10 % éthanol ou vaseline). Les patients qui recommencent à fumer après une sensibilisation de contact ne semblent pas présenter de problèmes particuliers.

Vincenzi C, Tosti A, Cirone M *et al.* Allergic contact dermatitis from transdermal nicotine systems. *Contact Dermatitis* 1993; 29: 104-5.
Bircher AJ, Howald H, Rufli T. Adverse skin reactions to nicotine in a transdermal therapeutic system. *Contact Dermatitis* 1991; 25: 230-6.

301. NITROFURAZONE

Nitrofural, Nitrozone, Aldomycine

Numéro de registre CAS [59-87-0] / [60051-85-6] / [8027-71-2]

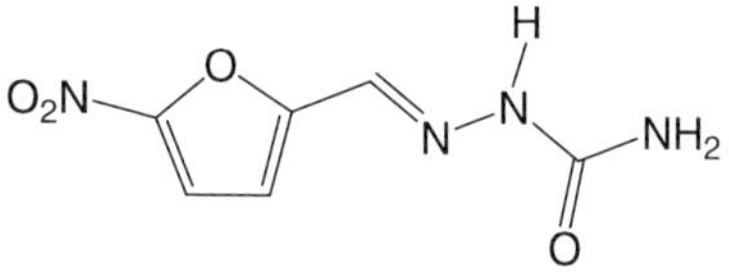

La nitrofurazone est un agent antibactérien employé dans l'alimentation animale. Des dermatites professionnelles ont été décrites chez des éleveurs de bovins et des agriculteurs.

Condé-Salazar L, Guimaraens D, Gonzalez MA, Molina A. Occupational allergic contact dermatitis from nitrofurazone. *Contact Dermatitis* 1995; 32: 307-8.
Vilaplana J, Grimalt F, Romaguera C. Contact dermatitis from furadaltone in animal feed. *Contact Dermatitis* 1990; 22: 232-3.

302. NITROGLYCÉRINE

Glycéryl trinitrate, Glycérol trinitrate

Numéro de registre CAS [55-63-0]

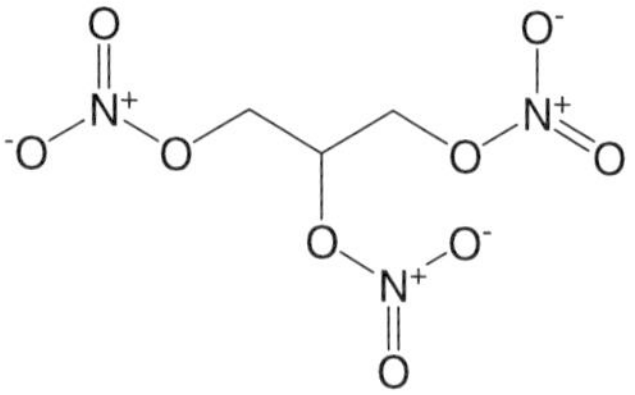

La nitroglycérine est un explosif utilisé pour fabriquer la dynamite et pour le traitement de l'angine de poitrine comme vasodilatateur sous forme systémique ou topique. C'est un agent irritant bien connu dans les fabriques de dynamite, mais qui peut également induire des réactions allergiques chez les employés des industries des explosifs et pharmaceutiques. Les systèmes transdermiques sont à l'origine des sensibilisations iatrogènes. La nitroglycérine peut donner des réactions en allergie croisée avec le dinitrate d'isosorbide.

Aquilina S, Felice H, Boffa MJ. Allergic reactions to glyceryl trinitrate and isosorbide dinitrate demonstrating cross-sensitivity. *Clin Exp Dermatol* 2002; 27: 700-2.
Kanerva L, Laine R, Jolanki R *et al.* Occupational allergic contact dermatitis caused by nitroglycerin. *Contact Dermatitis* 1991; 24: 356-62.
Machet L, Martin L, Toledano C *et al.* Allergic contact dermatitis from nitroglycerin contained in 2 transdermal systems. *Dermatology* 1999; 198(1): 106-7.

303. 3-NITRO-4-HYDROXYÉTHYLAMINOPHÉNOL

4-[(2-Hydroxyéthyl)amino]-3-nitrophénol

Numéro de registre CAS [65235-31-6]

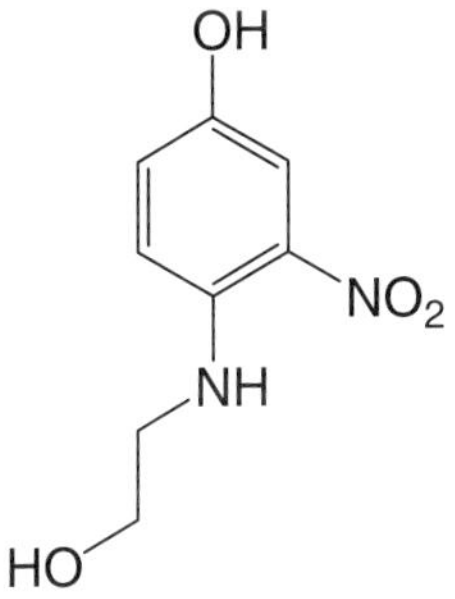

Cette molécule appartient à la famille des aminophénols utilisés en coloration capillaire, plus particulièrement dans les colorations semi-permanentes.

Le Coz CJ, Kühne S, Engel F. Hair dye allergy due to 3-nitro-p-hydroxyethyl-aminophenol. *Contact Dermatitis* 2003; 49: 103.

304. 2-NITRO-4-PHÉNYLÈNEDIAMINE

o-Nitro-*p*-phénylènediamine, ONPD, CI 76070

Numéro de registre CAS [5307-14-2]

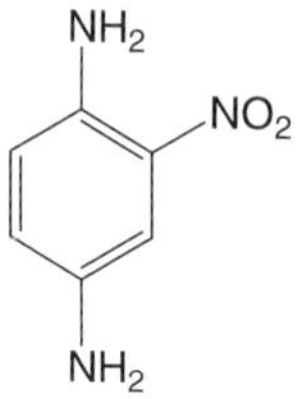

L'ONPD est un colorant capillaire responsable de sensibilisations chez des coiffeurs et consommateurs généralement allergiques à la PPD.

Guerra L, Tosti A, Bardazzi F *et al.* Contact dermatitis in hairdressers: the Italian experience. Gruppo Italiano Ricerca Dermatiti da Contatto e Ambientali. *Contact Dermatitis* 1992; 26: 101-7.

Van der Walle HB, Brunsveld VM. Dermatitis in hairdressers (I). The experience of the past 4 years. *Contact Dermatitis* 1994; 30: 217-20.

Frosch PJ, Burrows D, Camarasa JG *et al.* Allergic reactions to a hairdresser's series: results from 9 European centres. *Contact Dermatitis* 1993; 28: 180-3.

305. NONOXYNOLS

Nonylphénol éthoxylates, PEG-(*n*) Nonyl phényl éther, Polyoxyéthylène (*n*) nonyl phényl éther

Numéro de registre CAS [26027-38-3]

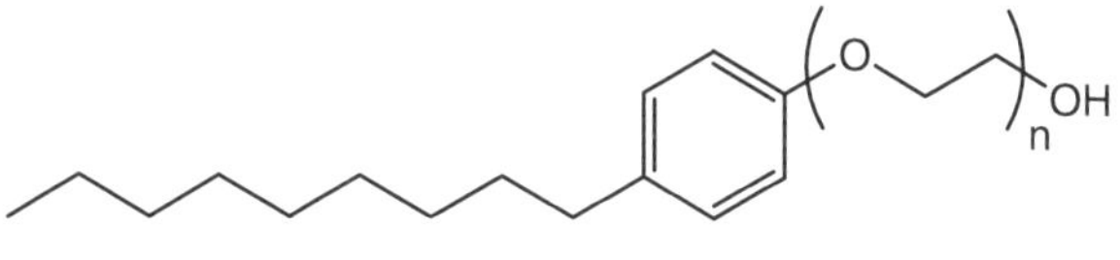

De formule générale $C_9H_{19}C_6H_4(OCH_2CH_2)_nOH$, chaque nonoxynol est caractérisé par le nombre (n) d'unités oxyde d'éthylène dans la chaîne, d'où les nonoxynol-9, nonoxynol-14, etc. Ces produits sont employés dans les détergents, savons liquides, comme émulsifiants dans les crèmes, dans les adhésifs de papier photographique, les colorants capillaires, les lubrifiants et les spermicides. Ce sont des irritants et des sensibilisants. Le nonoxynol-6 a été décrit comme sensibilisant présent dans un produit industriel de nettoyage des mains et dans un fluide utilisé dans l'industrie des métaux. Le nonoxynol-9 est principalement utilisé comme conservateur dans des antiseptiques topiques ou des produits spermicides. Le nonoxynol-10 a été décrit comme photosensibilisant UVB. Le nonoxynol-12 a provoqué une dermatite de contact chez une employée de maison qui utilisait un produit de nettoyage le contenant.

Dooms-Goossens A, Deveylder H, de Alam AG *et al.* Contact sensitivity to nonoxynols as a cause of intolerance to antiseptic preparations. *J Am Acad Dermatol* 1989; 21: 723-7.

Nethercott JR, Lawrence MJ. Allergic contact dermatitis due to nonylphenol ethoxylate (nonoxynol-6). *Contact Dermatitis* 1984; 10: 235-9.

Meding B. Occupational contact dermatitis from nonylphenolpolyglycolether. *Contact Dermatitis* 1985; 13: 122-3.

Wilkinson SM, Beck MH, August PJ. Allergic contact dermatitis from nonoxynol-12 in a polish. *Contact Dermatitis* 1995; 33: 128-9.

306. OCTOCRYLÈNE

Octocrilène

Numéro de registre CAS [6197-30-4]

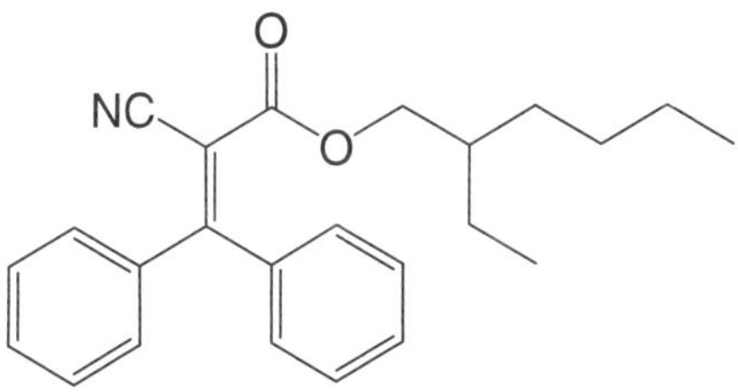

L'octocrylène est un filtre anti-UVB employé dans les cosmétiques. Il est responsable de dermatites de contact photo-induites.

Carrotte-Lefebvre I, Bonnevalle A, Segard M *et al.* Contact allergy to octocrylene. *Contact Dermatitis* 2003; 48: 46-7.

307. OCTYL GALLATE

Numéro de registre CAS
[1034-01-1]

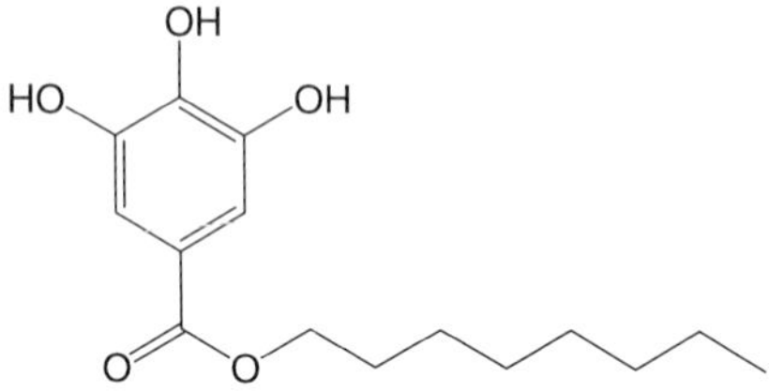

L'octyl gallate (E 311) est un antioxydant utilisé dans l'alimentation et les cosmétiques pour éviter l'oxydation des acides gras insaturés. Des cas isolés ont été décrits dans l'industrie agroalimentaire et après utilisation de rouges à lèvres. Les tests épicutanés sont souvent irritants.

De Groot AC, Gerkens F. Occupational airborne contact dermatitis from octyl gallate. *Contact Dermatitis* 1990; 23: 184-6.
Giordano-Labadie F, Schwarze HP, Bazex J. Allergic contact dermatitis from octyl gallate in lipstick. *Contact Dermatitis* 2000; 42: 51.

308. 2-*N*-OCTYL-4-ISOTHIAZOLIN-3-ONE

Kathon® LM, Kathon® 4200, Kathon® 893, Pancil, Skane M-8

Numéro de registre CAS
[26530-20-1]

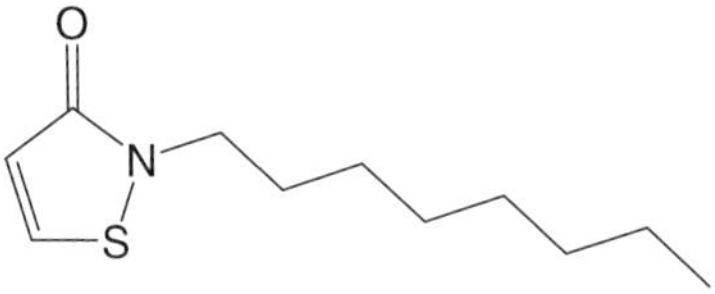

Cette isothiazolinone est présente dans relativement peu de produits, principalement des produits de polissage et de nettoyage, certaines peintures, des colles, comme conservateur des bois et cuirs et dans des huiles de coupe utilisées dans l'industrie des métaux.

Oleaga JM, Aguirre A, Landa N *et al.* Allergic contact dermatitis from Kathon 893. *Contact Dermatitis* 1992; 27: 345-6.
Young HS, Ferguson JEF, Beck MH. Contact dermatitis from 2-n-octyl-4-isothiazoline-3-one in a PhD student. *Contact Dermatitis* 2004; 50: 47-8.

309. OLAQUINDOX

N-(2-Hydroxyéthyl)-3-méthyl-2-quinoxalinecarboxamide 1,4-dioxide

Numéro de registre CAS
[23696-28-8]

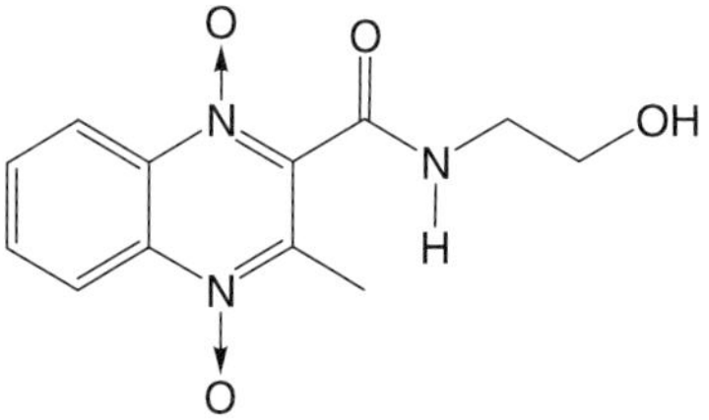

L'olaquindox est un agent antibactérien dérivé de la quinoxaline et utilisé comme promoteur de croissance des porcs. C'est un constituant du Bayo-N-Ox® et du Proquindox® et de nombreux autres aliments pour les porcs. C'est un photosensibilisant qui forme une oxyziridine réactive lors de l'exposition à la lumière. Des dermatites de contact photoallergiques et des photosensibilités rémanentes ont été décrites.

Kumar A, Freeman S. Photoallergic contact dermatitis in a pig farmer caused by olaquindox. *Contact Dermatitis* 1996; 35: 249-50.

Schauder S, Schröder W, Geier J. Olaquindox-induced airborne photoallergic contact dermatitis followed by transient or persistent light reactions in 15 pig breeders. *Contact Dermatitis* 1996; 35: 344-54.

Belhadjali H, Marguery MC, Journe F *et al.* Allergic and photoallergic contact dermatitis to Olaquindox in a pig breeder with prolonged photosensitivity. *Photodermatol Photoimmunol Photomed* 2002; 18: 52-3.

310. OXACILLINE

Numéro de registre CAS
[66-79-5]

Oxacilline (sel de sodium monohydraté)

Numéro de registre CAS
[7240-38-2]

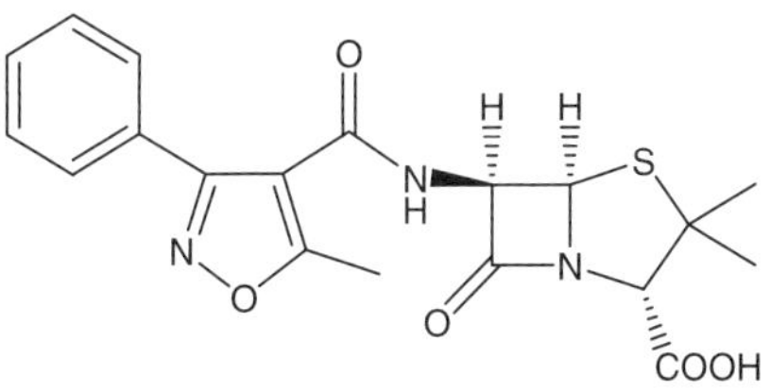

L'oxacilline est un dérivé semi-synthétique des pénicillines du groupe M. Sa structure est proche de celle de la cloxacilline.

Budavari S, O'Neil MJ, Smith A *et al.* *The Merck Index*, 12th edition, Merck & Co., Inc. Whitehouse Station, NJ, USA, 1996.

311. 7-OXODEHYDROABIÉTIQUE (ACIDE)

Numéro de registre CAS
[18684-55-4]

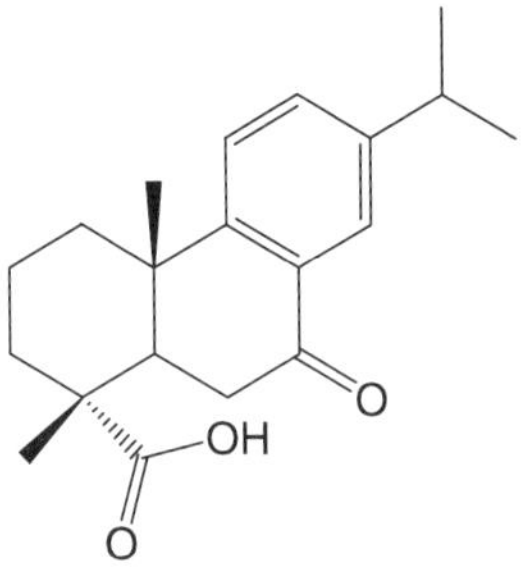

Il s'agit d'un produit d'autoxydation de l'acide dehydroabiétique coresponsable des allergies à la colophane.

Bergh M, Menné T, Karlberg AT. Colophony in paper-based surgical clothing. *Contact Dermatitis* 1994; 31: 332-3.

312. OXPRÉNOLOL

Numéro de registre CAS
[6452-71-7]

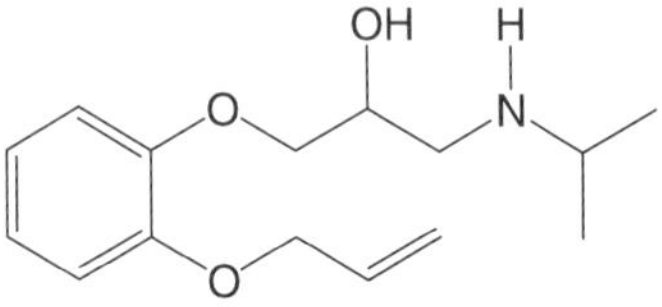

L'oxprénolol est un bêta-bloquant responsable de dermatites de contact dans l'industrie pharmaceutique. L'épichlorhydrine est utilisée pour la synthèse du propranolol et de l'oxprénolol.

Rebandel P, Rudzki E. Dermatitis caused by epichlorhydrin, oxprenolol hydrochloride and propranolol hydrochloride. *Contact Dermatitis* 1990; 23: 199.

313. PANTOTHÉNOL

2,4-Dihydroxy-*N*-(3-hydroxypropyl)-3,3-diméthylbutanamide, Pantothènylol, *N*-Pantoyl-3-propanolamine, Panthénol, Pantothènyl alcool

Numéro de registre
[81-13-0]

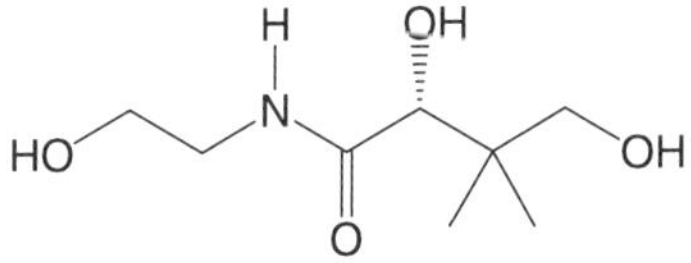

Le pan(to)thénol est l'alcool correspondant à l'acide pantothénique du groupe de la vitamine B5. Il est employé comme additif alimentaire et comme agent de conditionnement dans les produits pour la peau et les cheveux. Des dermatites de contact et des urticaires à ce produit ont été décrites.

Schalock PC, Storrs FJ, Morrison L. Contact urticaria from panthenol in hair conditioner. *Contact Dermatitis* 2000; 43: 223.
Stables GI, Wilkinson SM. Allergic contact dermatitis due to panthenol. *Contact Dermatitis* 1998; 38: 236-7.

314. PARABÈNES (ESTERS DE L'ACIDE PARAHYDROXYBENZOÏQUE)

Méthylparabène, E218

Numéro de registre CAS [99-76-3]

E219 (sel de sodium)

Numéro de registre CAS [5026-62-0]

Éthylparabène, E214

Numéro de registre CAS [120-47-8]

E215 (sel de sodium)

Numéro de registre CAS [35285-68-8]

Propylparabène, E216

Numéro de registre CAS [94-13-3]

E217 (sel de sodium)

Numéro de registre CAS [35285-69-9]

Isopropylparabène

Numéro de registre CAS [4191-73-5]

Butylparabène

Numéro de registre CAS [94-26-8]

Isobutylparabène

Numéro de registre CAS [4247-02-3]

Phénylparabène

Numéro de registre CAS [17696-62-7]

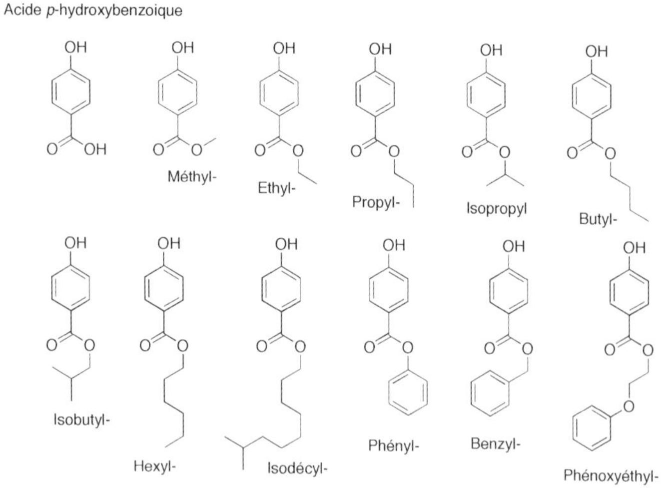

Benzylparabène

Numéro de registre CAS [94-18-8]

Phénoxyéthylparabène

Numéro de registre CAS [55468-88-7]

Les parabènes sont des esters de l'acide p-hydroxybenzoïque très largement employés comme conservateur dans les produits cosmétiques, les médicaments et l'alimentation. Les différents parabènes agissent de manière synergique entre eux et avec d'autres conservateurs. Ils sont responsables de dermatites allergiques de contact principalement sous forme de dermatites chroniques.

Le Coz CJ. Fiche d'éviction en cas d'hypersensibilité aux esters de l'acide para-hydroxybenzoïque (parahydroxybenzoates ou parabens). *Ann Dermatol Venereol* 2004; 131: 309-10.

315. PARAPHÉNYLÈNEDIAMINE

PPD, *p*-Phénylènediamine, 4-Phénylènediamine

Numéro de registre CAS [106-50-3]

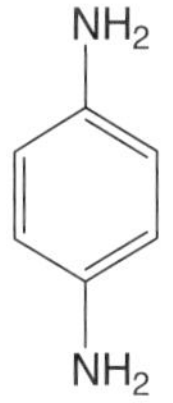

La PPD est un composé qui s'oxyde rapidement en présence d'eau oxygénée et d'ammoniaque. Les produits d'oxydation polymérisent en présence de coupleurs pour former des composés colorés. La PPD est un allergène classique des colorants capillaires, mais peut être présente dans d'autres produits. C'est un marqueur de la sensibilisation au groupe des amines en para telles que la benzocaïne, certains colorants azoïques et d'anciens sulphonamides antibactériens.

Guerra L, Tosti A, Bardazzi F *et al.* Contact dermatitis in hairdressers: the Italian experience. Gruppo Italiano Ricerca Dermatiti da Contatto e Ambientali. *Contact Dermatitis* 1992; 26: 101-7.
Frosch PJ, Burrows D, Camarasa JG *et al.* Allergic reactions to a hairdresser's series: results from 9 European centres. *Contact Dermatitis* 1993; 28: 180-3.
Bork K. Allergic contact dermatitis on a violinist's neck from para-phenylenediamine in a chin rest stain. *Contact Dermatitis* 1993; 28: 250-1.
Rebandel P, Rudzki E. Occupational allergy to p-phenylenediamine in milk testers. *Contact Dermatitis* 1995; 33: 138.
Le Coz CJ, Lefebvre C, Keller F, Grosshans E. Allergic contact dermatitis caused by skin painting (pseudotattooing) with black henna, a mixture of henna and p-phenylenediamine and its derivatives. *Arch Dermatol* 2000; 136: 1515-7.

316. PARAQUAT (DICHLORURE, SULFATE)

1-1'-Diméthyl-4,4'-bipyridinium (sel de)

Numéro de registre CAS [4685-14-7] / [116047-10-0] (Numéro de registre CAS [1910-42-5], Numéro de registre CAS [2074-50-2])

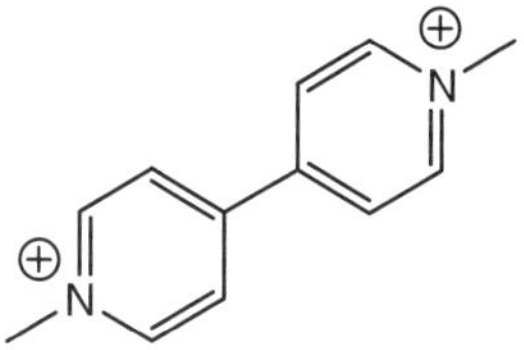

Le paraquat est un ammonium quaternaire utilisé comme herbicide. C'est l'un des constituants du Cekuquat® ou du Dipril®. Il est responsable de dermatites et de photodermatites toxiques, d'acnés et de leucodermies chez les agriculteurs.

Vilaplana J, Azon A, Romaguera C, Lecha M. Phototoxic contact dermatitis with toxic hepatitis due to the percutaneous absorption of paraquat. *Contact Dermatitis* 1993; 29: 163-4.

317. PARATHION

Parathion (éthyl): Parathion, Éthylparathion, Corothion, Dantion, Folidol

Numéro de registre CAS [56-38-2]

Parathion (méthyl) : Méthylparathion, Matafos, Paratox, Folidol M

Numéro de registre CAS [298-00-0]

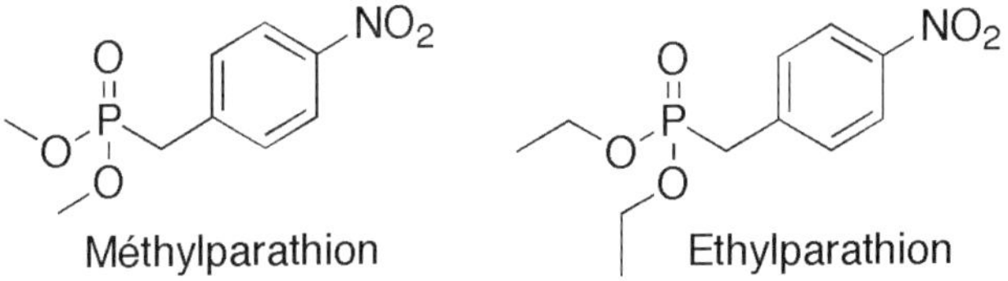

Le parathion est un pesticide organophosphoré. Un cas de dermatite de contact bulleuse à l'éthylparathion et un cas de sensibilisation au méthylparathion chez une agricultrice avec de nombreuses sensibilisations ont été décrits.

Pevny I. Pestizid-Allergie. *Dermatosen* 1980; 28: 186-9.
Jung HD, Holzegel K. Akute Toxisch-bullöse Kontaktdermatitis durch den Phosphorsäurester Parathionethyl im Follidel-Öl. *Aktuel Dermatol* 1988; 14: 19-31.

318. PARTHÉNOLIDE

Numéro de registre CAS [20554-84-1]

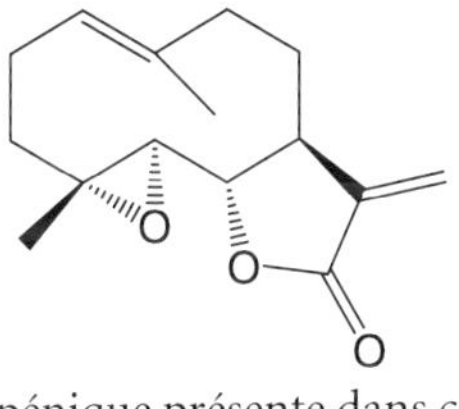

Le parthénolide est une lactone sesquiterpénique présente dans certaines plantes de la famille des *Asteraceae-Compositæ* telles que la matricaire (*Tanacetum parthenium* Schultz-Bip.) ou la tanaisie (*Parthenium hysterophorus* L.).

Hausen BM, Osmundsen PE. Contact allergy to parthenolide in *Tanacetum parthenium* (L.) Schultz-Bip. (feverfew, Asteraceae) and cross-reactions to related sesquiterpene lactone containing Compositae species. *Acta Dermatol Venereol* 1983; 63: 308-14.

Paulsen E, Andersen KE, Hausen BM. Compositae dermatitis in a Danish dermatology department in one year (I). Results of routine patch testing with the sesquiterpene lactone mix supplemented with aimed patch testing with extracts and sesquiterpene lactones of Compositae plants. *Contact Dermatitis* 1993; 29: 6-10.

Lamminpää A, Estlander T, Jolanki R, Kanerva L. Occupational allergic contact dermatitis caused by decorative plants. *Contact Dermatitis* 1996; 34: 330-5.

319. PÉNICILLINES

Pénicilline

Numéro de registre CAS [1406-05-9]

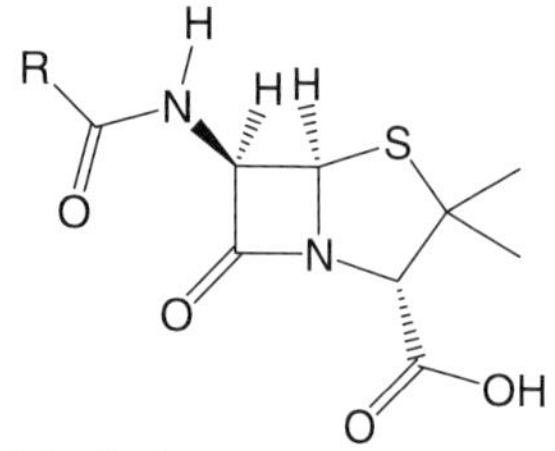

Les pénicillines sont responsables à la fois de dermatites de contact, d'urticaires de contact et de réactions systémiques parfois graves. Des allergies professionnelles ont été décrites chez les personnels de santé, les travailleurs de l'industrie pharmaceutique et dans le milieu vétérinaire. Toutes les pénicillines contiennent le motif acide 6-aminopénicillanique. Les pénicillines G, V, A, et M sont caractérisées par des chaînes particulières en position C7. Des réactions en allergie croisée sont possibles entre plusieurs pénicillines, mais cela n'est pas systématique puisque les allergies immédiates et retardées peuvent mettre en jeu la partie acide 6-aminopénicillanique ou la chaîne spécifique en position 7.

Guerra L, Venturo N, Tardio M, Tosti A. Airborne contact dermatitis from animal feed antibiotics. *Contact Dermatitis* 1995; 32: 61-2.

Rudzki E. Rebandel P. Grzywa Z. Patch tests with occupational contactants in nurses, doctors and dentists. *Contact Dermatitis* 1989; 20: 247-50.

320. PENTACHLORONITROBENZÈNE

Quintozène, PCNB, Brassicol, Terrachlor®

Numéro de registre CAS [82-68-8]

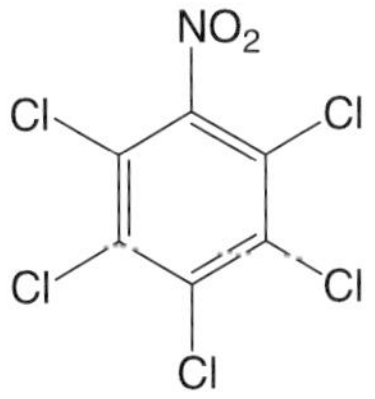

Le pentachloronitrobenzène est un pesticide et un fongicide responsable de sensibilisations chez des agriculteurs et dans des unités de fabrication.

O'Malley M, Rodriguez P, Maibach HI. Pesticide patch testing: California nursery workers and controls. *Contact Dermatitis* 1995; 32: 61-2.

Sharma VK, Kaur S. Contact sensitization by pesticides in farmers. *Contact Dermatitis* 1990; 23: 77-80.

321. PENTADÉCYLCATÉCHOL

3-Pentadécylcatéchol, Hydrourushiol, Tétrahydrourushiol

Numéro de registre CAS [492-89-7]

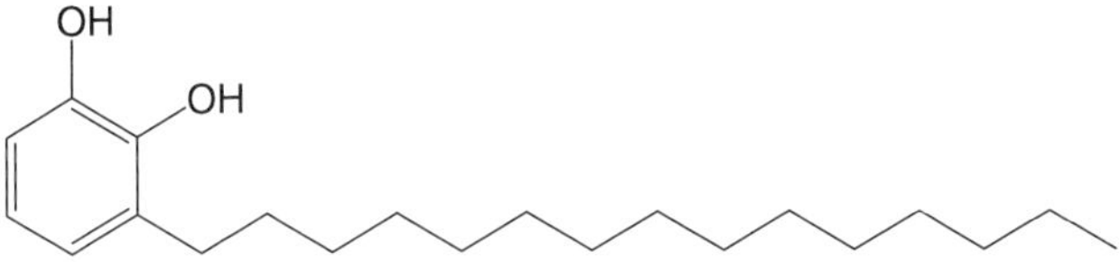

Le pentadécylcatéchol est l'un des constituants des urushiols et le principal allergène des *Anacardiaceæ* : poison ivy (*Toxicodendron radicans*) et poison oak (*Toxicodendron diversiloba*, *Rhus diversiloba*).

Epstein WL. Occupational poison ivy and oak dermatitis. *Dermatologic Clinics* 1994; 12: 511-6.

322. PHÉNOXYÉTHANOL

2-Phénoxyéthanol

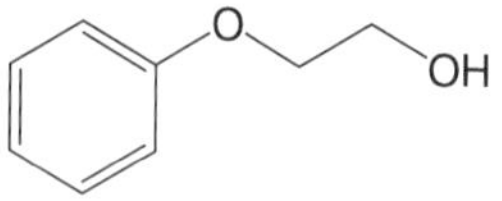

Numéro de registre CAS [122-99-6] / [37220-49-8] / [56257-90-0]

Le phénoxyéthanol est principalement utilisé comme conservateur en association avec le méthyldibromoglutaronitrile (Euxyl® K 400) ou avec les parabènes. L'allergie à cette molécule est rare.

Vigan M, Brechat N, Girardin P *et al.* Un nouvel allergène: le dibromodicyanobutane. Etude sur 310 patients de janvier à décembre 1994. *Ann Dermatol Venereol* 1996; 123: 322-4.

323. PHÉNYLÉPHRINE (CHLORHYDRATE)

Numéro de registre CAS [59-42-7]

Phényléphrine (chlorhydrate de)

Numéro de registre CAS [61-76-7]

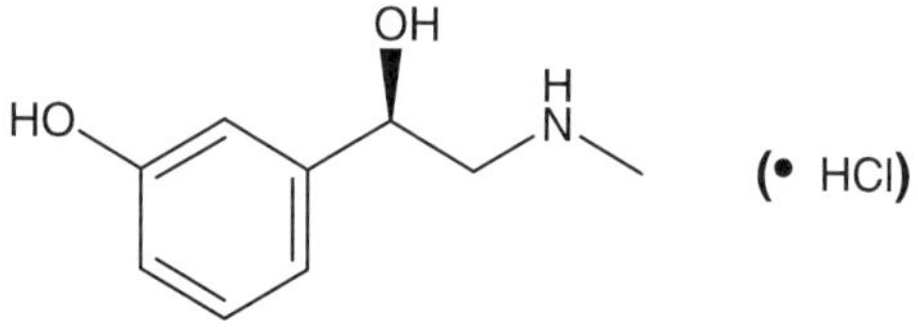

Le chlorhydrate de phényléphrine est un agoniste alpha-adrénergique utilisé comme mydriatique et décongestionnant dans des gouttes pour les yeux.

Narayan S, Prais L, Foulds IS. Allergic contact dermatitis caused by phenylephrine eyedrops. *Am J Contact Dermat* 2002; 13: 208-9.

324. PHÉNYLÉTHYL CAFFÉATE

Phénéthyl ester de l'acide cafféique

Numéro de registre CAS [104594-70-9]

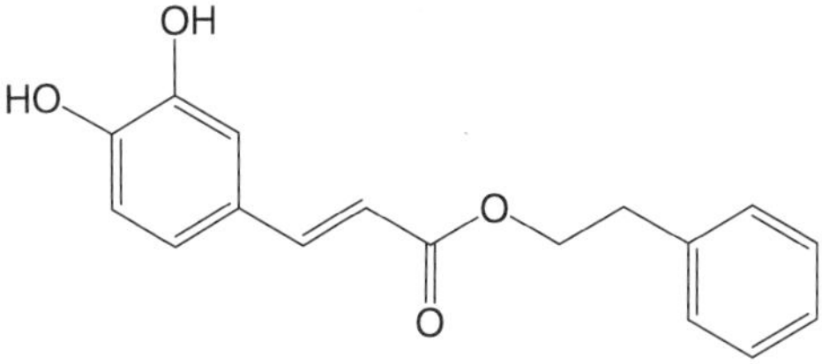

Le phényléthyl cafféate est l'un des allergènes de la propolis. Il est également présent dans la sécrétion des bourgeons de peupliers.

Lamminpää A, Estlander T, Jolanki R, Kanerva L. Occupational allergic contact dermatitis caused by decorative plants. *Contact Dermatitis* 1996; 34: 330-5.
Oliwiecki S, Beck MH, Hausen BM. Occupational contact dermatitis from caffeates in poplar bud resin in a tree surgeon. *Contact Dermatitis* 1992; 27: 127-8.

325. PHÉNYL GLYCIDYL ÉTHER

Numéro de registre CAS [122-60-1] / [66527-93-3]

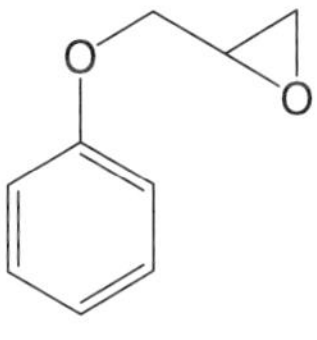

Ce composé monoglycidyle est utilisé comme diluant réactif pour les résines époxy du type bisphénol A. C'est l'un des constituants des peintures, des colles et des résines du type époxy. Des sensibilisations ont été observées dans de nombreuses professions telles que les travailleurs du bâtiment, de l'industrie du marbre, de la céramique et chez les cordonniers.

Condé-Salazar L, Gonzalez de Domingo MA, Guimaraens D. Sensitization to epoxy resin systems in special flooring workers. *Contact Dermatitis* 1994; 31: 157-60.
Tarvainen K. Analysis of patients with allergic patch test reactions to a plastic and glues series. *Contact Dermatitis* 1995; 32: 346-51.
Angelini G, Rigano L, Foti C *et al.* Occupational sensitization to epoxy resin and reactive diluents in marble workers. *Contact Dermatitis* 1996; 35: 11-6.
Mancuso G, Reggiani M, Berdondini RM. Occupational dermatitis in shoemakers. *Contact Dermatitis* 1996; 34: 17-22.
Seidenari S, Danese P, Di Nardo A *et al.* Contact sensitization among ceramics workers. *Contact Dermatitis* 1990; 22: 45-9.
Jolanki R, Kanerva L, Estlander T *et al.* Occupational dermatoses from epoxy resin compounds. *Contact Dermatitis* 1990; 23: 172-83.

326. PHÉNYL-ALPHA-NAPHTHYLAMINE

Néozone A, CI 44050

Numéro de registre CAS [90-30-2]

L'alpha-phénylnaphthylamine est présente dans certains caout-

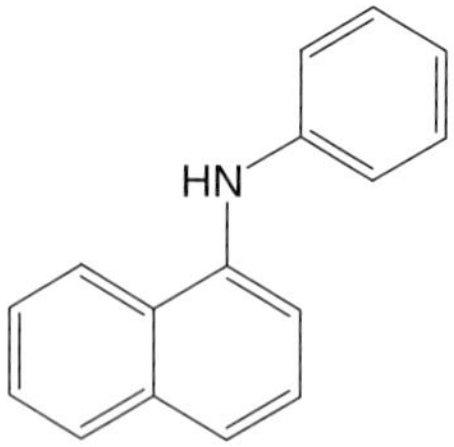

choucs et huiles comme antioxydant. Ce composé est très proche de la bêta-phénylnaphthylamine et de la di-bêta-naphthyl-p-phénylènediamine, mais l'on n'observe pas de réactions en allergie croisée entre ces composés.

Carmichael AJ, Foulds IS. Isolated naphthylamine allergy to phenyl-alpha-naphthylamine. *Contact Dermatitis* 1990; 22: 298-9.
Svedman C, Isaksson M, Zimerson E, Bruze M. Occupational contact dermatitis from a grease. *Dermatitis* 2004; 15: 41-4.

327. PHÉNYL-BÉTA-NAPHTHYLAMINE

N-Phényl-2-naphthylamine, Néozone

Numéro de registre CAS [135-88-6] / [52907-17-2] / [84420-28-0]

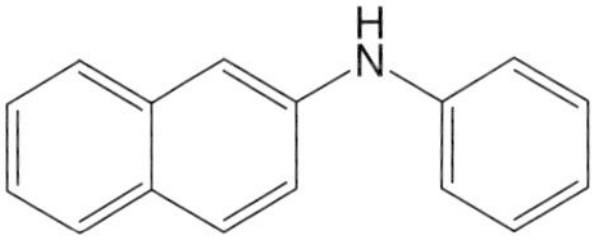

La bêta-phénylnaphthylamine est un composé du type amine qui peut provoquer des sensibilisations chez des patients allergiques au caoutchouc.

Kiec-Swierczynska M. Occupational sensitivity to rubber. *Contact Dermatitis* 1995; 32: 171-2.

Condé-Salazar L, Del-Rio E, Guimaraens D, Gonzalez Domingo A. Type IV allergy to rubber additives: a 10-year study of 686 cases. *J Am Acad Dermatol* 1993; 29: 176-80.

Condé-Salazar L, Guimaraens D, Romero LV, Gonzalez MA Unusual allergic contact dermatitis to aromatic amines. *Contact Dermatitis* 1987; 17: 42-4.

328. PHTALIQUE (ANHYDRIDE)

Numéro de registre CAS [85-44-9] / [39363-63-8]

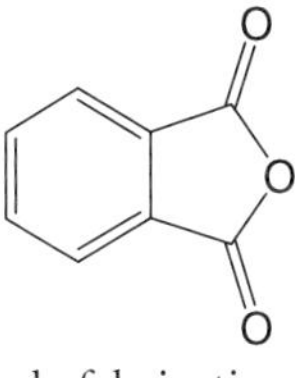

L'anhydride phtalique est employé pour la fabrication de polyesters insaturés et comme agent de réticulation des résines époxy. Il est également responsable de sensibilisations dans l'industrie de la céramique. L'anhydride phtalique *per se* n'est pas responsable des sensibilisations aux vernis à ongles du type anhydride phtalique/anhydride trimellitique anhydride/glycols copolymères, (numéro de registre CAS [85-44-9]).

Tarvainen K, Jolanki R, Estlander T *et al.* Immunologic contact urticaria due to airborne methylhexahydrophthalic and methyltetrahydrophthalic anhydrides. *Contact Dermatitis* 1995; 32: 204-9.
Seidenari S, Danese P, Di Nardo A *et al.* Contact sensitization among ceramics workers. *Contact Dermatitis* 1990; 22: 45-9.

329. PICRIQUE (ACIDE)

CI 10305

Numéro de registre CAS
[88-89-1]

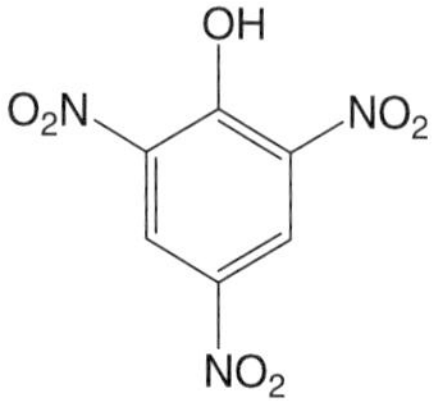

Des dermatites de contact sont observées principalement dans l'industrie des explosifs.

Hausen BM. Letter to the editor. Picric acid. *Contact Dermatitis* 1994; 30: 59.
Aguirre A, Sanz de Galdeano C, Oleaga JM *et al.* Allergic contact dermatitis from picric acid. *Contact Dermatitis* 1993; 28: 291.

330. ALPHA-PINÈNE

Numéro de registre CAS
[80-56-8] / [2437-95-8]

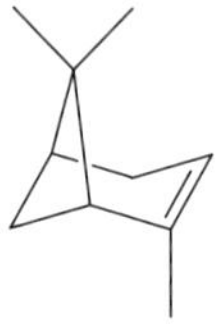

L'alpha-pinène est le constituant majeur de l'essence de térébenthine (près de 80 %). Il est présent sous forme lévogyre dans l'essence de térébenthine européenne et sous forme dextrogyre dans l'essence de térébenthine nord-américaine. Les allergies sont observées chez les peintres, les polisseurs et vernisseurs, mais également dans l'industrie des parfums et de la céramique. Ce sont sans doute des produits d'oxydation qui sont responsables des sensibilisations.

Moura C, Dias M, Vale T. Contact dermatitis in painters, polishers and varnishers. *Contact Dermatitis* 1994; 31: 51-3.
Lear JT, Heagerty AHM, Tan BB *et al.* Transient re-emergence of oil turpentine allergy in the pottery industry. *Contact Dermatitis* 1996; 35: 169-72.

331. BÊTA-PINÈNE

Nopinène, Térébenthène

Numéro de registre CAS [127-91-3]

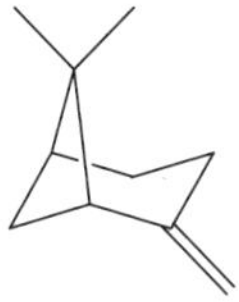

Le bêta-pinène est l'un des constituants de l'essence de térébenthine. Sa concentration varie en fonction de l'origine et semble plus importante dans l'essence de térébenthine européenne (Portugal) qu'asiatique (Indonésie).

Lear JT, Heagerty AHM, Tan BB *et al.* Transient re-emergence of oil turpentine allergy in the pottery industry. *Contact Dermatitis* 1996; 35: 169-72.

332. PIPÉRAZINE

Diéthylènediamine

Numéro de registre CAS [110-85-0]

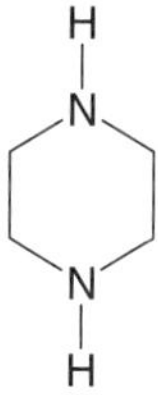

La pipérazine est présente dans la pyrazinobutazone. Des cas de dermatites professionnelles ont été décrits dans l'industrie pharmaceutique, chez les infirmières et les vétérinaires.

Dorado Bris JM, Montanes Aragues M, Sols Candela M, Garcia Diez A. Contact sensitivity to pyrazinobutazone (Carudol®) with positive oral provocation test. *Contact Dermatitis* 1992; 26: 355-6.
Rudzki E, Rebandel P, Grzywa Z *et al.* Occupational dermatitis in veterinarians. *Contact Dermatitis* 1982; 8: 72-3.

333. PIROXICAM

Numéro de registre CAS [36332-90-4]

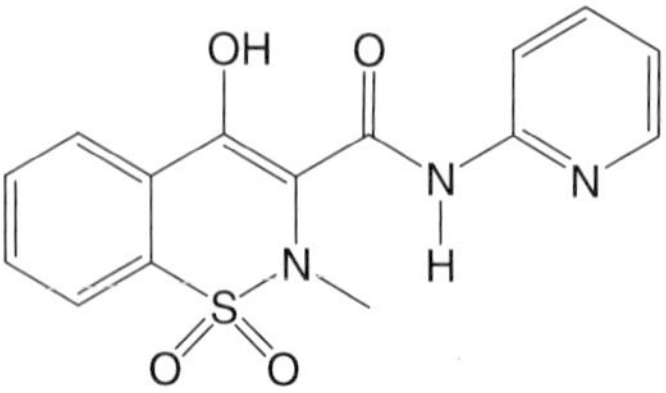

Cet anti-inflammatoire non stéroïdien appartient à la famille des oxicams et peut provoquer des dermatites de contact photoallergiques. Les photosensibilités systémiques sont fréquentes chez les patients préalablement sensibilisés au thiomersal. L'acide thiosalicylique, la partie non mercurielle du thiomersal est un marqueur des photoallergies au piroxicam. Des réactions sont à attendre avec le piroxicam ß-cyclodextrine, mais il n'y a généralement pas de réactions en allergie croisée au ténoxicam ni au méloxicam (observations personnelles).

Arévalo A, Blancas R, Ancona A. Occupational contact dermatitis from piroxicam. *Am J Contact Dermatitis* 1995; 6: 113-4.

De la Cuadra J, Pujol C, Aliaga A. Clinical evidence of cross-sensitivity between thiosalicylic acid, a contact allergen, and piroxicam, a photoallergen. *Contact Dermatitis* 1989; 21: 349-51.

334. PIVAMPICILLINE

Numéro de registre CAS [33817-20-8]

Pivampicilline (chlorhydrate de)

Numéro de registre CAS [26309-95-5]

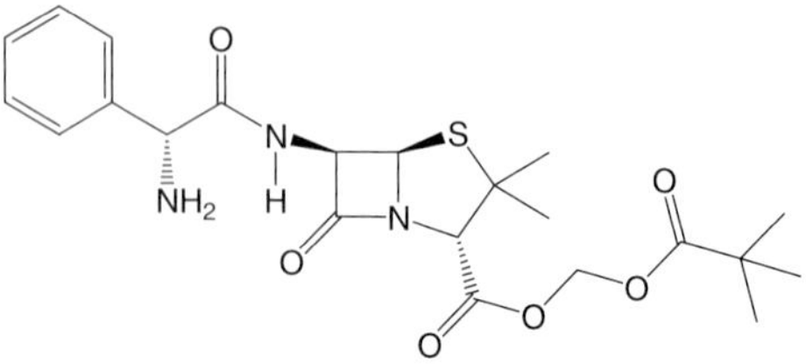

La pivampicilline est une prodrogue de l'ampicilline responsable de la sensibilisation de cinquante-six employés d'une fabrique de pénicilline. La pivampicilline et le pivmécillinam sont responsables de dermatites de contact dans les ateliers de production. L'ampicilline, le mécillinam, l'amdinocilline, la pénicilline V et la pénicilline G peuvent donner des réactions en allergie croisée.

Moller NE, Nielsen B, Von Würden K. Changes in penicillin contamination and allergy in factory workers. *Contact Dermatitis* 1990; 22: 106-7.
Moller NE, Von Würden K. Hypersensitivity to semisynthetic penicillins and cross-reactivity with penicillin. *Contact Dermatitis* 1992; 26: 351-2.

335. POTASSIUM MÉTABISULFITE

Sodium pyrosulfite, Disodium disulfite, E224

Numéro de registre CAS
[16731-55-8]

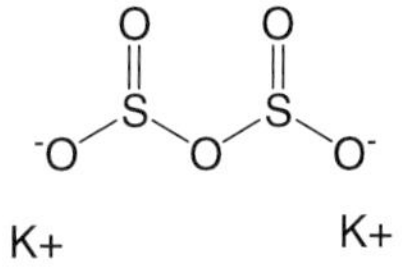

Le métabisulfite de potassium est un antioxydant employé dans la bière et le vin ou comme agent de conservation des fruits et légumes. Des réactions au métabisulfite de sodium sont également à attendre.

Budavari S, O'Neil MJ, Smith A *et al. The Merck Index*, 12th edition, Merck & Co., Inc. Whitehouse Station, NJ, USA, 1996.

336. POVIDONE IODÉE

Polyvinylpyrrolidone-iodée, PVP-iodée

Numéro de registre CAS
[25655-41-8]

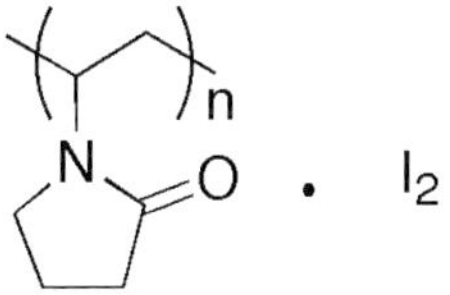

La povidone iodée est un transporteur d'iode utilisé dans certains antiseptiques locaux. Une solution à 10 % de povidone iodée contient 1 % d'iode disponible, mais l'iode libre n'est qu'à une concentration de 0,1 %. Les réactions cutanées sont plus de nature irritante qu'allergiques. En cas d'allergie, il semble que l'iode soit le véritable responsable.

Tosti A, Vincenzi C, Bardazzi F, Mariani R. Allergic contact dermatitis due to povidone-iodine. *Contact Dermatitis* 1990; 23: 197-8.
Lachapelle JM. Allergic contact dermatitis from povidone-iodine: a re-evaluation study. *Contact Dermatitis* 2005; 52: 9-10.

337. PRILOCAÏNE (CHLORHYDRATE)

Numéro de registre CAS [25655-41-8] (Numéro de registre CAS [1786-81-8])

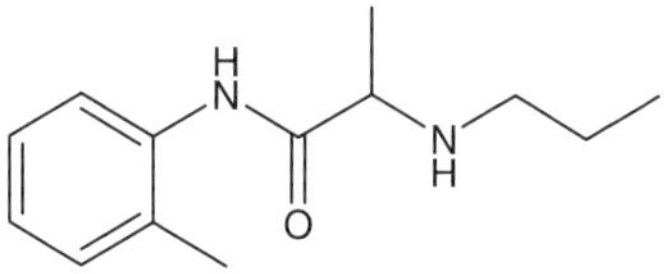

La prilocaïne est un anesthésique local de la famille des amides qui peut induire des dermatites allergiques de contact (principalement par utilisation de la crème Emla®).

Le Coz CJ, Cribier BJ, Heid E. Patch testing in suspected allergic contact dermatitis due to Emla® cream in haemodialyzed patients. *Contact Dermatitis* 1996; 35: 316-7.

338. PRIMINE

Numéro de registre CAS[15121-94-5]

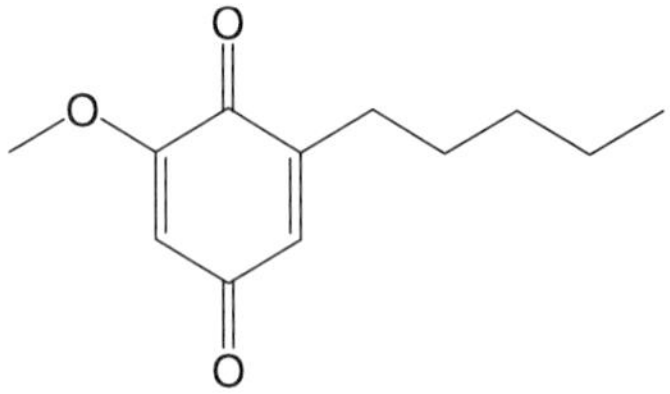

La primine est l'allergène majeur de *Primula obconica* Hance (famille des *Primulaceæ*). Les allergies de contact sont principalement professionnelles chez les fleuristes et les horticulteurs.

Lamminpää A, Estlander T, Jolanki R, Kanerva L. Occupational allergic contact dermatitis caused by decorative plants. *Contact Dermatitis* 1996; 34: 330-5.
Christensen LP, Larsen E. Direct emission of the allergen primin from intact Primula obconica plants. *Contact Dermatitis* 2000; 42: 149-53.

339. PRISTINAMYCINE

Pristinamycine

Numéro de registre CAS [270076-60-3]

Pristinamycine IA (Streptogramine B, Mikamycine IA, Ostreogrycine B, Vernamycine Balpha)

Numéro de registre CAS [3131-03-1]

Pristinamycine IIA (Mikamycine A, Ostreogrycine A, Pristinamycine IIA, Staphylomycine M1, Streptogramine A, Vernamycine A, Virginiamycine M1)

Numéro de registre CAS [21411-53-0]

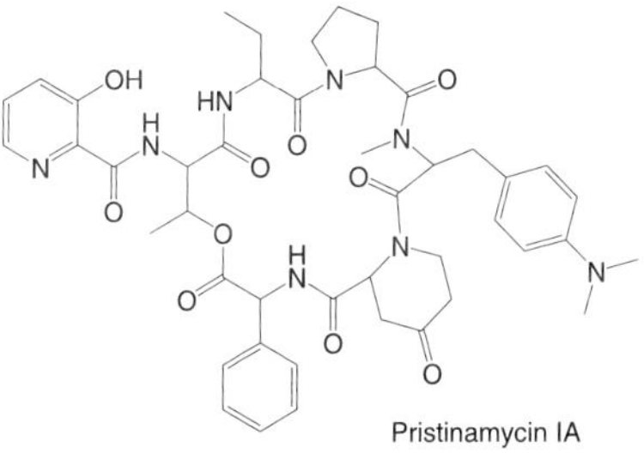

Pristinamycin IA

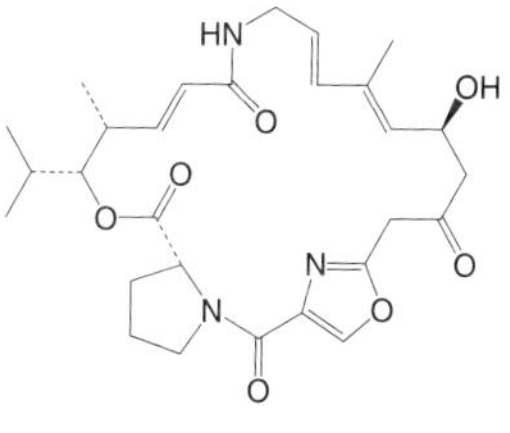

Pristinamycin IIA

Le pristinamycine est un antibiotique à usage systémique de la famille des synergistines/streptogramines composé de deux sous-unités : le pristinamycine IA et la pristinamycine IIA. Cet antibiotique est à l'origine de réactions médicamenteuses du type exanthème maculopapuleux, de dermatite systémique ou de pustulose exanthématique aiguë généralisée. Certains patients étaient préalablement sensibilisés par l'utilisation de virginiamycine (voir ci-dessous). Des réactions en allergie croisée sont attendues avec la virginiamycine CAS [11006-76-1] et avec la combinaison dalfopristine CAS [112362-50-2] et quinupristine CAS [120138-50-3].

Barbaud A, Trechot P, Weber-Muller F *et al.* Drug skin tests in cutaneous adverse drug reactions to pristinamycin: 29 cases with a study of cross-reactions between synergistins. *Contact Dermatitis* 2004; 50: 22-6.

340. PROCAÏNE (CHLORHYDRATE DE)

2-Diéthylaminoéthyl-4-aminobenzoate, Novocaïne®

Numéro de registre CAS [59-46-1]

Procaïne hydrochloride

Numéro de registre CAS [51-05-8]

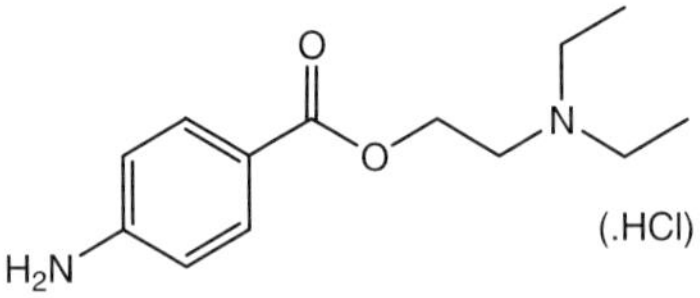

La procaïne est un anesthésique à usage local comportant une fonction amine en para. Les allergies touchent principalement les professions médicales, dentaires et vétérinaires.

Rudzki E, Rebandel P, Grzywa Z *et al.* Occupational dermatitis in veterinarians. *Contact Dermatitis* 1982; 8: 72-3.
Berova N, Stranky L, Krasteva M. Studies on contact dermatitis in stomatological staff. *Dermatol Monatschr* 1990; 176: 15-8.

341. PROPACÉTAMOL

4-Acétamidophényl *N,N*-diéthylglycinate (chlorhydrate de)

Numéro de registre CAS
[66532-85-2]

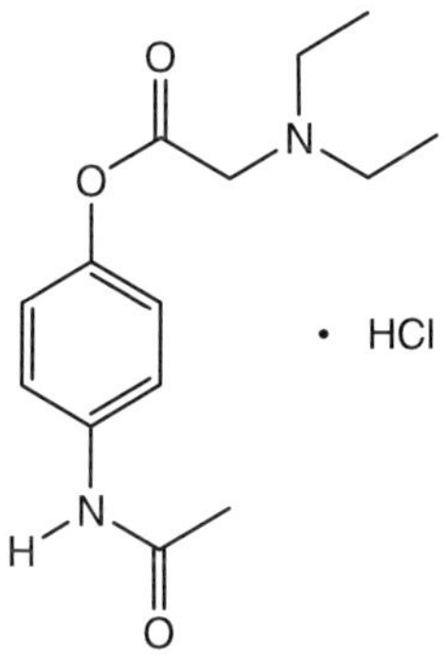

Le propacétamol est une prodrogue du paracétamol (acétaminophène) à usage intraveineux. Il s'agit d'une combinaison du paracétamol et de la diéthylglycine. Ce médicament a été à l'origine de dermatites de contact (mains et aéroportée) chez des infirmières et de dermatites systémiques sévères (pompholyx et dermatite nummulaire, eczéma généralisé, éruptions du type urticaire) chez des infirmières sensibilisées ayant reçu une injection intraveineuse de propacétamol. L'allergie est due à la partie *N,N'*-diéthylglycine et non au paracétamol. Le propacétamol a été remplacé par une solution de paracétamol dans le mannitol (Perfalgan®).

Barbaud A, Trechot P, Bertrand O, Schmutz JL. Occupational allergy to propacetamol. *Lancet* 1995; 30: 902.

Berl V, Barbaud A, Lepoittevin JP. Mechanism of allergic contact dermatitis from propacetamol: sensitization to activated N,N-diethylglycine. *Contact Dermatitis* 1998; 38: 185-8.

Le Coz C, Collet E, Dupouy M. Conséquences d'une administration systémique de propacétamol (Pro-Dafalgan®) chez les infirmières sensibilisées au propacétamol. *Ann Dermatol Venereol* 1999; 126 (Suppl 2): 32-3.

342. PROPARGITE

Omite

Numéro de registre CAS [2312-35-8]

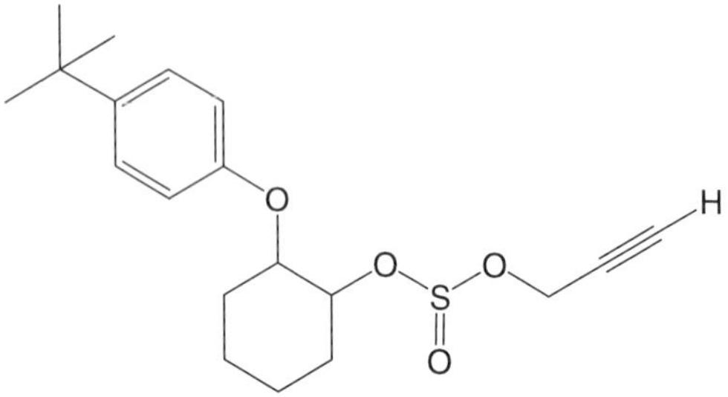

Ce pesticide est principalement un irritant. Des dermatites de contact ont été observées chez 40 sur 47 agriculteurs utilisant l'omite.

O'Malley M, Rodriguez P, Maibach HI. Pesticide patch testing: California nursery workers and controls. *Contact Dermatitis* 1995; 32 : 61-2.
Nishioka K, Kozuka T, Tashiro M. Agricultural miticide (BPPS) dermatitis. *Skin Res* 1970; 12: 5.

343. PROPRANOLOL

Numéro de registre CAS [525-66-6]

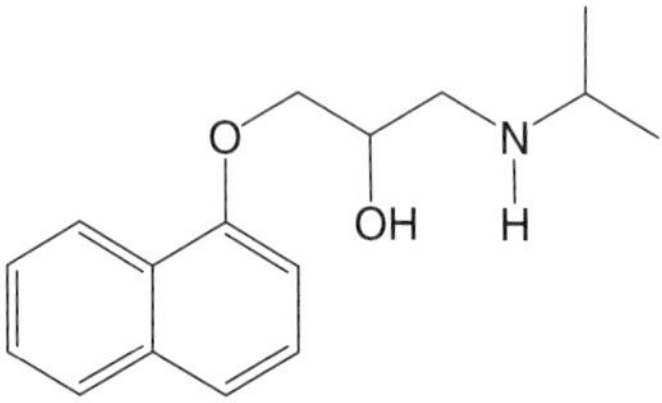

Le propranolol est un bêta-bloquant responsable de sensibilisation chez des employés de l'industrie pharmaceutique. Dans un cas, de l'épichlorhydrine était utilisée pour la synthèse du propranolol et de l'oxprénolol. Des réactions en allergie croisée sont attendues avec d'autres bêta-bloquants.

Pereira F, Dias M, Pacheco FA. Occupational contact dermatitis from propranolol, hydralazine and bendroflumethiazide. *Contact Dermatitis* 1996; 35: 303-4.
Rebandel P, Rudzki E. Dermatitis caused by epichlorhydrin, oxprenolol hydrochloride and propranolol hydrochloride. *Contact Dermatitis* 1990; 23: 199.

344. PROPYL GALLATE

Numéro de registre CAS
[121-79-9]

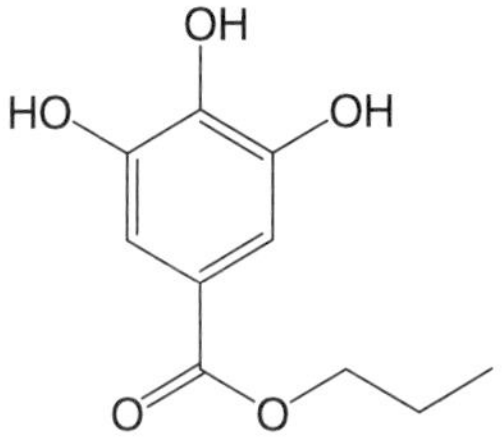

Cet ester de l'acide gallique (E 311) est un antioxydant très utilisé dans l'alimentation, les cosmétiques et l'industrie pharmaceutique pour empêcher l'oxydation des acides gras insaturés en produits à odeur rance. Ce gallate est responsable de dermatites aux cosmétiques, principalement aux rouges à lèvres. Il a également provoqué une dermatite chez un boulanger et chez une patiente qui faisait frire des beignets – elle était sensibilisée à sa crème de nuit et la margarine utilisée contenait sans doute des gallates.

Bojs G, Niklasson B, Svensson A. Allergic contact dermatitis to propyl gallate. *Contact Dermatitis* 1987; 17: 294-8.
Marston S. Propyl gallate on liposomes. *Contact Dermatitis* 1992; 27: 74-6.
Serra-Baldrich E, Puig LL, Gimenez Arnau A, Camarasa JG. Lipstick allergic contact dermatitis from gallates. *Contact Dermatitis* 1995; 32: 359-60.

345. PROPYLÈNE GLYCOL

1,2-Propanediol

Numéro de registre CAS
[57-55-6]

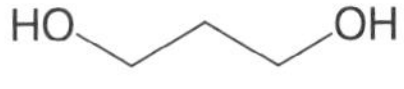

Le propylène glycol est employé comme solvant, véhicule pour certains médicaments topiques tels que les corticostéroïdes ou l'acyclovire, émulsifiant et humidifiant dans l'alimentaire et les cosmétiques, comme agent antigel dans les brasseries et dans l'industrie des résines. Il a été décrit comme allergène professionnel dans un révélateur de film couleur Flexicolor®. Les tests épicutanés réalisés dans l'eau sont parfois irritants.

Scheman AJ, Katta R. Photographic allergens: an update. *Contact Dermatitis* 1997; 37: 130.

Connoly M, Buckley DA. Contact dermatitis from propylene glycol in ECG electrodes, complicated by medicament allergy. *Contact Dermatitis* 2004; 50: 42.

Claverie F, Giordano-Labadie F, Bazex J. Eczéma de contact au propylène glycol. *Ann Dermatol Venereol* 1997; 124: 315-7.

346. PROPYLÈNE (OXYDE DE)

Numéro de registre CAS
[75-56-9]

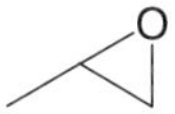

L'oxyde de propylène est un sensibilisant et un irritant. Il peut être utilisé comme solvant ou produit de base dans l'industrie chimique des polymères. Il est également employé comme agent de déshydratation lors de la préparation de coupes pour la microscopie électronique. Des dermatites professionnelles ont été décrites à des lingettes désinfectantes pour la peau.

Steinkraus V, Hausen BM. Contact allergy to propylene oxide. *Contact Dermatitis* 1994; 31: 120.

Van Ketel WG. Contact dermatitis from propylene oxide. *Contact Dermatitis* 1979; 5: 191-2.

347. PSEUDOÉPHÉDRINE

Numéro de registre CAS [90-82-4]

Pseudoéphédrine (chlorhydrate de)

Numéro de registre CAS [345-78-8]

Pseudoéphédrine (sulfate de)

Numéro de registre CAS [7460-12-0]

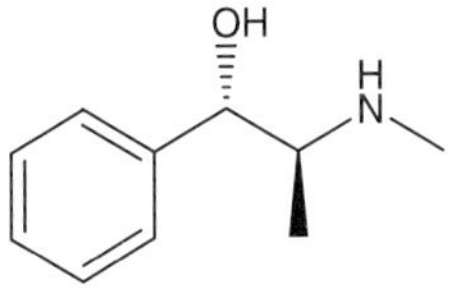

Cet agoniste sympathomimétique ß-adrénergique est présent dans les plantes du genre *Ephedra* (*Ephedraceæ*). Il est utilisé systématiquement comme décongestionnant nasal et peut déclencher des réactions cutanées sévères du type pustulose exanthématique aigüe généralisée ou des eczémas généralisés.

Padial MA, Alvarez-Ferreira J, Tapia B *et al.* Acute generalized exanthematous pustulosis associated with pseudoephedrine. *Br J Dermatol* 2004; 150: 139-42.

Assier-Bonnet H, Viguier M, Dubertret L *et al.* Severe adverse drug reactions due to pseudoephedrine from over-the-counter medications. *Contact Dermatitis* 2002; 47: 165-82.

348. PYRÉTHROÏDES

Cyperméthrine

Numéro de registre CAS [52315-07-8]

Perméthrine

Numéro de registre CAS [52645-53-1]

Deltaméthrine

Numéro de registre CAS [52918-63-5]

Bioalléthrine, Dépaléthrine

Numéro de registre CAS [584-79-2]

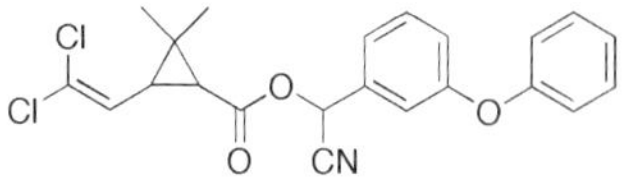

Cyperméthrine

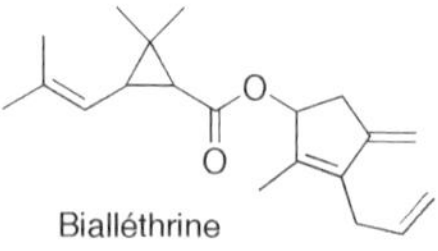

Bialléthrine

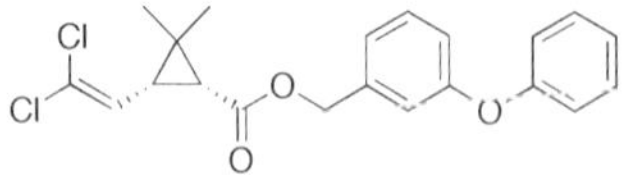

Perméthrine

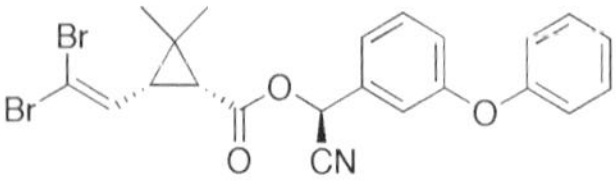

Deltaméthrine

Les pyréthroïdes sont des substances neurotoxiques irritantes utilisés comme insecticides. La cyperméthrine et le fenvalérate ont été décrits pour donner des tests épicutanés positifs, mais seule la réaction au fenvalérate s'est révélée pertinente chez un agriculteur.

Flannigan SA, Tucker SB, Key MM *et al.* Primary irritant contact dermatitis from synthetic pyrethroid insecticide exposure. *Arch Toxicol* 1985; 56: 288-94.

Lisi P. Sensitization risk of pyrethroid insecticides. *Contact Dermatitis* 1992; 26: 349-50.

349. PYRÉTHROSINE

Numéro de registre CAS [28272-18-6]

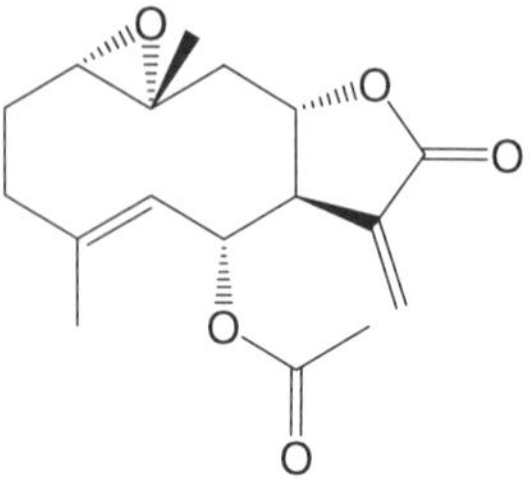

La pyréthrosine est un allergène présent dans les plantes de la famille des *Asteraceæ-Compositæ* telles que *Chrysanthemum cinerariifolium* Vis.

Mitchell JC, Dupuis G, Towers GHN. Allergic contact dermatitis from pyrethrum (Chrysanthemum spp.). The roles of pyrethrosin, a sesquiterpene lactone, and of pyrethrin II. *Br J Dermatol* 1972; 86: 568-73.

Paulsen E, Andersen KE, Hausen BM. Compositae dermatitis in a Danish dermatology department in one year (I). Results of routine patch testing with the sesquiterpene lactone mix supplemented with aimed patch testing with extracts and sesquiterpene lactones of Compositae plants. *Contact Dermatitis* 1993; 29: 6-10.

350. PYRIDINE

Numéro de registre CAS
[110-86-1]

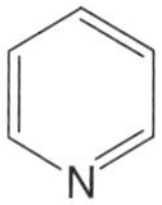

La pyridine (pyridine non substituée) et ses dérivés (pyridines substituées) sont très largement utilisés en chimie. La pyridine est un solvant de nombreux dérivés organiques et de sels métalliques anhydres. La pyridine, présente dans le réactif de Karl Fischer, a été responsable d'une dermatite de contact chez un technicien de laboratoire. Il n'y a pas de réactions en allergie croisée entre les différents dérivés de pyridines.

Knegt-Junk C, Geursen-Reitsma L, Van Joost T. Allergic contact dermatitis from pyridine in Karl Fischer reagent. *Contact Dermatitis* 1993: 28; 252.

351. PYRITHIONE

Pyrithione, Omadine

Numéro de registre CAS [1121-30-8]

Sodium pyrithione, Sodium omadine

Numéro de registre CAS [1121-30-8] / [15922-78-8]

Zinc pyrithione, Zinc omadine

Numéro de registre CAS [13463-41-7]

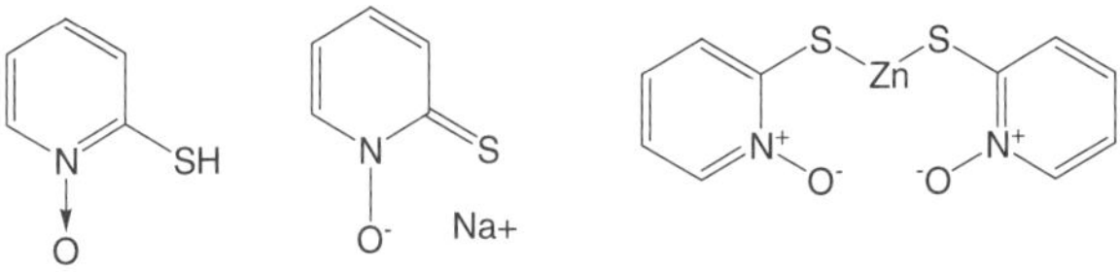

Le sel de sodium de la *N*-hydroxy-2-pyridinethione possède une activité germicide contre les moisissures et les champignons. L'omadine est une solution aqueuse à 40 % de pyrithione de sodium. Cette solution est employée dans l'industrie métallurgique comme constituant des fluides de coupe aqueux, des matrices en acétate de polyvinyl, des encres aqueuses d'impression, des lubrifiants de fibres synthétiques et des shampoings antipelliculaires.
Il s'agit d'un allergène commun, et des réactions concomitantes sont attendues entre pyrithiones de zinc et de sodium.

Tosti A, Piraccini B, Brasile GP. Occupational contact dermatitis due to sodium pyrithione. *Contact Dermatitis* 1990; 22: 118-9.
Le Coz CJ Allergic contact dermatitis from sodium pyrithione in metalworking fluid. *Contact Dermatitis* 2001; 45: 58-9.

352. PYROGALLOL

1,2,3-Benzènetriol, CI 76515, Pyrogallique (acide)

Numéro de registre CAS
[87-66-1]

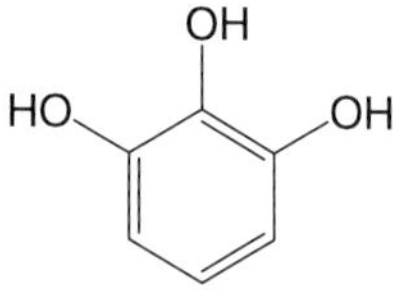

Le pyrogallol appartient à la famille des dérivés phénoliques et a été utilisé comme révélateur photographique. C'est un sensibilisant parfois rencontré en coloration capillaire.

Guerra L, Tosti A, Bardazzi F *et al.* Contact dermatitis in hairdressers: the Italian experience. Gruppo Italiano Ricerca Dermatiti da Contatto e Ambientali. *Contact Dermatitis* 1992; 26: 101-7.
Frosch PJ, Burrows D, Camarasa JG *et al.* Allergic reactions to a hairdresser's series: results from 9 European centres. *Contact Dermatitis* 1993; 28: 180-3.

353. POVIDONE (PVP)

Polyvinylpyrrolidone, Polyvidone, Povidone, 2-Pyrrolidinone, 1-Éthènyl-, homopolymère

Numéro de registre CAS
[9003-39-8]

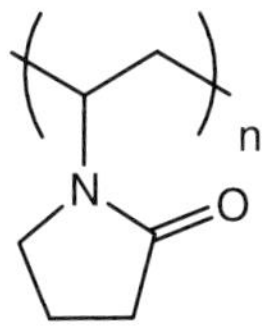

La polyvinylpyrrolidone est très largement employée dans les produits cosmétiques pour le soin des cheveux et dans certains produits à usage médical. C'est également un agent de transport de l'iode dans la polyvinylpyrrolidone iodée. La PVP est irritante et a été suspectée d'être l'allergène dans certains cas de réactions à la PVP iodée même si l'iode est plus certainement le responsable. La PVP peut déclencher des urticaires de contact du type I et des réactions anaphylactiques.

Adachi A, Fukunaga A, Hayashi K *et al.* Anaphylaxis to polyvinylpyrrolidone after vaginal application of povidone-iodine. *Contact Dermatitis* 2003; 48: 133-6.
Ronnau AC, Wulferink M, Gleichmann E *et al.* Anaphylaxis to polyvinylpyrrolidone in an analgesic preparation. *Br J Dermatol* 2000; 143: 1055-8.

354. PVP/EICOSÈNE COPOLYMÈRE

Numéro de registre CAS [28211-18-9]

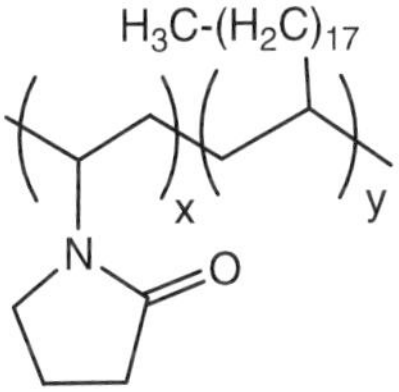

Le PVP/eicosène copolymère est un polymère produit à partir de vinylpyrrolidone et de 1-eicosène. C'est l'un des onze PVP copolymères inscrits dans l'*International Nomenclature of Cosmetics Ingredients* (INCI). Cette substance est employée dans les produits cosmétiques, les crèmes solaires pour augmenter la résistance à l'eau et comme composant inerte dans certains pesticides. Des allergies de contact au VP/eicosène copolymère (une substance proche) ont également été décrites.

Le Coz CJ, Lefebvre C, Ludmann F, Grosshans E. Polyvinylpyrrolidone (PVP)/eicosene copolymer: an emerging cosmetic allergen. *Contact Dermatitis* 2000; 43: 61-2.
Gallo R, Dal Sacco D, Ghigliotti G. Allergic contact dermatitis from VP/eisosene copolymer (Ganex® V-220) in an emollient cream. *Contact Dermatitis* 2004; 50: 261.

355. PVP/HEXADÉCÈNE COPOLYMÈRE

Numéro de registre CAS [32440-50-9]

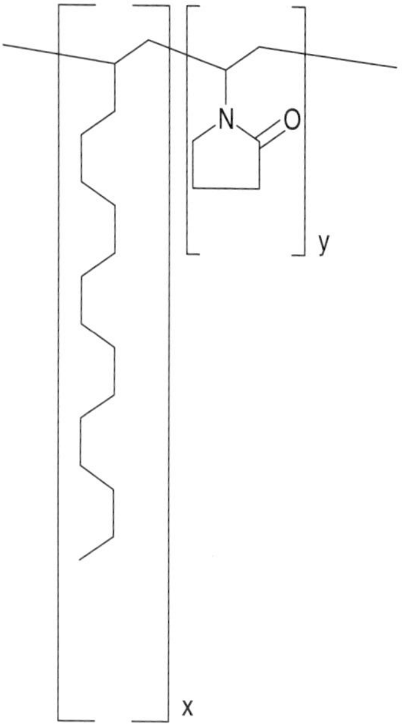

Le PVP/hexadécène copolymère est un autre PVP copolymère employé pour des applications identiques au PVP/eicosène copolymère. Il est rarement à l'origine de dermatites de contact.

De Groot AC, Bruynzeel DP, Bos JD *et al.* The allergens in cosmetics. *Arch Dermatol* 1988; 124: 1525-9.
Scheman A, Cummins R. Contact allergy to PVP/hexadecene copolymer. *Contact Dermatitis* 1998; 39: 201.

356. QUATERNIUM-15

N-(3-Chloroallyl)hexaminium (chlorure de), Hexaméthylènetétramine chloroallyl (chlorure de), Dowicil 200

Numéro de registre CAS
[4080-31-3] / [103638-29-5] / [60789-82-4]

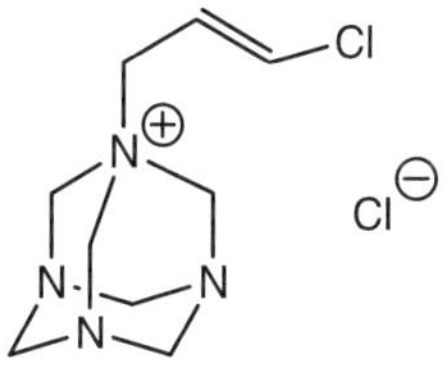

Le quaternium-15 est un ammonium quaternaire utilisé comme libérateur de formaldéhyde. Ce conservateur est présent dans les produits cosmétiques et d'hygiène et certains produits aqueux. Les allergies sont dues principalement au formaldéhyde, mais dans certains cas au quaternium-15 en tant que tel. Des cas d'allergies professionnelles ont été décrits chez des coiffeurs et des esthéticiennes, chez un ingénieur travaillant à la maintenance de machines dans une unité de traitement de poulets et chez un employé chargé des photocopies.

Marren P, de Berker D, Dawber RP, Powell S. Occupational contact dermatitis due to quaternium 15 presenting as nail dystrophy. *Contact Dermatitis* 1991; 25: 253-5.

Tosti A, Piraccini BM, Bardazzi F. Occupational contact dermatitis due to quaternium 15. *Contact Dermatitis* 1990; 23: 41-2.

O'Reilly FM, Murphy GM. Occupational contact dermatitis in a beautician. *Contact Dermatitis* 1996; 35: 47-8.

Finch TM, Prais L, Foulds IS. Occupational allergic contact dermatitis from quaternium-15 in an electroencephalography skin preparation gel. *Contact Dermatitis* 2001; 44: 44-5.

Zina AM, Fanan E, Bundino S. Allergic contact dermatitis from formaldehyde and quaternium-15 in photocopier toner. *Contact Dermatitis* 2000; 43: 241-2.

357. QUATERNIUM-22

Numéro de registre CAS [51812-80-7] / [82970-95-4]

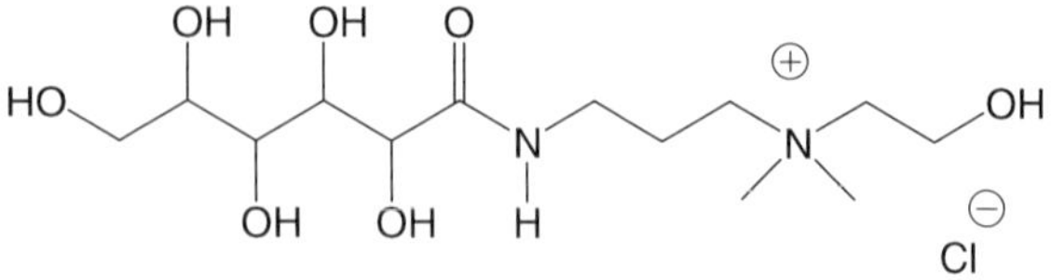

Cet ammonium quaternaire est employé pour ses propriétés filmogènes et comme agent de conditionnement. Il a été décrit comme cosensibilisant dans des eczémas des paupières consécutifs à l'utilisation de mascara contenant de la shellac.

Le Coz CJ, Leclere JM, Arnoult E *et al.* Members of Revidal-GERDA. Allergic contact dermatitis from shellac in mascara. *Contact Dermatitis* 2002; 46: 149-52.

Scheman AJ. Contact allergy to quaternium-22 and shellac in mascara. *Contact Dermatitis* 1998; 38: 342-3.

358. RANITIDINE

Numéro de registre CAS [66357-35-5]

Ranitidine (chlorhydrate de)

Numéro de registre CAS [66357-59-3]

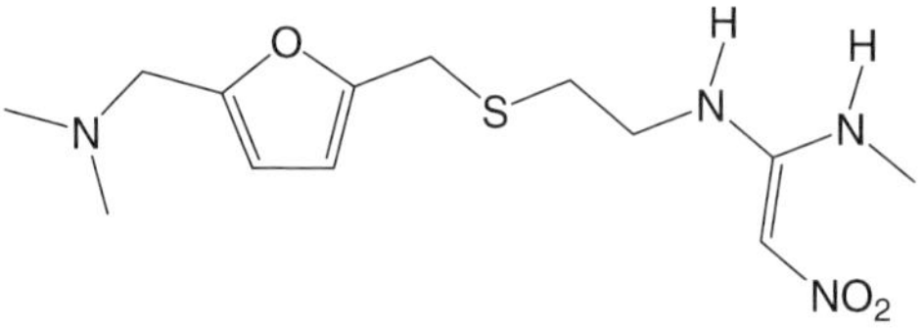

La ranitidine, antagoniste des récepteurs H2, est responsable de dermatites de contact dans l'industrie pharmaceutique et chez les personnels de santé. Elle peut également provoquer des réactions médicamenteuses systémiques chez certains patients.

Martinez MB, Salvador JF, Aguilera GV *et al.* Acute generalized exanthematous pustulosis induced by ranitidine hydrochloride. *Contact Dermatitis* 2003; 49: 47.
Romaguerra C, Grimalt F, Vilaplana J. Epidemic of occupational contact dermatitis from ranitidine. *Contact Dermatitis* 1988; 18: 177-8.

359. RÉSORCINOL

1,3-Benzènediol, CI 76505

Numéro de registre CAS [108-46-3]

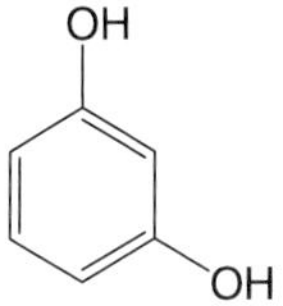

Le résorcinol est utilisé en coloration capillaire comme coupleur des colorants de la famille de la PPD. C'est un sensibilisant peu fréquent chez les coiffeurs. Il est aussi utilisé dans certaines résines, traitements cutanés et pour le tannage des peaux. Des cas graves de dermatites au résorcinol ont été décrits après utilisation de produits pour le traitement des verrues.

Barbaud A, Modiano P, Cocciale M *et al.* The topical application of resorcinol can provoke a systemic allergic reaction. *Br J Dermatol* 1996; 135: 1014-5.
Frosch PJ, Burrows D, Camarasa JG *et al.* Allergic reactions to a hairdresser's series: results from 9 European centres. *Contact Dermatitis* 1993; 28: 180-3.
Vilaplana J, Romaguera C, Grimalt F. Contact dermatitis from resorcinol in a hair dye. *Contact Dermatitis* 1991; 24: 151-2.
Tarvainen K. Analysis of patients with allergic patch test reactions to a plastics and glue series. *Contact Dermatitis* 1995; 32: 346-51.

360. SILANE (ORGANOSILANES)

Monosilane SiH_4

Numéro de registre CAS [7803-62-5]

Différents dérivés de silane sont utilisés comme agents de liaison entre le verre et les résines utilisées pour couvrir les fibres. Les organosilanes ont été décrits comme sensibilisants chez des employés d'industries fabriquant des fibres de verre.

Heino T, Haapa K, Manelius F. Contact sensitization to organosilane solution in glass filament production. *Contact Dermatitis* 1996; 34: 294.

361. SODIUM BISULFITE

Sodium acide sulfite, E222

Numéro de registre CAS [7631-90-5]

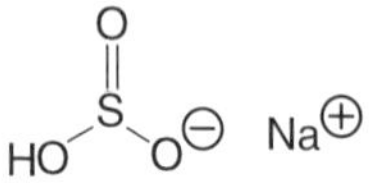

Le bisulfite de sodium est principalement utilisé comme antioxydant dans les produits pharmaceutiques, comme désinfectant ou agent de blanchiment dans l'industrie des colorants… Le bisulfite commercial est composé principalement de métabisulfite, et l'allergène à tester pour les produits contenant du bisulfite est essentiellement le métabisulfite.

Budavari S, O'Neil MJ, Smith A *et al. The Merck Index*, 12th edition, Merck & Co., Inc. Whitehouse Station, NJ, USA, 1996.

362. SODIUM LAURYL SULFATE

SLS, Sodium dodécyl sulfate

Numéro de registre CAS [151-21-3]

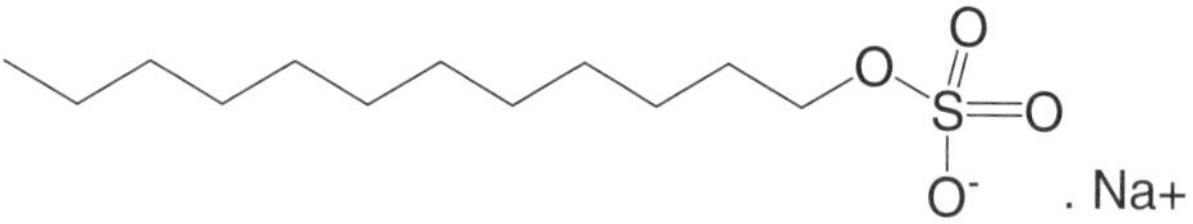

Ce détergent anionique est très utilisé dans l'industrie, et dans l'industrie cosmétique en particulier. En tant qu'irritant, le SLS a plusieurs utilisations dermatologiques et c'est un bon indicateur de peau irritable lors de la réalisation de tests épicutanés.

Geier J, Uter W, Pirker C, Frosch PJ. Patch testing with the irritant sodium lauryl sulfate (SLS) is useful in interpreting weak reactions to contact allergens as allergic or irritant. *Contact Dermatitis* 2003; 48: 99-107.

363. SODIUM MÉTABISULFITE

Sodium pyrosulfite, Disodium disulfite, E223

Numéro de registre CAS [7681-57-4]

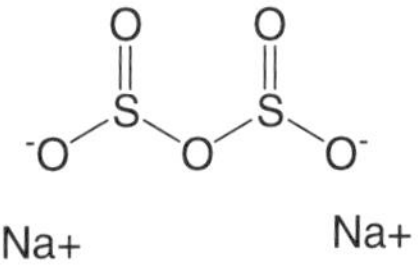

Ce produit est très utilisé comme conservateur des produits pharmaceutiques, en boulangerie comme antioxydant ou comme agent de réduction en photographie. Il a été responsable d'une dermatite chez un technicien d'un laboratoire photographique sans doute en aggravant une irritation. Le métabisulfite de sodium contient une certaine quantité de sulfite et de sulfate de sodium.

Vena GA, Foti C, Angelini G. Sulfite contact allergy. *Contact Dermatitis* 1994; 31: 172-5.
Jacobs MC, Rycroft RJG. Contact dermatitis and asthma from sodium metabisulfite in a photographic technician. *Contact Dermatitis* 1995; 33: 65-6.
Riemersma WA, Schuttelaar ML, Coenraads PJ. Type IV hypersensitivity to sodium metabisulfite in local anaesthetic. *Contact Dermatitis* 2004; 51: 148.
Acciai MC, Brusi C, Francalanci Giorgini S, Sertoli A. Allergic contact dermatitis in caterers. *Contact Dermatitis* 1993; 28: 48.

364. SODIUM MÉTHYLDITHIOCARBAMATE

Métham-Na, Carbathion, Sodium-*N*-méthyldithiocarbamate

Numéro de registre CAS [137-42-8]

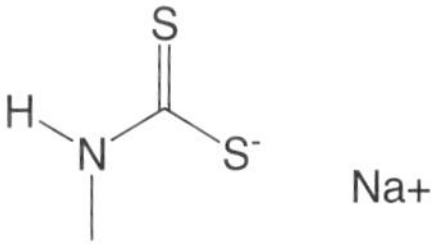

Le métham-Na est un fongicide nématocide de la famille des dithiocarbamates. Des sensibilisations ont été décrites chez les agriculteurs.

Schubert H. Contact dermatitis to sodium-N-methyldithiocarbamate. *Contact Dermatitis* 1978; 4: 370-1.
Pambor M, Bloch Y. Dimethoat und Dithiocarmabat als berufliche Kontaktallergene bei einer Agrotechnikerin. Dermato Monateschr 1985; 171: 401-5.
Wolf F, Jung HD. Akute Kontaktdermatitiden nach Umgang mit Nematin. *Z Ges Hyg* 1970; 16: 423-6.
Koch P. Occupational allergic contact dermatitis and airborne contact dermatitis from 5 fungicides in a vineyard worker. Cross-reactions between fungicides of the dithiocarbamate group? *Contact Dermatitis* 1996; 34: 324-9.

365. SODIUM (SULFITE DE)

E225

Numéro de registre CAS [7757-83-7]

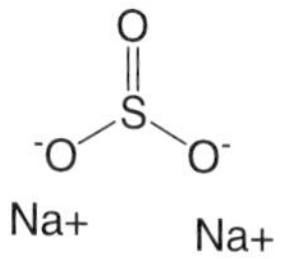

Le sulfite de sodium est principalement utilisé dans les révélateurs photographiques, les fixateurs, pour le blanchiment des fibres textiles, comme réducteur dans la préparation des colorants, comme réducteur de chlore dans les tissus et papiers blanchis et comme conservateur dans l'industrie agroalimentaire pour la viande, les jaunes d'œufs…

Vena GA, Foti C, Angelini G. Sulfite contact allergy. *Contact Dermatitis* 1994; 31: 172-5.
Budavari S, O'Neil MJ, Smith A *et al. The Merck Index*, 12th edition, Merck & Co., Inc. Whitehouse Station, NJ, USA, 1996.

366. SOLVENT RED 23 (SOLVANT ROUGE 23)

Sudan III, CI 26100,
D & C Red no. 17

Numéro de registre CAS [85-86-9]

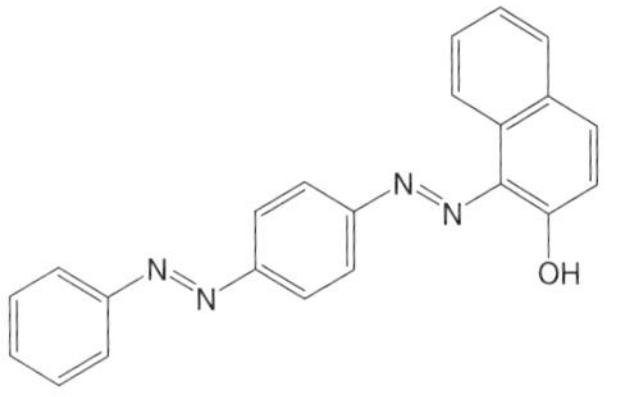

Le solvent Red 23 (solvant rouge 23) est un colorant azoïque rouge liposoluble utilisé dans les produits cosmétiques au Japon. Des cas de réactions ont été décrits chez des coiffeurs qui étaient sensibilisés à la PPD – la molécule peut être réduite pour donner de la PPD – et au *p*-aminoazobenzène. Un cas de dermatite de contact a été décrit dans l'industrie métallurgique.

Matsunaga K, Hayakawa R, Yoshimura K, Okada J. Patch-test-positive reactions to Solvent Red 23 in hairdressers. *Contact Dermatitis* 1990; 23: 266.
Fregert S. Allergic contact dermatitis due to fumes from burning alcohol containing an azo-dye. *Contact Dermatitis Newsletters* 1967; 1: 11.

367. SORBITAN (SESQUIOLÉATE DE)

Sorbitan 9-octadécènoate (2:3), Arlacel 83, Anhydrohexitol sesquioléate

Numéros de registre CAS [8007-43-0], [37318-79-9]

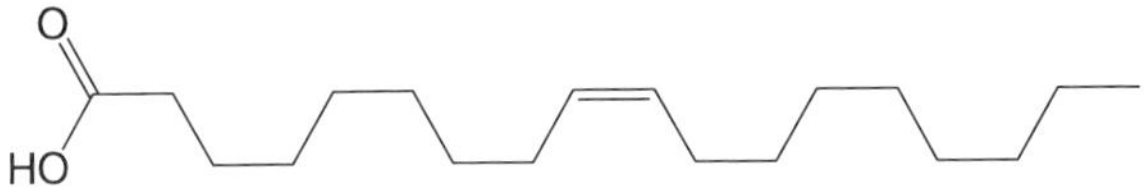

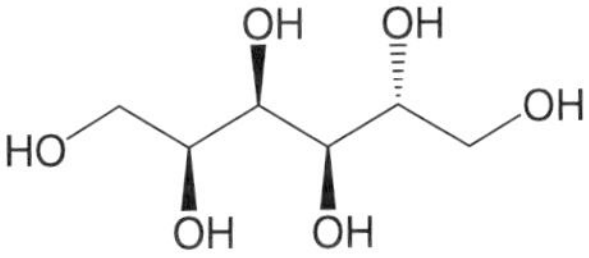

Le sesquioléate de sorbitan est un mélange de mono et de diesters d'acide oléique et d'anhydrides d'hexitol dérivé du sorbitol. Il est utilisé comme surfactant et émulsifiant dans les produits cosmétiques. Il peut être responsable d'allergies de contact particulièrement chez les patients souffrant d'ulcères de jambe. Il est également à l'origine de tests épicutanés faussement positifs lorsque l'allergène est émulsifié dans la vaseline comme dans le cas du parabens mix, du fragrance mix, de l'amerchol L101, de l'éthylène-urée/mélamine formaldéhyde…

Orton DI, Shaw S. Sorbitan sesquioleate as an allergen. *Contact Dermatitis* 2001; 44: 190-1.

Pasche-Koo F, Piletta PA, Hunziker N, Hauser C. High sensitization rate to emulsifiers in patients with chronic leg ulcers. *Contact Dermatitis* 1994; 31: 226-8.

368. SPECTINOMYCINE

Numéro de registre CAS [1695-77-8]

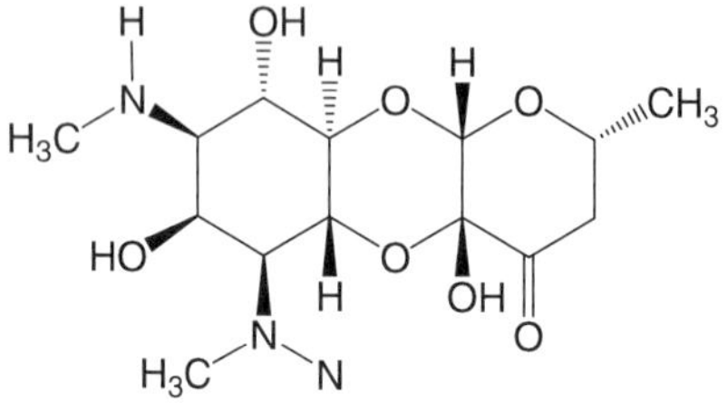

La spectinomycine est un antibiotique du type aminocyclitol. Elle est principalement utilisée en médecine humaine contre *Neisseria gonorrhoeæ* et en médecine vétérinaire pour les volailles, les porcs et les vaches. Des cas de dermatites ont été décrits en pratique vétérinaire.

Dal Monte A, Laffi G, Mancini G. Occupational contact dermatitis due to spectinomycin. *Contact Dermatitis* 1994; 31: 204-5.
Vilaplana J, Romaguera C, Grimalt F. Contact dermatitis from lincomycin and spectinomycin in chicken vaccinators. *Contact Dermatitis* 1991; 24: 225-6.

369. TÉTRABENZYLTHIURAM (DISULFURE)

TBzTD

Numéro de registre CAS [10591-85-2]

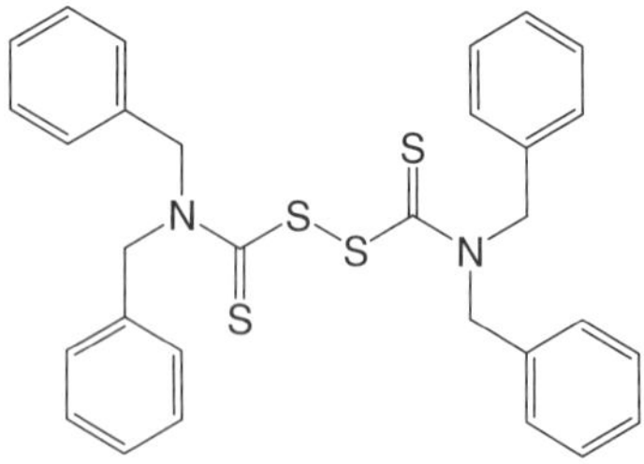

Le TBzTD est un accélérateur de la vulcanisation des caoutchoucs.

Le Coz CJ. Fiche d'éviction en cas d'hypersensibilité au thiuram mix. *Ann Dermatol Venereol* 2004; 131: 1012-4.

370. TÉTRABUTYLTHIURAM (DISULFURE)

TBTD

Numéro de registre CAS [1634-02-2]

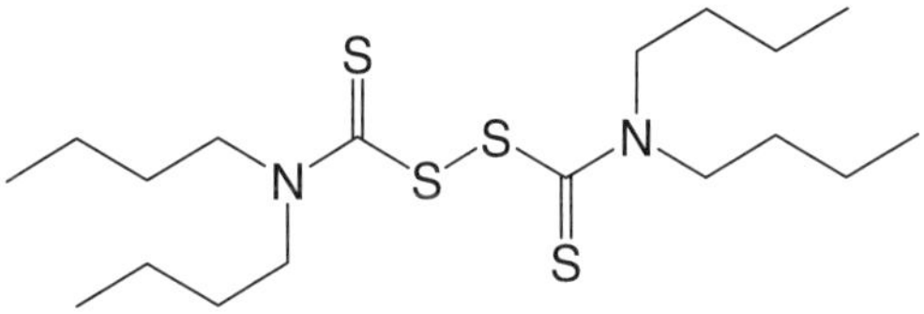

Le TBTD est un accélérateur de la vulcanisation des caoutchoucs.

Le Coz CJ. Fiche d'éviction en cas d'hypersensibilité au thiuram mix. *Ann Dermatol Venereol* 2004; 131: 1012-4.

371. TÉTRABUTYLTHIURAM (MONOSULFURE)

TBTM

Numéro de registre CAS [97-74-5]

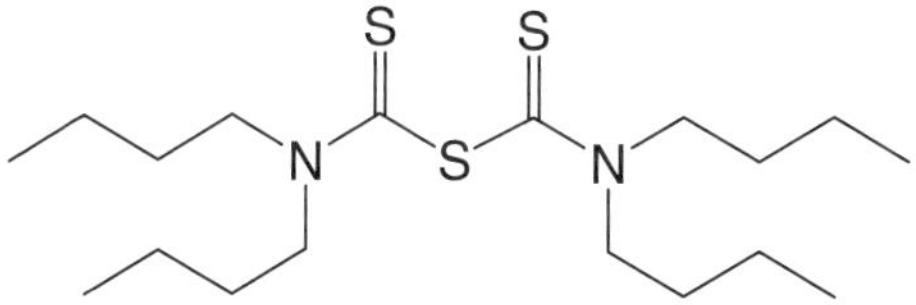

Le TBTM est un accélérateur de vulcanisation des caoutchoucs.

Le Coz CJ. Fiche d'éviction en cas d'hypersensibilité au thiuram mix. *Ann Dermatol Venereol* 2004; 131: 1012-4.

372. TÉTRACHLOROACÉTOPHÉNONE

Numéro de registre CAS
[39751-78-5]

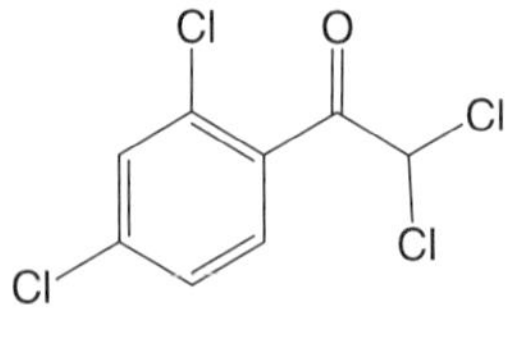

La tétrachloroacétophénone entre dans la préparation d'un insecticide organophosphoré et a été à l'origine d'une dermatite de contact chez un employé d'une unité de fabrication d'insecticides.

Van Joost T, Wiemer GR. Contact dermatitis from tetrachloroacetophenone (TCAP) in an insecticide plant. *Contact Dermatitis* 1991; 25: 66-7.

373. TÉTRAÉTHYLTHIURAM (DISULFURE)

Disulfiram, TETD, Antabuse®, Esperal®

Numéro de registre CAS
[97-77-8]

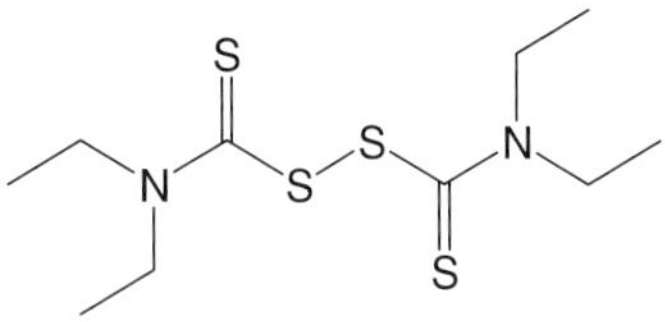

Le TETD est un accélérateur de vulcanisation des caoutchoucs du groupe des thiurams. Il est présent dans le thiuram mix et peut donner des réactions en allergie croisée avec d'autres thiurams, en particulier le TMTD. Le TETD est également employé comme aide au sevrage de l'alcoolisme. La réaction au mélange alcool/thiuram n'est pas de nature allergique, mais provient de l'accumulation d'acétaldéhyde toxique dans l'organisme. Les systèmes implantés comme l'absorption orale peuvent provoquer des dermatites locales ou généralisées principalement chez les sujets déjà sensibilisés au caoutchouc. Un cas d'allergie professionnelle a été décrit chez une infirmière manipulant le TETD dans le cadre de cures de sevrage.

Mathelier-Fusade P, Leynadier F. Occupational allergic contact reaction to disulfiram. *Contact Dermatitis* 1994; 31: 121-2.

Condé-Salazar L, Del-Rio E, Guimaraens D, Gonzalez Domingo A. Type IV allergy to rubber additives: a 10-year study of 686 cases. *J Am Acad Dermatol* 1993; 29: 176-80.
Webb PK, Bibbs SC. Disulfiram hypersensitivity and rubber *Contact Dermatitis* JAMP 1979; 241: 2061.
Kiec-Swierczynska M, Krecisz B, Fabicka B. Systemic contact dermatitis from implanted disulfiram. *Contact Dermatitis* 2000; 43: 246-7.
Le Coz CJ. Fiche d'éviction en cas d'hypersensibilité au thiuram mix. *Ann Dermatol Venereol* 2004; 131: 1012-4.

374. TÉTRAÉTHYLTHIURAM (MONOSULFURE)

Sulfiram, TETM, Tétraéthylthiodicarbonique diamide

Numéro de registre CAS
[95-05-6]

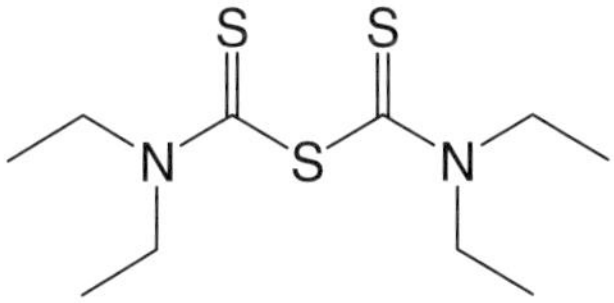

Cet accélérateur de vulcanisation des caoutchoucs est également utilisé comme ectoparasiticide contre *Sarcoptes scabiei*, les poux ou en médecine vétérinaire.

Le Coz CJ. Fiche d'éviction en cas d'hypersensibilité au thiuram mix. *Ann Dermatol Venereol* 2004; 131: 1012-4.

375. TÉTRA-ISOBUTYLTHIURAM (DISULFURE)

TITD, Thioperoxydicarbonique diamide tétrakis (2-méthylpropyl)

Numéro de registre CAS
[137-26-8]

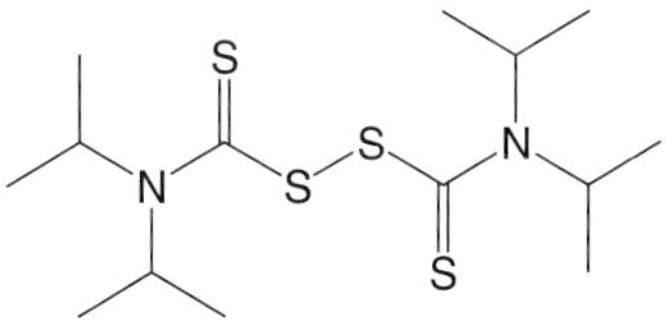

Le TITD est un accélérateur de vulcanisation des caoutchoucs.

Le Coz CJ. Fiche d'éviction en cas d'hypersensibilité au thiuram mix. *Ann Dermatol Venereol* 2004; 131: 1012-4.

376. TÉTRAMÉTHYLTHIURAM (DISULFURE)

Thiram, TMTD

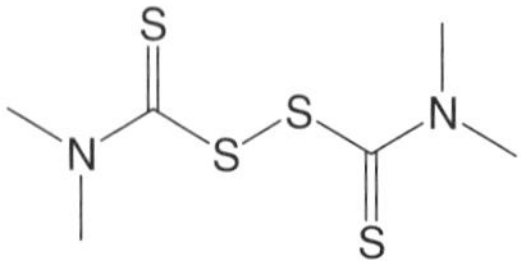

Numéro de registre CAS
[137-26-8]

Cet accélérateur de vulcanisation des caoutchoucs est le constituant du thiuram mix le plus fréquemment positif. Les secteurs les plus fréquemment concernés par cet allergène sont l'industrie des métaux, les services de santé et les laboratoires, l'industrie de la construction et les fabricants de chaussures. Ce produit est également très utilisé comme fongicide du groupe des dithiocarbamates pour le traitement des carottes, des bulbes, du bois et comme insecticide. Le thiram est le nom utilisé en agriculture pour le thiuram.

Sharma VK, Kaur S. Contact sensitization by pesticides in farmers. *Contact Dermatitis* 1990; 23: 77-80.
Kiec-Swierczynska M. Occupational sensitivity to rubber. *Contact Dermatitis* 1995; 32: 171-2.
Condé-Salazar L, Guimaraens D, Villegas C *et al.* Occupational allergic contact dermatitis in construction workers. *Contact Dermatitis* 1995; 35: 226-30.
Mancuso G, Reggiani M, Berdondini RM. Occupational dermatitis in shoemakers. *Contact Dermatitis* 1996; 34: 17-22.
Le Coz CJ. Fiche d'éviction en cas d'hypersensibilité au thiuram mix. *Ann Dermatol Venereol* 2004; 131: 1012-4.

377. TÉTRAMÉTHYLTHIURAM (MONOSULFURE)

TMTM

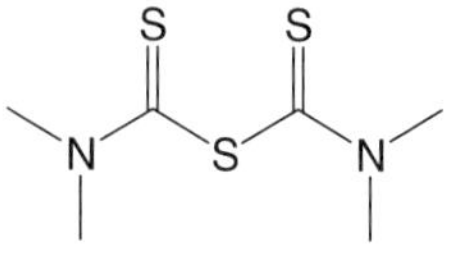

Numéro de registre CAS
[97-74-5]

Cet accélérateur de vulcanisation des caoutchoucs est l'un des constituants du thiuram mix. Les secteurs les plus fréquemment concernés par cet allergène sont l'industrie des métaux, les services de santé et les laboratoires, l'industrie de la construction.

Condé-Salazar L, Guimaraens D, Villegas C *et al.* Occupational allergic contact dermatitis in construction workers. *Contact Dermatitis* 1995; 35: 226-30.
Von Hintzenstern J, Heese A, Koch HU *et al.* Frequency, spectrum and occupational relevance of type IV allergies to rubber chemicals. *Contact Dermatitis* 1991; 24: 244-52.
Condé-Salazar L, Del-Rio E, Guimaraens D, Gonzalez Domingo A. Type IV allergy to rubber additives: a 10-year study of 686 cases. *J Am Acad Dermatol* 1993; 29: 176-80.
Le Coz CJ. Fiche d'éviction en cas d'hypersensibilité au thiuram mix. *Ann Dermatol Venereol* 2004; 131: 1012-4.

378. TÉTRAZÉPAM

Numéro de registre CAS
[10379-14-3]

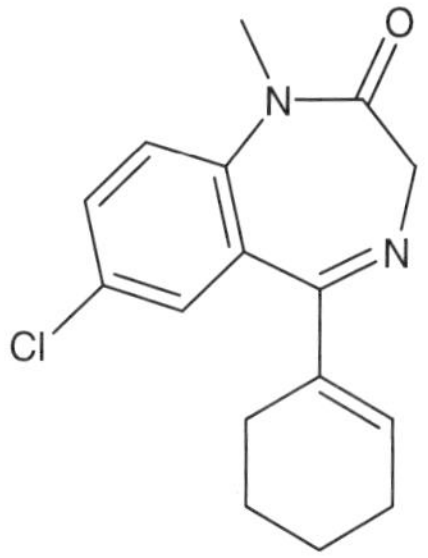

Le tétrazépam est une benzodiazépine utilisée comme myorelaxant. Il peut provoquer des « éruptions » du type maculopapuleux, syndrome de Stevens-Johnson ou photosensibilités. Des allergies professionnelles ont été décrites dans l'industrie pharmaceutique. Ces allergies ne posent généralement pas de problème avec les autres benzodiazépines (observations personnelles).

Barbaud A, Trechot P, Reichert-Penetrat S *et al.* The usefulness of patch testing on the previously most severely affected site in a cutaneous adverse drug reaction to tetrazepam. *Contact Dermatitis* 2001; 44: 259-60.
Choquet-Kastylevsky G, Testud F, Chalmet P *et al.* Occupational contact allergy to tetrazepam. *Contact Dermatitis* 2001; 44: 372.

379. THÉBAÏNE

Numéro de registre CAS
[115-37-7]

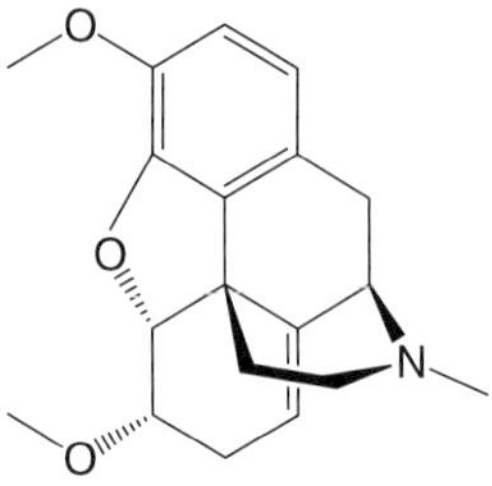

La thébaïne, un alcaloïde opiacé naturel, est présente dans la pâte de pavot et en faible concentration avec la codéine. Elle est utilisée comme matière première pour la synthèse d'autres opiacés à utilisation pharmaceutique tels que la buprénorphine et la morphine. La thébaïne a été responsable d'une dermatite de contact chez un employé d'un laboratoire pharmaceutique fabriquant des dérivés opiacés (il était également sensible à la codéine).

Waclawski ER, Aldridge R. Occupational dermatitis from thebaine and codeine. *Contact Dermatitis* 1995; 33: 51.

380. THIABENDAZOLE

Numéro de registre CAS
[148-79-8]

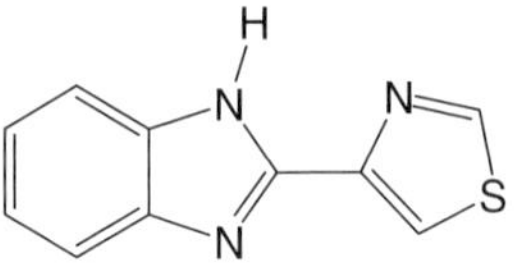

Ce fongicide et vermifuge est très utilisé en agriculture (pour le traitement des citrons), et en médecine humaine et vétérinaire comme agent antihelmintique.

Mancuso G, Staffa M, Errani A *et al.* Occupational dermatitis in animal feed mill workers. *Contact Dermatitis* 1990; 22: 37-41.
Izu R, Aguirre A, Goicoechea A *et al.* Photoaggravated allergic contact dermatitis due to topical thiabendazole. *Contact Dermatitis* 1993; 28: 243-4.

381. THIMÉROSAL

Thiomersal, Thiomersalate, Merthiolate, Mercurothiolique (acide-sel de sodium)

Numéro de registre CAS
[54-64-8]

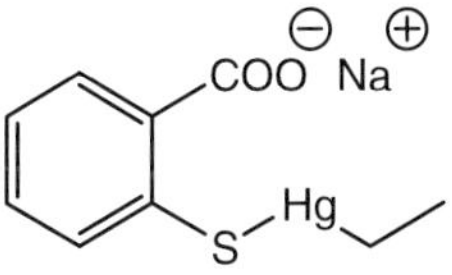

Le thiomersal est un organomercuriel préparé par réaction entre le chlorure d'éthylmercure (ou hydroxyde d'éthylmercure) et l'acide thiosalicylique. Il est encore utilisé comme désinfectant et conservateur, particulièrement dans les liquides pour lentilles de contact, les gouttes pour les yeux et les vaccins. La partie mercurielle constitue le déterminant antigénique majeur, parfois associé à une sensibilisation au mercure. Le thiomersal est un bon indicateur de photosensibilités au piroxicam en raison de la partie thiosalicylique de la molécule.

Arévalo A, Blancas R, Ancona A. Occupational contact dermatitis from piroxicam. *Am J Contact Dermatitis* 1995; 6: 113-4.
De Groot AC, Van Wijnen WG, Van Wijnen-Vos M. Occupational contact dermatitis of the eyelids, without ocular involvement, from thimerosal in contact lens fluid. *Contact Dermatitis* 1990; 23: 195.
Rudzki E, Rebandel P, Grzywa Z *et al.* Occupational dermatitis in veterinarians. *Contact Dermatitis* 1982; 8: 72-3.

382. THIOURÉE

Thiocarbamide

Numéro de registre CAS
[62-56-6]

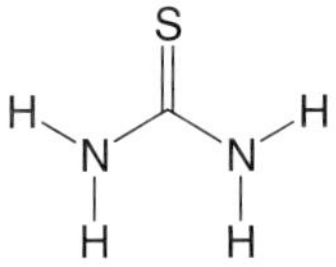

La thiourée est employée comme agent de nettoyage du cuivre et de l'argent et comme antioxydant dans les papiers autocopiants du type diazo. Il peut provoquer des (photo-) dermatites de contact.

Kanerva L, Estlander T, Jolanki R. Occupational allergic contact dermatitis caused by thiourea compounds. *Contact Dermatitis* 1994; 31: 242-8.
Geier J, Fuchs T. Contact allergy due to 4-N,N-dimethylaminobenzene diazonium chloride and thiourea in diazo copy paper. *Contact Dermatitis* 1993; 28: 304-5.
Dooms-Goossens A, Debusschère K, Morren M *et al.* Silver polish: another source of contact dermatitis reactions to thiourea. *Contact Dermatitis* 1988; 19: 133-5.

383. THYMOQUINONE

Numéro de registre CAS
[490-91-5]

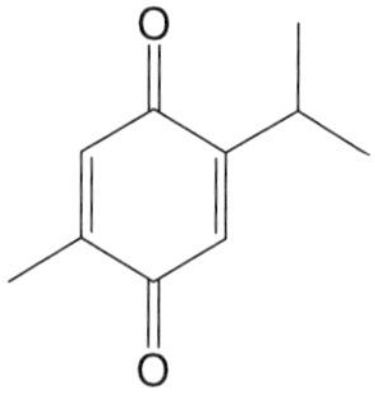

La thymoquinone est un allergène présent dans plusieurs espèces de cèdres, les plantes de la famille des *Cupressaceæ*, telles que le calocèdre (*Calocedrus decurrens* Florin) utilisé dans la fabrication de crayons, pièces d'échecs et jouets ainsi que le cèdre occidental (*Thuja plicata* Donn.) utilisé dans la construction et l'industrie nautique.

Lamminpää A, Estlander T, Jolanki R, Kanerva L. Occupational allergic contact dermatitis caused by decorative plants. *Contact Dermatitis* 1996; 34: 330-5.
Hausen BM. Woods. In: Handbook of occupational dermatology. L. Kanerva, P. Elsner, JE Wahlberg, HI Maibach eds, Springer Verlag, Berlin, 2000; 771-80.

384. TIMOLOL

Numéro de registre CAS
[26839-75-8]

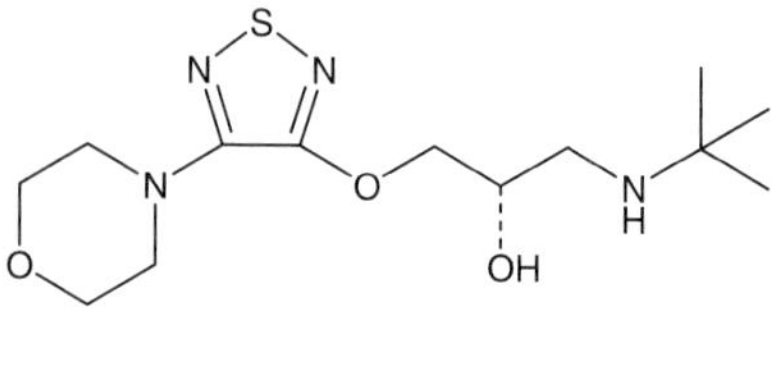

Le timolol a été incriminé dans un cas de dermatite allergique de contact à des bêta-bloquants présents dans des gouttes pour les yeux.

Giordano-Labadie F, Lepoittevin JP, Calix I, Bazex J. Allergie de contact aux ß-bloqueurs des collyres : allergie croisée ? *Ann Dermatol Venereol* 1997; 124: 322-4.

385. TIXOCORTOL (PIVALATE DE)

Tixocortol 21-pivalate, Tixocortol 21-triméthylacétate

Numéro de registre CAS
[55560-96-8]

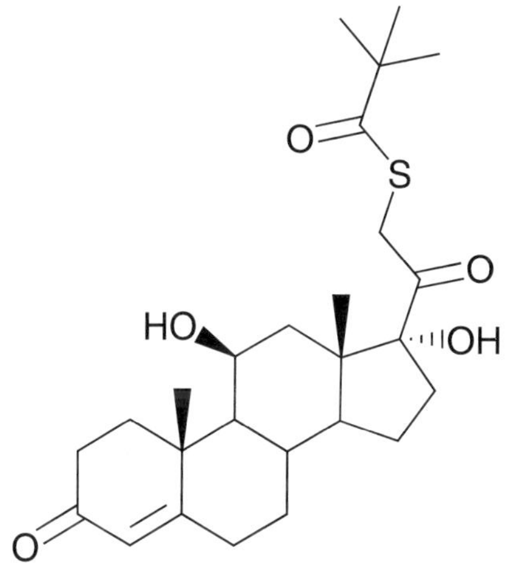

Le tixocortol 21-pivalate, un ester en position 21 du tixocortol, est très utilisé dans les traitements topiques. Il peut provoquer des dermatites allergiques de contact particulièrement sévères. Cette molécule est utilisée comme marqueur du groupe A des corticostéroïdes allergisants qui comprend les molécules sans substitutions importantes sur le cycle D (absence de méthylation en C_{16} et de chaîne latérale en C_{17}). Un ester à chaîne courte en position C_{21} est possible. Les principales molécules du groupe A sont le cloprednol, la cortisone, la fludrocortisone, la fluorométholone, l'hydrocortisone, la méthylprednisolone, la méthylprednisone, la prednisolone, la prednisone, le tixocortol et leurs esters en position C_{21} (acétate, caproate ou hexanoate, phosphate, pivalate ou triméthylacétate, succinate ou hémisuccinate, m-sulfobenzoate).

Lepoittevin JP, Drieghe J, Dooms-Goossens A. Studies in patients with corticosteroid contact allergy. Understanding cross-reactivity among different steroids. *Arch Dermatol* 1995; 131: 31-7.

Le Coz CJ. Fiche d'éviction en cas d'hypersensibilité au pivalate de tixocortol. *Ann Dermatol Venereol* 2002; 129: 348-9.

386. TOCOPHÉROL, TOCOPHÉRYL (ACÉTATE DE) (DL-, D-)

Vitamine E

Numéro de registre CAS [1406-66-2],

Vitamine E acétate DL, Vitamine E acétate d-

Numéro de registre CAS [7695-91-2],
Numéro de registre CAS [58-95-7]

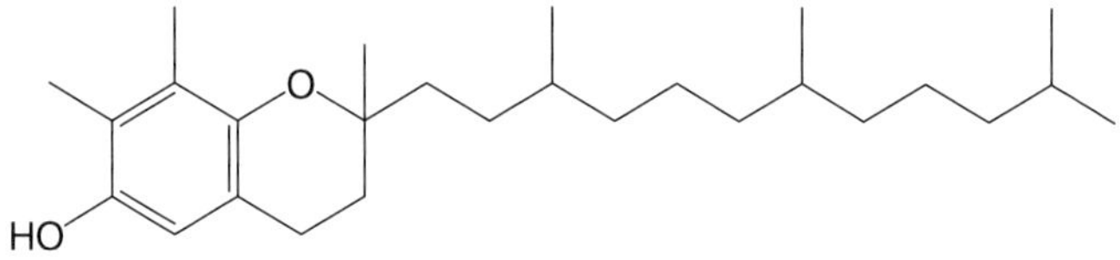

Le tocophérol et l'acétate de tocophéryl sont principalement employés comme antioxydants. L'acétate de tocophéryl, un ester du tocophérol (vitamine E) peut provoquer des dermatites allergiques de contact.

De Groot AC, Berretty PJ, van Ginkel CJ *et al.* Allergic contact dermatitis from tocopheryl acetate in cosmetic creams. *Contact Dermatitis* 1991; 25: 302-4.

Matsumura T, Nakada T, Iijima M. Widespread contact dermatitis from tocopherol acetate. *Contact Dermatitis* 2004; 51: 211-2.

387. TOLUÈNE-2,5-DIAMINE

p-Toluylènediamine, *p*-Toluènediamine

Numéro de registre CAS [95-70-5]

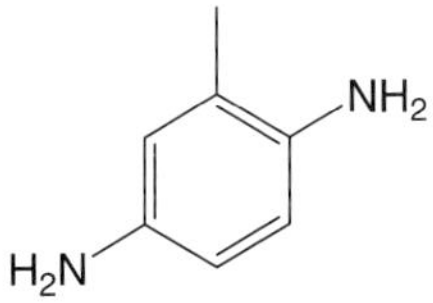

La toluène-2,5-diamine est utilisée en coloration capillaire d'oxydation et peut provoquer des dermatites de contact chez les coiffeurs et les utilisateurs. Il n'y a pas de réactions en allergie croisée avec la PPD mais les cosensibilisations sont fréquentes.

Guerra L, Tosti A, Bardazzi F *et al.* Contact dermatitis in hairdressers: the Italian experience. Gruppo Italiano Ricerca Dermatiti da Contatto e Ambientali. *Contact Dermatitis* 1992; 26: 101-7.

Frosch PJ, Burrows D, Camarasa JG *et al.* Allergic reactions to a hairdresser's series: results from 9 European centres. *Contact Dermatitis* 1993; 28: 180-3.

Le Coz CJ, Lefebvre C, Keller F, Grosshans E. Allergic contact dermatitis caused by skin painting (pseudotattooing) with black henna, a mixture of henna and p-phenylenediamine and its derivatives. *Arch Dermatol* 2000; 136: 1515-7.

388. TOLUÈNE DIISOCYANATE

Toluène diisocyanate (mixture)

Numéro de registre CAS [26471-62-5]

Toluène 2,4-diisocyanate

Numéro de registre CAS [584-84-9]

Toluène 2,6-diisocyanate

Numéro de registre CAS [91-08-7]

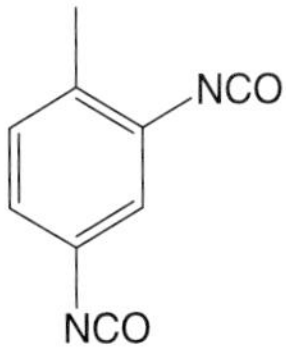

2,4-TDI

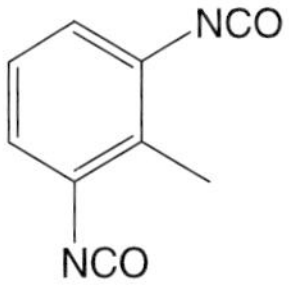

2,6-TDI

Le toluène diisocyanate est un mélange de 2,4-TDI et de 2,6-TDI. Il est utilisé dans la fabrication de nombreux produits du type polyuréthane: mousses rigides ou souples, peintures, vernis, adhésifs, colles, caoutchoucs synthétiques et fibres élastomères.

Estlander T, Keskinen H, Jolanki R, Kanerva L. Occupational dermatitis from exposure to polyurethane chemicals. *Contact Dermatitis* 1992; 27: 161-5.

Le Coz CJ, El Aboubi S, Ball C. Active sensitization to toluene di-isocyanate. *Contact Dermatitis* 1999; 41: 104-5.

389. TOSYLE (CHLORURE DE)

p-Toluène sulfonyl chloride, *p*-Toluène sulfochloride

Numéro de registre CAS [98-59-9]

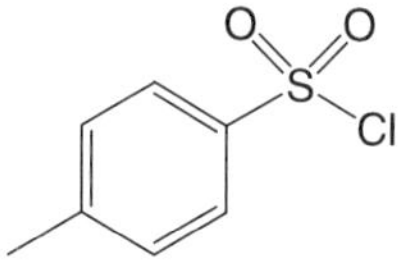

Le chlorure de tosyle est principalement utilisé pour la synthèse d'intermédiaires dans l'industrie chimique et pharmaceutique.

Watsky KL, Reynolds K, Berube D, Bayer FJ. Occupational contact dermatitis from tosyl chloride in a chemist. *Contact Dermatitis* 1993; 29: 211-2.

390. TRIACÉTINE

Glycéryl triacétate

Numéro de registre CAS [102-76-1]

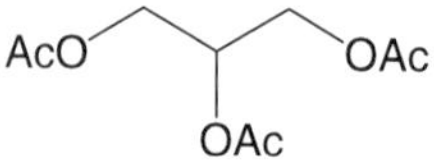

La triacétine est un constituant des filtres de cigarettes et a provoqué des dermatites de contact chez un employé d'une fabrique de cigarettes.

Unna PJ, Schulz KH. Allergisches Kontaktekzem durch Triacetin. *Hautarzt* 1963; 14: 423-5.

391. TRIBUTYLÉTAIN (OXYDE DE)

Numéro de registre CAS
[56-35-9]

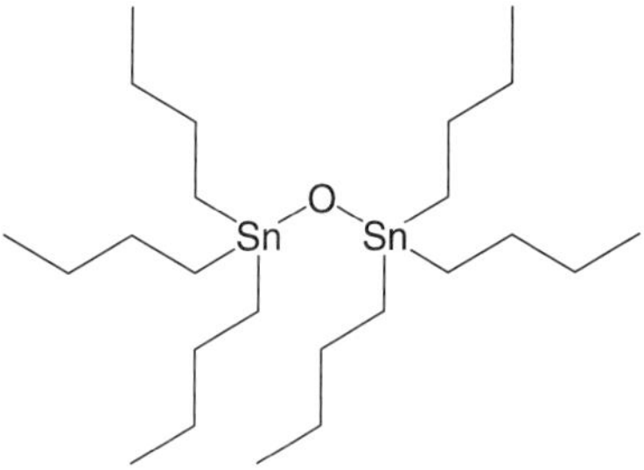

L'oxyde de tributylétain est employé comme agent *antifouling* et biocide contre les moisissures, les algues et les bactéries, en particulier dans les peintures. Également utilisé dans l'industrie chimique, c'est un irritant puissant.

Grace CT, Ng SK, Cheong LL. Recurrent irritant contact dermatitis due to tributyltin oxide on work clothes. *Contact Dermatitis* 1991; 25: 250-1.
Goh CL. Irritant dermatitis from tri-N-butyl tin oxide in paint. *Contact Dermatitis* 1985; 12: 161-3.

392. TRICHLOROÉTHANE

1,1,1-Trichloroéthane, Méthylchloroforme

Numéros de registre CAS
[71-55-6], [25323-89-1]

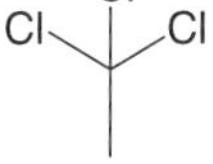

Le trichloroéthane est un solvant très largement utilisé dans l'industrie pour le nettoyage des métaux ou des moules en plastique. C'est principalement un irritant, mais il peut également provoquer des allergies de contact.

Mallon J, Tek Chu M, Maibach HI. Occupational allergic contact dermatitis from methyl chloroform (1,1,1-trichloroethane)? *Contact Dermatitis* 2001; 45: 107.

393. TRICHLOROÉTHYLÈNE

Trilène, Triclène, Tréthylène

Numéro de registre CAS
[79-01-6]

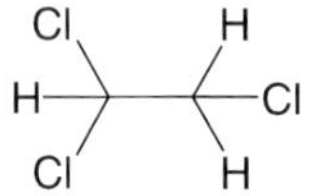

Le trichloroéthylène est un hydrocarbure chloré utilisé comme dégraissant pour les métaux ou comme solvant pour les huiles et résines. Le trichloroéthylène peut causer des dermatites de contact d'irritation, des exanthèmes généralisés, des syndromes à caractère de Stevens-Johnson, des éruptions bulleuses ou pustuleuses, des sclérodermies, et des désordres neurologiques et hépatiques.

Puerschel WC, Odia SG, Rakoski J, Ring J. Trichloroethylene and concomitant contact dermatitis in an art painter. *Contact Dermatitis* 1996; 34: 430-1.
Goon AT, Lee LT, Tay YK *et al.* A case of trichloroethylene hypersensitivity syndrome. *Arch Dermatol* 2001; 137: 274-6.

394. TRIÉTHANOLAMINE

Trolamine

Numéro de registre CAS
[102-71-6]

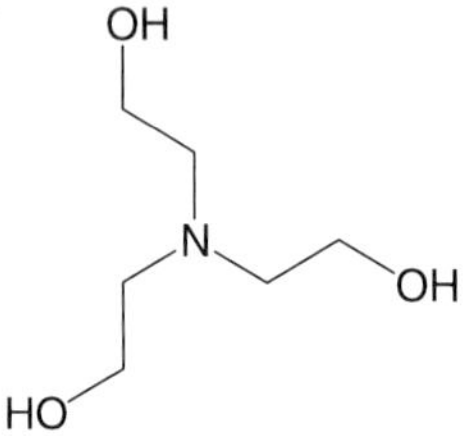

Cet agent émulsifiant est présent dans de nombreux produits cosmétiques, médicaments topiques, dans les fluides de coupe pour la métallurgie et certains produits de développement photographique. Des traces de triéthanolamine peuvent être présentes dans d'autres amines comme la mono- et la diéthanolamine. Les allergies à cette molécule sont sans doute assez rares.

Scheman AJ, Katta R. Photographic allergens: an update. *Contact Dermatitis* 1997; 37: 130.
Blum A, Lischka G. Allergic contact dermatitis from mono-, di- and triethanolamine. *Contact Dermatitis* 1997; 36: 166.
Le Coz CJ, Scrivener Y, Santinelli F, Heid E. Sensibilisation de contact au cours des ulcères de jambe. *Ann Dermatol Venereol* 1998; 125: 694-9.

395. TRIÉTHYLÈNETÉTRAMINE

Numéro de registre CAS [112-24-3]

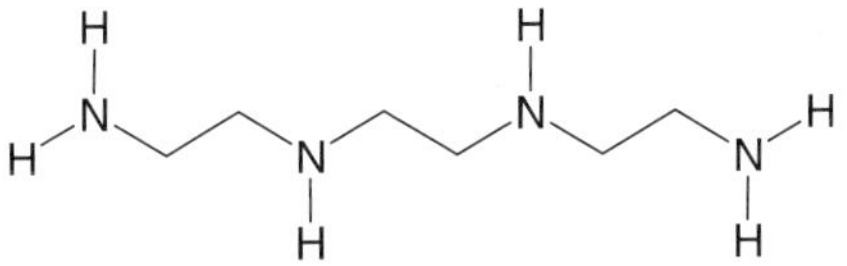

La triéthylènetétramine est employée comme amine durcisseur des résines époxy du type bisphénol A et des réactions en allergie croisée avec la diéthylènetriamine et la diéthylènediamine sont possibles.

Jolanki R, Kanerva L, Estlander T *et al.* Occupational dermatoses from epoxy resin compounds. *Contact Dermatitis* 1990; 23: 172-83.

396. TRIFORINE

Saprol®, 1,4-*bis*(2,2,2-Trichloro-1-formamidoéthyl) pipérazine

Numéro de registre CAS [26644-46-2]

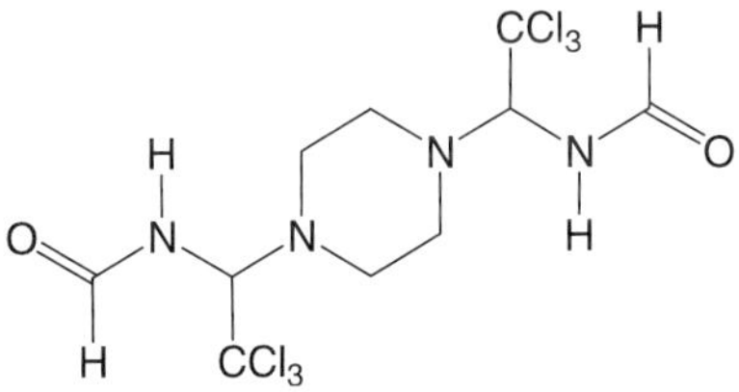

Ce pesticide est largement utilisé en horticulture et des réactions en allergie croisée sont possibles avec le dichlorvos.

Ueda A, Aoyama K, Manda F *et al.* Delayed-type allergenicity of triforine (Saprol®). *Contact Dermatitis* 1994; 31: 140-5.

397. TRIGLYCIDYL ISOCYANURATE

1,3,5-Triglycidyl-*s*-triazinetrione

Numéro de registre CAS
[2451-62-9]

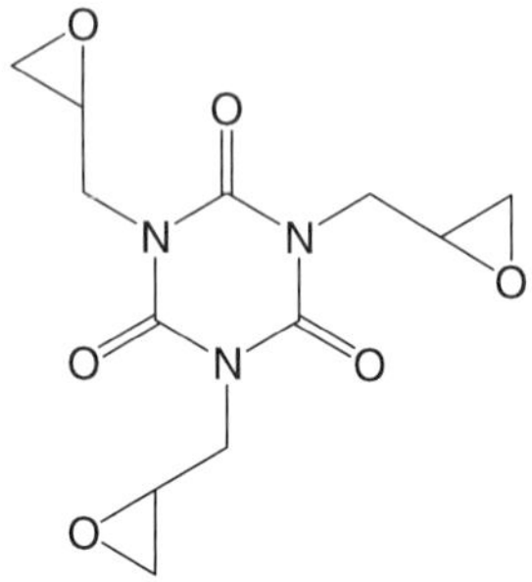

L'isocyanurate de triglycidyl est un composé du type époxytriazine, durcisseur de résines polyesters contenues dans les poudres de peintures utilisé dans l'industrie des plastiques, les systèmes de moulage à base de résines, les encres et les adhésifs. Des allergies de contact professionnelles ont été décrites lors de la production de ce produit et lors de la production de peintures de couverture en poudre. Des symptômes respiratoires ont également été observés.

Erikstam U, Bruze M, Goossens A. Degradation of triglycidyl isocyanurate as a cause of false-negative patch test reaction. *Contact Dermatitis* 2001; 44: 13-7.

Foulds IS, Koh D. Allergic contact dermatitis from resin hardeners during the manufacture of thermosetting coating paints. *Contact Dermatitis* 1992; 26: 87-90.

McFadden JP, Rycroft RJG. Occupational contact dermatitis from triglycidyl isocyanurate in a powder paint sprayer. *Contact Dermatitis* 1993; 28: 251.

Munro CS, Lawrence CM. Occupational contact dermatitis from triglycidyl isocyanurate in a powder paint factory. *Contact Dermatitis* 1992; 26: 59.

398. *N*-(3-TRIMÉTHOXYSILYLPROPYL)-ÉTHYLÈNEDIAMINE

Z 6020

Numéro de registre CAS [1760-24-3]

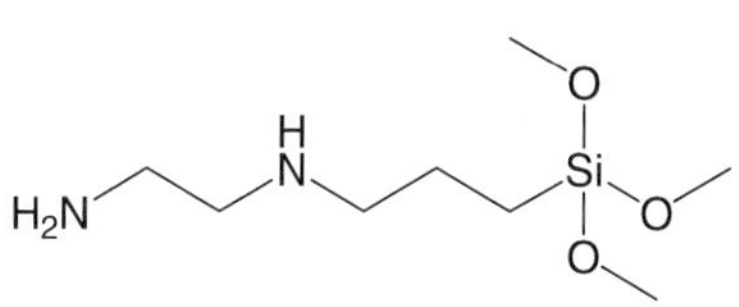

Cette amine, fonctionnalisée par un groupe triméthoxysilane, a été responsable d'allergies de contact dans l'industrie des fibres de verre.

Heino T, Haapa K, Manelius F. Contact sensitization to organosilane solution in glass filament production. *Contact Dermatitis* 1996; 34: 294.

399. *N*-(3-(TRIMÉTHOXYSILYL)PROPYL)-*N'*-(VINYLBENZYL)ÉTHYLÈNEDIAMINE MONOCHLORHYDRATE

N-((éthènylphényl)méthyl)-*N'*-(3-(triméthoxysilyl)propyl)-1,2-éthanediamine, monochlorhydrate

Numéro de registre CAS [34937-00-3]

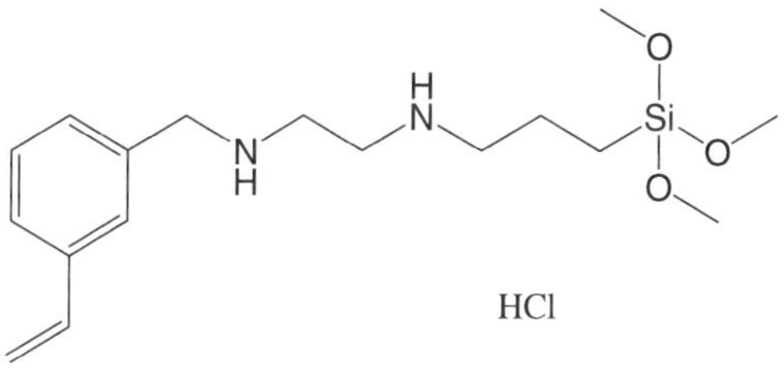

Cette amine, fonctionnalisée par un groupe triméthoxysilane, a été responsable d'allergies de contact dans l'industrie des fibres de verre.

Heino T, Haapa K, Manelius F. Contact sensitization to organosilane solution in glass filament production. *Contact Dermatitis* 1996; 34: 294.
Toffoletto F, Cortona G, Feltrin G *et al.* Occupational contact dermatitis from amine-functional methoxysilane in continuous-glass-filament production. *Contact Dermatitis* 1994; 31: 320-1.

400. 2,4,6-TRIMÉTHYLOL PHÉNOL

Numéro de registre CAS
[2937-61-3]

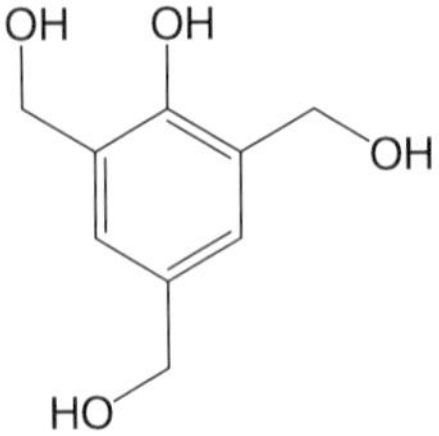

Le triméthylolphénol est présent dans les résines à base de phénol et de formaldéhyde. Des réactions en allergie croisée sont possibles avec d'autres dérivés de phénols.

Bruze M, Zimerson E. Cross-reaction patterns in patients with contact allergy to simple methylol phenols. *Contact Dermatitis* 1997; 37: 82-6.
Bruze M, Fregert S, Zimerson E. Contact allergy to phenol-formaldehyde resins. *Contact Dermatitis* 1985; 12: 81-6.

401. TRIMÉTHYLTHIOURÉE

Numéro de registre CAS
[2489-77-2]

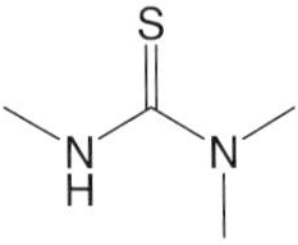

La triméthylthiourée est utilisée par exemple pour la vulcanisation du polychloroprène (Néoprène). Les patients sensibilisés à l'éthylbutylthiourée peuvent également réagir à la triméthylthiourée.

Kanerva L, Estlander T, Jolanki R. Occupational allergic contact dermatitis caused by thiourea compounds. *Contact Dermatitis* 1994; 31: 242-8.

402. TULIPALINE A ET TULIPALINE B

α-Méthylène-γ-butyrolactone et ß-Hydroxy-α-méthylène-γ-butyrolactone

Numéro de registre CAS [547-65-9]
et Numéro de registre CAS [38965-80-9]

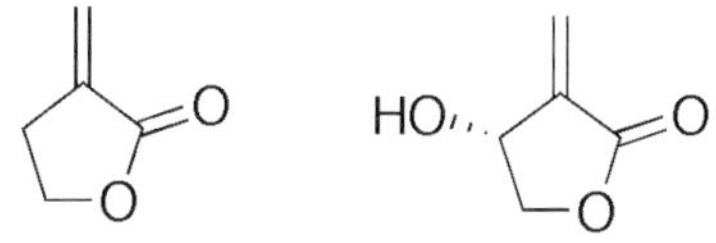

Tulipaline A Tulipaline B

La tulipaline A est une α-méthylène-γ-butyrolactone présente dans la sève de tulipes (*Liliaceæ*) et d'*Alstroemeria* (*Alstroemeriaceæ*) blessées. Cette molécule est formée par hydrolyse du tuliposide A. La tulipaline B, qui provient de l'hydrolyse du tuliposide B, semble moins sensibilisante.

Bruynzeel DP. Bulb dermatitis. Dermatological problems in the flower bulb industries. *Contact Dermatitis* 1997; 37: 70-7.
Gette MT, Marks JE. Tulip fingers. *Arch Dermatol* 1990; 126: 203-5.

403. TULIPOSIDE A

Numéro de registre CAS [19870-30-5]

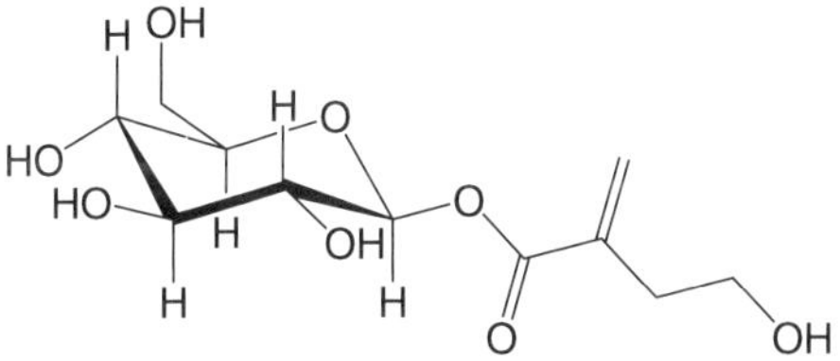

Le tuliposide A est un prohaptène du type glycoside présent dans les bulbes de tulipes et d'*Alstroemeria* (*Tulipa* spp.; *Alstroemeria* spp.; *Lilium* spp.). Cette molécule est rapidement hydrolysée en tulipaline A qui est à l'origine d'allergies professionnelles classiques chez les employés de l'industrie des tulipes en Europe. Le tuliposide se rencontre sous deux formes : le 1-tuliposide A et le 6-tuliposide A qui est le plus fréquent.

Christensen LP, Kristiansen K. A simple HPLC method for the isolation and quantification of the allergens tuliposide A and tulipalin A in Alstroemeria. *Contact Dermatitis* 1995; 32: 199-203.

Lamminpää A, Estlander T, Jolanki R, Kanerva L. Occupational allergic contact dermatitis caused by decorative plants. *Contact Dermatitis* 1996; 34: 330-5.

Gette MT, Marks JE. Tulip fingers. *Arch Dermatol* 1990; 126: 203-5.

404. TYLOSINE

Numéro de registre CAS [1401-69-0]

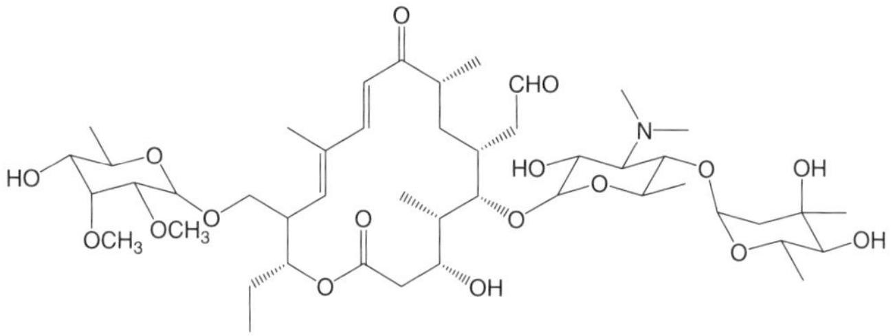

La tylosine est un antibiotique du type macrolide utilisé en médecine vétérinaire. L'exposition professionnelle concerne les agriculteurs, les éleveurs, les vétérinaires et les travailleurs de l'industrie agroalimentaire animale.

Barbera E, De La Cuadra J. Occupational airborne allergic contact dermatitis from tylosin. *Contact Dermatitis* 1989; 20: 308-9.

Carafini S, Assalve D, Stingeni L, Lisi P. Tylosin, an airborne contact allergen in veterinarians. *Contact Dermatitis* 1994; 31: 327-8.

Guerra L, Venturo N, Tardio M, Tosti A. Airborne contact dermatitis from animal feed antibiotics. *Contact Dermatitis* 1991; 25: 333-4.

Tuomi ML, Räsänen L. Contact allergy to tylosin and cobalt in a pig-farmer. *Contact Dermatitis* 1995; 33: 285.

405. URUSHIOL

Numéros de registre CAS
[492-89-7], [53237-59-5]

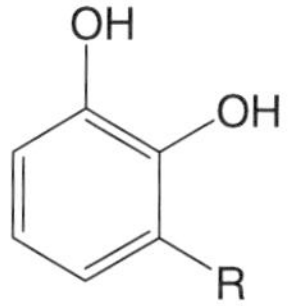

L'urushiol est un nom générique utilisé pour décrire un mélange d'alkylcatéchols présents dans la sève des plantes de la famille des *Anacardiaceæ* comme *Toxicodendron radicans* Kuntze (poison ivy) ou *Anacardium occidentale* L. (cashew nut tree). La chaîne alkyle comprend généralement 13, 15 ou 17 carbones. L'alkylcatéchol comportant une chaîne de 15 atomes de carbone est nommé pentadécylcatéchol (cette terminologie est parfois employée dans la littérature médicale pour désigner l'urushiol du poison ivy).

Epstein WL. Occupational poison ivy and oak dermatitis. *Dermatologic Clinics* 1994; 12: 511-6.
Kullavanijaya P, Ophaswongse S. A study of dermatitis in the lacqueware industry. *Contact Dermatitis* 1997; 36: 244-6.
Kawai K, Nakagawa M, Kawai K *et al.* Hyposensitization to urushiol among Japanese lacquer craftsmen. *Contact Dermatitis* 1991; 24: 146-7.

406. USNIQUE (ACIDE) (D-USNIQUE (ACIDE), L-USNIQUE (ACIDE))

Numéro de registre CAS [125-46-2] (Numéro de registre CAS [7562-61-0], Numéro de registre CAS [6159-66-6])

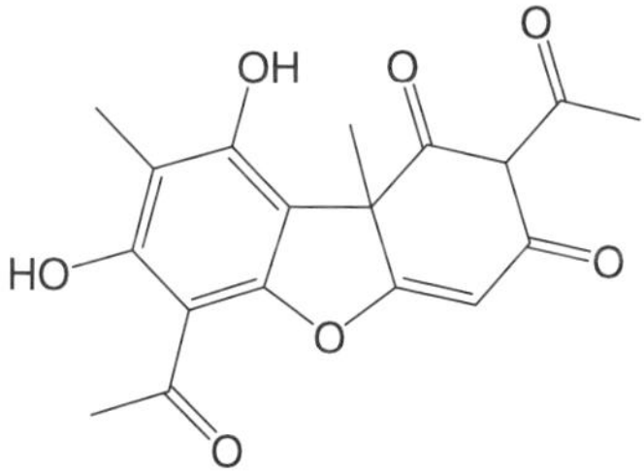

L'acide usnique, présent dans certains lichens, est également utilisé comme antibiotique topique. Les allergies de contact aux lichens sont principalement rencontrées chez les forestiers, les horticulteurs et les collecteurs de lichens.

Hahn M, Lischka G, Pfeifle J, Wirth V. A case of contact dermatitis from lichens in southern Germany. *Contact Dermatitis* 1995; 32: 55-6.
Aalto-Korte K, Lauerma A, Alanko K. Occupational allergic contact dermatitis from lichens in present-day Finland. *Contact Dermatitis* 2005; 52: 36-8.

407. VINYLPYRIDINE(S)

2-Vinylpyridine

Numéro de registre CAS [100-69-6]

4-Vinylpyridine

Numéro de registre CAS [100-43-6]

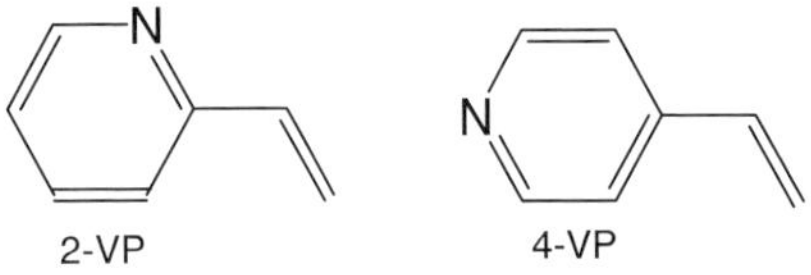

La 4-vinylpyridine est utilisée comme monomère dans la chimie des polymères. Cette molécule peut induire des urticaires de contact non immunologiques mais également des allergies de contact. On n'observe pas de réactions en allergie croisée entre les différents dérivés de pyridines.

Foussereau J, Lantz JP, Grosshans E. Allergic eczema from vinyl-4-pyridine. *Contact Dermatitis Newsletter* 1972; 11: 261.
Sasseville D, Balbul A, Kwong P, Yu K. Contact sensitization to pyridine derivatives. *Contact Dermatitis* 1996; 35: 101-2.
Bergendorff O, Wallengren J. 4-Vinylpyridine-induced dermatitis in a laboratory worker. *Contact Dermatitis* 1999; 40: 280-1.

408. VIRGINIAMYCINE

Virginiamycine

Numéro de registre CAS [11006-76-1]

Virginiamycine S1 : Staphylomycine S

Numéro de registre CAS [23152-29-6]

Virginiamycine M1 : Pristinamycine IIA, Mikamycine A, Ostreogrycine A, Staphylomycine M1, Streptogramine A, Vernamycine A

Numéro de registre CAS [21411-53-0]

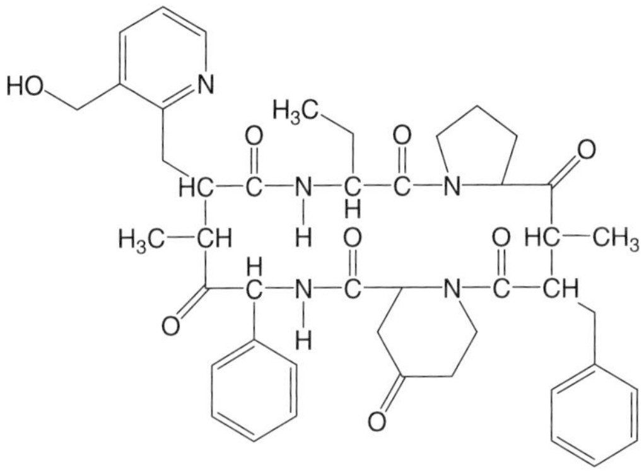

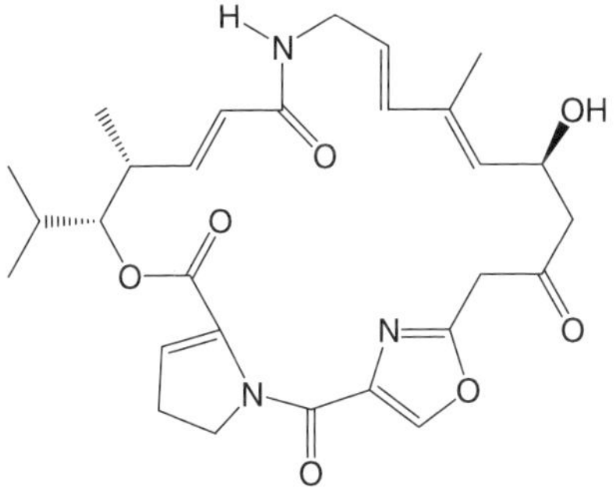

Comme les autres streptogramines du type pristinamycine, la virginiamycine est composée de deux sous-unités, la virginiamycine S1 et la virginiamycine M1. Les dermatites sont communes chez les patients ayant utilisé la virginiamycine topique. Des cas d'allergie professionnelles ont été décrits chez des travailleurs de l'industrie pharmaceutique, des éleveurs et chez un chirurgien qui utilisait de la virginiamycine topique en traitements postopératoires (observation personnelle).

Tennstedt D, Dumont-Fruytier M, Lachapelle JM. Occupational allergic contact dermatitis to virginiamycin, an antibiotic used as a food additive for pigs and poultry. *Contact Dermatitis* 1978; 4: 133-4.
Rudzki E, Rebandel P. Contact sensitivity to antibiotics. *Contact Dermatitis* 1984; 11: 41-2.

409. ZINC BIS-DIBUTYLDITHIOCARBAMATE

Zinc *N,N'*-dibutyldithiocarbamate

Numéro de registre CAS [136-23-2]

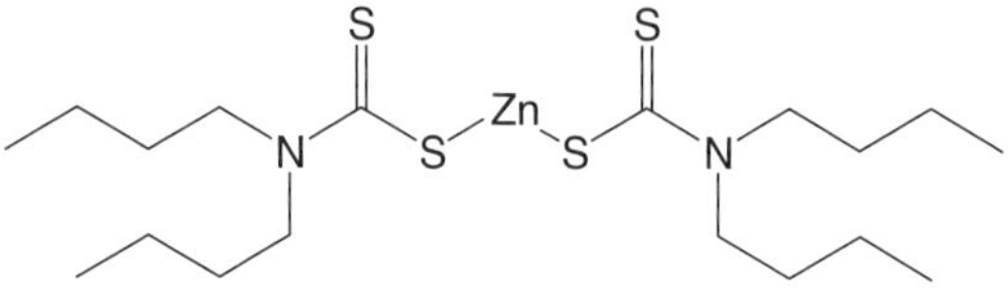

Il s'agit d'un accélérateur de vulcanisation des caoutchoucs mais on peut également le rencontrer dans les peintures, les solvants de colles et certains produits anticorrosion. C'est l'un des constituants du carba mix.

Kiec-Swierczynska M. Occupational sensitivity to rubber. *Contact Dermatitis* 1995; 32: 171-2.
Condé-Salazar L, Del-Rio E, Guimaraens D, Gonzalez Domingo A. Type IV allergy to rubber additives: a 10-year study of 686 cases. *J Am Acad Dermatol* 1993; 29: 176-80.
Condé-Salazar L, Guimaraens D, Villegas C *et al.* Occupational allergic contact dermatitis in construction workers. *Contact Dermatitis* 1995; 35: 226-30.

410. ZINC *BIS*-DIÉTHYLDITHIOCARBAMATE

Zinc *N,N'*-diéthyldithiocarbamate, sel de zinc de l'acide diéthyldithiocarbamique

Numéro de registre CAS
[14324-55-1]

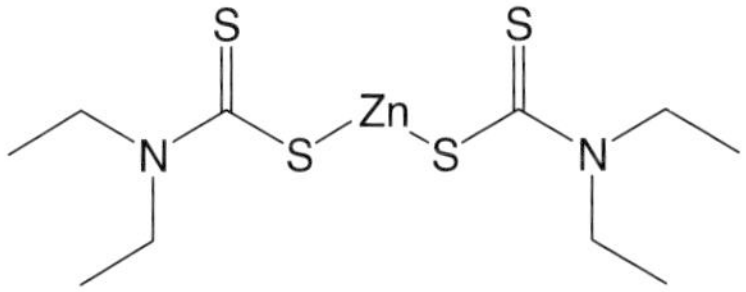

Le diéthyldithiocarbamate de zinc est un composé utilisé pour accélérer la vulcanisation des caoutchoucs. Ce produit est responsable de dermatites au caoutchouc chez les personnels de santé. C'est l'un des constituants du carba mix.

Kiec-Swierczynska M. Occupational sensitivity to rubber. *Contact Dermatitis* 1995; 32: 171-2.

Condé-Salazar L, Del-Rio E, Guimaraens D, Gonzalez Domingo A. Type IV allergy to rubber additives: a 10-year study of 686 cases. *J Am Acad Dermatol* 1993; 29: 176-80.

Vaneckova J, Ettler K. Hypersensitivity to rubber surgical gloves in healthcare personnel. *Contact Dermatitis* 1994; 31: 266-7.

Von Hintzenstern J, Heese A, Koch HU *et al.* Frequency, spectrum and occupational relevance of type IV allergies to rubber chemicals. *Contact Dermatitis* 1991; 24: 244-52.

411. ZINC PROPYLÈNE-BIS-DITHIOCARBAMATE

Propinèbe, Zinc *N,N'*-propylène-1,2-bis-dithiocarbamate

Numéro de registre CAS
[12071-83-9]

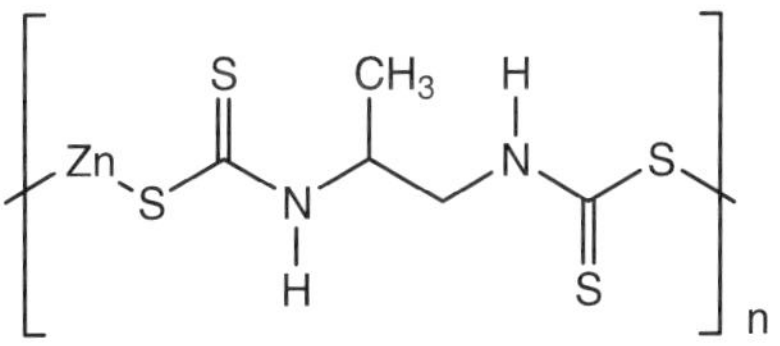

Le propinèbe est un dithiocarbamate utilisé comme fongicide et des sensibilisations ont été décrites chez des agriculteurs.

Jung HD, Honemann W, Kloth C *et al.* Kontaktekzem durch Pestizide in der Deutschen Demokratischen Republik. *Dermatologische Monatsschrift* 1989; 175: 203-14.
Nishioka K, Takahata H. Contact allergy due to propineb. *Contact Dermatitis* 2000; 43: 310.

412. ZINC ÉTHYLÈNE-*BIS*-DITHIOCARBAMATE

Zinèbe, Zinc *N,N'*-éthylènebisdithiocarbamate

Numéro de registre CAS
[12122-67-7]

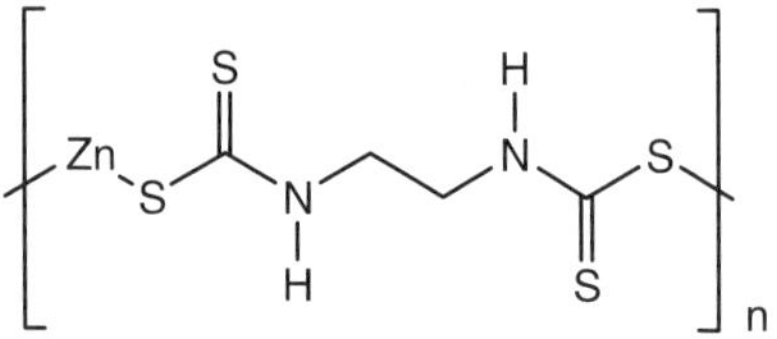

Le zinèbe est un pesticide qui appartient au groupe des dithiocarbamates et des cas de sensibilisation ont été décrits chez des fleuristes et jardiniers.

O'Malley M *et al.* Pesticide patch testing: California nursery workers and controls. *Contact Dermatitis* 1995; 32: 61-2.
Jung HD, Honemann W, Kloth C *et al.* Kontaktekzem durch Pestizide in der Deutschen Demokratischen Republik. *Dermatologische Monatsschrift* 1989; 175: 203-14.
Crippa M, Misquith L, Lonati A, Pasolini G. Dyshidrotic eczema and sensitization to dithiocarbamates in a florist. *Contact Dermatitis* 1990; 23: 203-4.

413. ZINC *BIS*-DIMÉTHYLDITHIOCARBAMATE

Ziram

Numéro de registre CAS
[137-30-4]

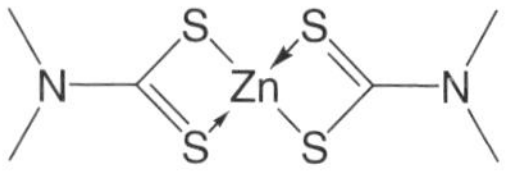

Le ziram est un accélérateur de vulcanisation des caoutchoucs qui appartient au groupe des dithiocarbamates et plusieurs cas de sensibilisation ont été décrits. Le ziram est également utilisé comme fongicide et peut causer des dermatites de contact chez les agriculteurs.

Kiec-Swierczynska M. Occupational sensitivity to rubber. *Contact Dermatitis* 1995; 32: 171-2.

Manuzzi P, Borrello P, Misciali C, Guerra L. Contact dermatitis due to Ziram and Maneb. *Contact Dermatitis* 1988; 19: 148.

Réaliser des tests épicutanés avec les produits du patient

Peter J. Frosch, Johannes Geier, Wolfgang Uter et An Goossens

Les batteries commerciales pour tests épicutanés (batterie standard et batteries complémentaires) sont la base des investigations visant à confirmer une allergie de contact. Néanmoins, de nombreuses études ont montré que cela n'était pas suffisant. Ainsi, lors d'une étude multicentrique, Menné *et al.* [20] ont trouvé que la batterie standard européenne ne détectait, chez les patients présentant une allergie de contact, que de 37 à 73 % des allergènes responsables. Les allergènes supplémentaires et/ou testés séparément n'étant positifs que dans 5 à 23 % des cas, les auteurs mettent l'accent sur la nécessité de tester le patient avec les produits avec lesquels il a été réellement en contact. En Italie, une analyse des dossiers de 230 patients adressés pour suspicion d'allergie de contact professionnelle a montré que la batterie standard seule détectait 69,9 % des cas de nature allergique ; 26,3 % de ces cas étant positifs uniquement pour les tests supplémentaires

En Allemagne, une étude du réseau IVDK a analysé les dossiers de 2 460 patients testés entre 1989 et 1992. Chez 208 patients (8,5 %) une allergie retardée a été trouvée pour un total de 289 produits positifs. Dans 44 % des cas, seuls les produits apportés par le patient étaient positifs avec une pertinence clinique probable.

Lors d'une étude analogue portant sur la période 1998-2002, 8,6 % des 3 621 patients testés avaient un test épicutané positif à leur propre produit de bain ou de douche. Chez un tiers des patients réagissant à d'autres catégories de produits, aucun test positif à un allergène des batteries du commerce n'a été détecté [1, 29].

Les produits les plus fréquemment testés sont les médicaments à usage topique, les cosmétiques, les objets de caoutchouc ou de cuir.

L'équipe de Kanerva a publié une série impressionnante d'articles dans lesquels les tests épicutanés réalisés avec les produits industriels des patients ont permis de trouver la cause de l'allergie de contact [16]. De nombreux constituants des plastiques, des colles époxy et des peintures, des colorants réactifs et d'enzymes industrielles ont ainsi été identifiés après analyse chimique. Par exemple, en ce qui concerne les isocyanates présents dans les résines polyuréthanes, il a été montré que parmi les 22 patients souffrant d'allergie professionnelle, 21 réagissaient aux isocyanates obtenus par le fabriquant (13 fois) ou au diaminodiphénylméthane (marqueur des allergies aux isocyanates) et qu'un seul réagissait au diisocyanate de diphénylméthane (ou MDI) commercial (Trolab, Chemotechnique) [11]. En fait, en analysant 14 préparations commerciales de MDI, Frick *et al.* [7] ont trouvé des concentrations qui ne correspondaient pas à l'étiquetage. De plus, les isocyanates disponibles dans les batteries ne sont pas toujours représentatifs des mélanges utilisés dans l'industrie.

Plus récemment ont été publiés des cas de patients allergiques à leur propre parfum mais négatifs au fragrance mix et aux principaux allergènes commerciaux des parfums. Le Lilial® et la coumarine ont ainsi été identifiés après des tests répétés réalisés chez les patients avec différentes fractions de leur parfum. L'expérience avec les parfums, pour lesquels il y a un changement fréquent des matières premières afin de suivre les tendances de la mode, montre que les consommateurs sont exposés à une large palette de molécules pouvant induire des sensibilisations. D'autres exemples illustrant le bénéfice des tests épicutanés réalisés avec les produits des patients ont été publiés [17-19, 28]. Dans le domaine de la cosmétique et dans de nombreux secteurs industriels, les tests épicutanés, réalisés avec la seule batterie standard et les batteries complémentaires, seront toujours inadéquats jusqu'à ce que les nouveaux allergènes soient identifiés, leur pertinence clinique établie par différentes études et leur introduction éventuelle dans les batteries de tests.

Dans la suite de ce chapitre, nous voulons donner quelques conseils pour la réalisation des tests épicutanés avec les produits apportés par le patient de manière à harmoniser ces pratiques. Par exemple, les conservateurs concentrés ou les monomères des matières plastiques, s'ils sont appliqués sans dilution et sous occlusion, peuvent causer des lésions bulleuses ou ulcérées et induire des sensibilisations actives. À l'inverse, les produits sont fréquemment testés trop dilués ou dans un véhicule inapproprié, conduisant à des réactions faussement négatives.

Ces conseils sont donnés principalement sous forme de tableaux de façon à pouvoir être utilisés par un technicien de laboratoire. Ils contiennent les informations essentielles ; pour plus de détails, le lecteur pourra se référer aux différents chapitres du *Contact Dermatitis*, 4e édition (particulièrement le chapitre 49) et à la liste des références citées.

1. Informations sur le matériel de test avant réalisation d'un test épicutané

Il ne faut jamais appliquer sur la peau un produit codé sans connaître les détails sur sa toxicité et les concentrations adéquates de tests. Les principaux fabricants cosmétiques ont actuellement un département sécurité qui peut donner cette information et souvent fournir les ingrédients à une concentration et dans un véhicule adéquat pour réaliser un test épicutané. Néanmoins, certains fabricants ont tendance à fournir les ingrédients à sa concentration dans le produit fini, ce qui peut conduire à l'obtention de faux négatifs. Malheureusement, cette coopération est rare chez les fabricants de produits industriels (*e.g.*, fluides de coupe, colles, peintures, etc.). La fiche de sécurité ne donne que les informations de base et ne liste pas tous les ingrédients allergisants. De plus, le vendeur est souvent dans l'ignorance de la présence de contaminants ou d'ingrédients connus sous une autre appellation (*i.e.*, le fabricant peut nier la présence de colophane mais admettre la présence d'acide abiétique, le principal allergène de la colophane, dans un fluide de coupe). Dans une étude finlandaise récente sur les produits de restauration dentaire, un écart important a été observé entre la composition en acrylates/méthacrylates annoncée sur les fiches de sécurité et les constituants trouvés par analyse chimique. Le 2-hydroxyéthyl méthacrylate (2-HEMA), le bisphénol A glycidyl méthacrylate (bis-GMA), l'éthylèneglycol diméthacrylate (EGDMA), le triéthylène glycol diméthacrylate (TREGDMA) et le (di)uréthane diméthacrylate étaient soit complètement omis comme composant, soit non listés de manière appropriée [13].

Le réseau allemand IVDK a initié une étude pilote [27] sur la déclinaison des produits cosmétiques lors des tests épicutanés. En coopération avec les fabricants, les dermatologues reçoivent des conseils sur la manière de tester des ingrédients et sur les constituants, non présents dans la batterie standard ou les batteries complémentaires, qui pourraient être sensibilisants. Les ingrédients à tester sont ensuite fournis par le fabricant dans un kit de test (ce service est limité à l'Allemagne). Idéalement, les résultats des tests sont envoyés au centre de collecte pour alimenter la base de donnée des « nouveaux » allergènes – un système similaire à la « cosmétovigilance établie en France [30].»

Méthode de test

Tests cutanés

Les détails méthodologiques concernant les dilutions, les véhicules, les mesures de pH, les tests ouverts, les tests épicutanés sous occlusion, les tests répétés épicutanés ouverts (ROAT) et les tests d'usage sont indiqués dans le chapitre 22 de l'ouvrage *Contact Dermatitis*. À Dortmund, nous avons trouvé que les *Finn Chambers* larges (12 mm de diamètre) étaient très pratiques pour tester les cosmétiques faiblement irritants (*e.g.*, hydratants, produits à lèvres, produits solaires, gouttes pour les yeux [14] ; fig.1 .

Les tests semi-ouverts décrits par An Goossens [6] sont particulièrement utiles si un effet irritant important est suspecté sous occlusion *e.g.*, dans le cas de shampoings, des savons liquides, des vernis à ongles et aussi de certains produits industriels comme les colles, les peintures, les encres, les vernis, etc. La règle d'or est que si un sujet est en contact cutané direct avec le produit (soit à dessein, *e.g.*, produit de nettoyage, soit accidentel, *e.g.*, huiles solubles, peintures), alors il peut être testé sous forme semi-ouverte. Les produits corrosifs (pH <3 ou > 10) ou toxiques qui sont normalement employés sans contact ou avec des protections individuelles particulières sont exclus des tests. Le produit à tester est appliqué sur la peau à l'aide d'un Coton-Tige (approximativement 15 µL) sur une petite surface (2 × 2 cm). Après séchage (éventuellement en tapotant avec un papier absorbant), la zone de test est couverte par un adhésif (*e.g.*, Micropore, 3M) (fig. 2).

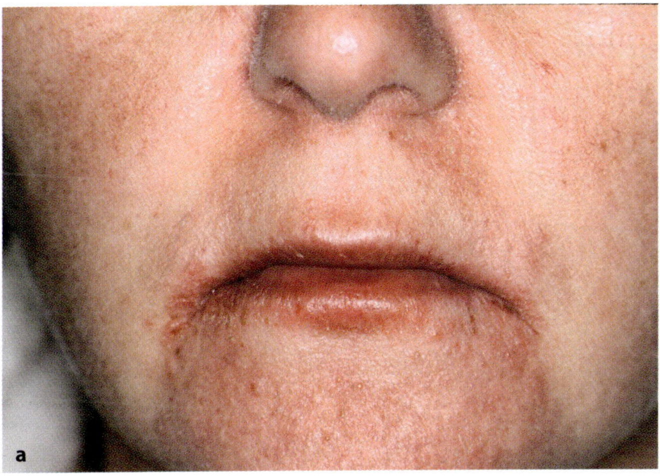

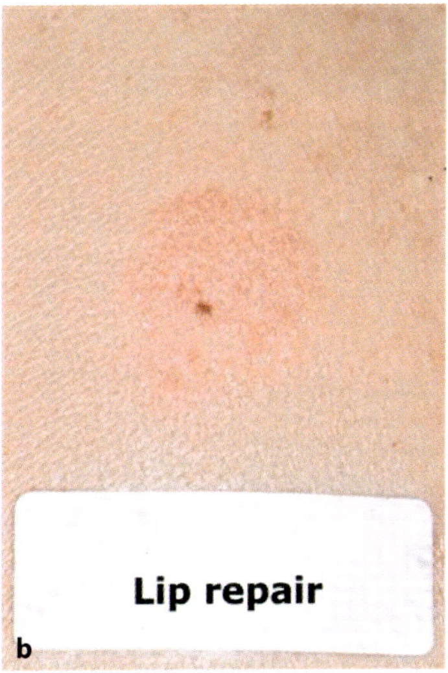

Fig. 1a, b.
Chéilite sévère avec des lésions eczémateuses et prurigineuses de la zone périorale suite à l'utilisation prolongée d'un stick à lèvres hydratant (a). Le test épicutané réalisé avec le stick à lèvres « tel quel » dans une Finn Chamber large a conduit à une réaction douteuse faible (b). Les tests épicutanés réalisés avec les constituants donnés par le fabricant ont révélé une allergie de contact au dexapanthénol. La dermatite a disparu rapidement après arrêt de l'utilisation du stick à lèvres.

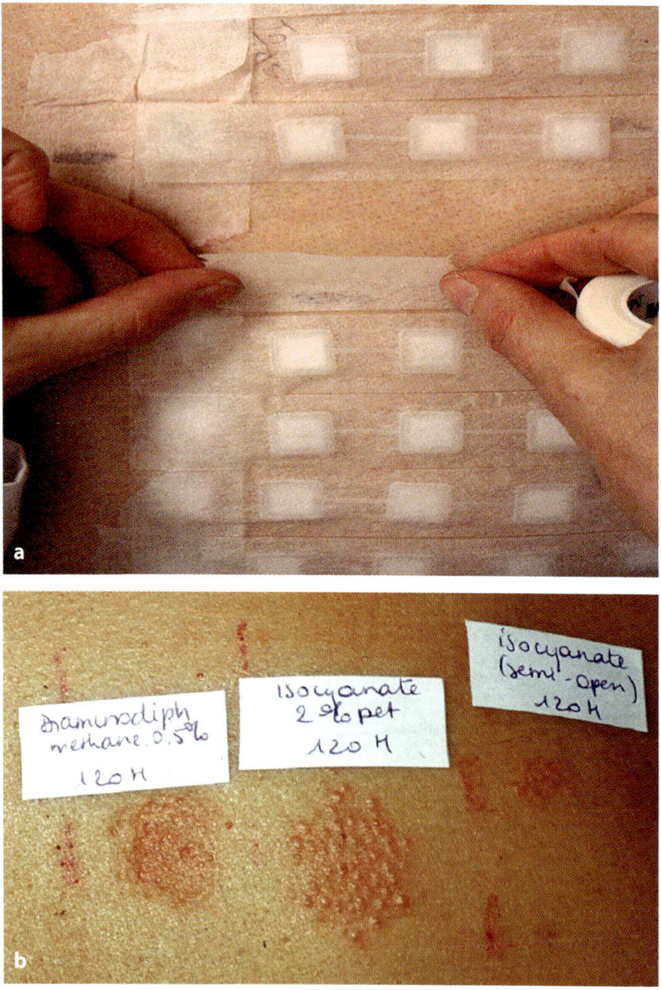

Fig. 2a, b - Test semi-ouvert : après application du produit à tester à l'aide d'un coton-tige, la zone totalement sèche est recouverte par un adhésif acrylique (a). Comparaison des réactions positives obtenues suite à un test semi-ouvert à une solution de l'isocyanate utilisé par le patient ou à un test épicutané après dilution de l'isocyanate à 2% dans la vaseline (b) ; On observe également une réaction positive au diaminodiphénylméthane, qui est un marqueur des allergies de contact aux isocyanates.

pH

À pH 4-9, peu de réactions d'irritation sont causées par l'acidité ou l'alcalinité [3]. Les solutions tampon listées dans le tableau 1 sont utilisables pour diluer les produits hydrosolubles.

Dilution

Les matériaux solides peuvent être testés « tel quel » en plaçant des copeaux ou des morceaux dans une chambre de test ou sous un adhésif acrylique pour éviter la pression. De cette manière, des réactions positives peuvent être obtenues avec des petits morceaux de gants, de chaussures, de caoutchouc ou avec des copeaux de plastique (fig. 3). Néanmoins, on observe souvent des réactions faussement négatives, car la concentration en allergène est trop faible ou parce que le sensibilisant n'est pas libéré. À l'inverse, la pression ou un effet de friction des particules peuvent provoquer une réaction d'irritation qui doit être identifiée comme telle. En fonction du matériau, le sensibilisant peut être extrait avec de l'eau ou des solvants (tableau 2 ; [16]).

La réalisation de dilutions appropriées n'est pas toujours claire, c'est pourquoi le tableau 3 donne des conseils pratiques pour diluer les produits liquides. Pour les solides, la dilution est conduite sur la base poids : volume.

Tableau 1 - Composition des solutions tampon acides (pH 4,7) et alcalines (pH 9,9) [3].

Constituant	Concentration	% du volume total
Solution tampon pH 4,7		
Acétate de sodium	0,1 N (8,2 g/litre)	50
Acide acétique	0,1 N (6,0 g/litre)	50
Solution tampon pH 9,9		
Carbonate de sodium	0,1 M (10,6 g/litre)	50
Bicarbonate de sodium	0,1 M (8,4 g/litre)	50

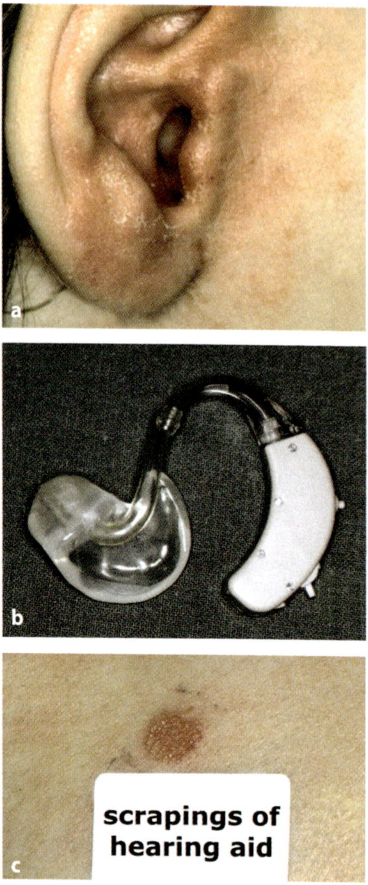

Fig. 3a, b, c - Dermatite de contact de l'oreille due à une prothèse auditive (a,b). Le test épicutané réalisé avec de fins copeaux de plastique est fortement positif (c). Lors des tests avec la batterie des plastiques, le patient a montré une réaction positive au 2-hydroxyéthyl méthacrylate (2-HEMA) qui est l'un des composants de la prothèse auditive (confirmation du fabricant).

Tableau 2 - Matériaux pouvant être extraits et solvants recommandés [16].

Matériaux	Solvants
Papier	éthanol
Plantes et sciure de bois	acétone, éther, éthanol ou eau
Plastique (gants)	acétone
Caoutchouc (gants)	acétone ou eau
Tissus	éthanol

Tableau 3 - Principes de dilution (liquides) pour les tests épicutanés.

Pourcentage désiré (%)	Quantité (µL) à mélanger à 10 mL de solvant
0,1	10
0,5	50
1,0	100
2,0	200
5,0	500 (0,5 mL)
10	1000 (1 mL)

Tests épicutanés de contrôle

Lorsqu'une réaction à un nouveau produit est observée, suggérant sur des bases morphologiques et chronologiques une allergie de contact, il est nécessaire d'effectuer des tests épicutanés de contrôle sur des sujets volontaires. Ce point pose de plus en plus de problèmes dans certains pays. En Allemagne, par exemple, l'approbation d'un Comité d'éthique est nécessaire dans la plupart des universités et chaque volontaire doit signer un consentement éclairé.

Catégories de produits pour les tests épicutanés

Produits cosmétiques, solaires et de toilette (tableaux 4 et 5)

De nombreux allergènes des cosmétiques sont présents dans la batterie standard et les batteries complémentaires : véhicules, émulsifiants et conservateurs. Les parfums peuvent contenir des ingrédients qui ne sont pas dans les préparations commerciales pour tests épicutanés. Les parfums en solution hydralcooliques peuvent être testés « tel quel » – parfois une légère réaction d'irritation (érythème sans infiltration) peut survenir ; la survenue de ces réactions peut être réduite en laissant sécher le test avant de l'appliquer sur la peau [15].

De nombreuses crèmes hydratantes pour le visage contiennent actuellement des filtres solaires comme protection « anti-âge ».

Les ingrédients actifs des détergents (sodium lauryl sulfate, lauryl éther sulfate, sulfosuccinique esters, iséthionates) ne sont pas des

Tableau 4 - Tests épicutanés aux cosmétiques et produits solaires. Les abréviations pour les véhicules sont les suivants : ac = acétone, MEC = méthyléthylcétone, ho = huile d'olive, vas = vaseline.

Produit	Concentration	Commentaires
Produit maquillage des yeux		
Crayon à paupières	tel quel	
Ombre à paupières	tel quel	
Mascara	tel quel	Test semi-ouvert en premier et laisser sécher
Démaquillant	tel quel	Test semi-ouvert en premier Réactions d'irritation possibles
Démaquillage visage		
Rouge	tel quel	
Poudre	tel quel	
Fond de teint	tel quel	
Rouge à lèvres	tel quel	Photo-patch lorsque des filtres solaires sont inclus
Hydratants		
Crèmes, laits, lotions	tel quel	Réactions d'irritation possibles. Les réactions positives sont à confirmer par un ROAT ou un test d'usage. Photo-patch lorsque des filtres solaires sont inclus
Crèmes dépigmentantes	tel quel	
Filtres solaires	tel quel	Photo-patch des ingrédients actifs commercialement disponibles
Produits autobronzants	tel quel	
Parfums		
Parfum	tel quel	Laisser sécher. Photo-patch si la clinique suggère une dermatite actinique
Eau de toilette	tel quel	
Après-rasage	tel quel	
Déodorants		
Spray, billes, stick	tel quel	Laisser sécher. Irritation possible. Souvent faux négatif, ROAT
Produits de rasage		
Crème	1 % (eau)	Test semi-ouvert avec le produit. Réactions d'irritation possibles sous occlusion
Savon	1 % (eau)	

Tableau 5 - Tests épicutanés aux produits de nettoyage.

Produit	Concentration	Commentaires
Savon	1 % (eau)	Réactions d'irritation possibles.
Shampoing	1 % (eau)	Test d'usage
Gel douche	1 % (eau)	
Bain moussant	1 % (eau)	
Dentifrice	1 % (eau)	

allergènes majeurs. Ils provoquent des réactions d'irritation aux concentrations 1-0,5 % chez la plupart des sujets, particulièrement lorsqu'ils ont une peau sensible. Les parfums et les conservateurs peuvent être des allergènes pertinents pour cette catégorie de produits [1, 29]. La cocamidopropylbétaïne a parfois donné des tests épicutanés positifs. L'allergène majeur (3-diméthylaminopropylamine) a été identifié et éliminé de ce détergent majeur des shampoings et gels douche.

Produits capillaires, dépilatoires et de soin des ongles (tableau 6)

Les principaux allergènes sont présents dans la batterie standard et les batteries complémentaires. Néanmoins, comme l'a montré le groupe de Menné, tous les cas d'allergies de contact aux teintures capillaires ne sont pas identifiés par la para-phénylènediamine (PPD) et ses dérivés [25]. C'est la raison pour laquelle des tests épicutanés avec les produits utilisés par le patient peuvent être utiles. Pour réduire le risque de sensibilisation active, un test ouvert doit être effectué avant la réalisation d'un test sous occlusion. Récemment, une épidémie d'allergie de contact à un produit dépilatoire a été observée en France et en Belgique [10]. En testant le produit commercial et les ingrédients, il a été montré que les principaux allergènes étaient des dérivés modifiés de la colophane (la plupart des patients étaient négatifs à la colophane de la batterie standard) ; le méthoxy PEG-22/dodécylglycol copolymère et le lauryl alcool, présents dans les lingettes accompagnant le produit, étaient dans certains cas également positifs.

Tableau 6 - Tests épicutanés aux produits de coiffure et des ongles. L'abréviation pour le véhicule est le suivant : MEC = méthyléthylcétone.

Produit	Concentration	Commentaires
Teinture capillaire	2 % (eau)	Sensibilisation active possible. Test semi-ouvert : 5 gouttes de colorant et 5 gouttes d'oxydant. Si négatif après 48 h, test occlusif à 2%
Laque	tel quel	Laisser sécher. Irritation possible
Gel	tel quel	Test semi-ouvert en premier.
Dépilatoire	tel quel	Test semi-ouvert en premier. Irritation possible (pas d'occlusion)
Vernis à ongles	tel quel	Uniquement semi-ouvert.
Dissolvant vernis		Ne pas tester
Colle pour ongles artificiels	1 % et 0,1 % MEC	Semi-ouvert tel quel

Médicaments à usage topique

La majorité des médicaments à usage topique, utilisés en dermatologie, peuvent être testés sans dilution. Certains contiennent des irritants (peroxyde de benzoyle, trétinoïne, moutarde, capsaïcine, agents antiseptiques du type PVP-iode et nonoxynol ou ammonium quaternaire, etc.) et doivent être testés en dilution. Le chapitre 35 sur les médicaments topiques du *Contact Dermatitis* liste les molécules qui ont été identifiées comme allergènes de contact par la réalisation de tests épicutanés avec les produits du patient.

Prothèses médicales

Gel d'électrodes	tel quel
Plastiques (prothèses, appareils auditifs)	copeaux
Matériel implanté et d'ostéosynthèse :	
- métaux de la batterie standard	
- méthylméthacrylate	2 % vaseline
- Palacos® et monomère liquide	ne pas tester sans dilution
- ne pas tester les matériaux d'ostéosynthèse avec des angles coupants – risques d'irritation	

La plupart des patients avec des allergies aux métaux (nickel, chrome, cobalt) tolèrent les métaux implantés. Toutefois, la sensibilisation par les métaux implantés, survenant après un temps variable (semaines ou mois) a été décrite ; de manière générale, cela semble rare avec les alliages modernes. Les tests prédictifs ne sont pas indiqués.

Prothèses dentaires et matériaux de restauration

De fins copeaux de la prothèse, en suspension dans du sérum physiologique, peuvent être testés dans une *Finn Chamber* large. Une stomatite allergique de contact provoquée par ces matériaux est très rare. Des sensibilisations aux acrylates peuvent survenir, même si ces problèmes se manifestent principalement chez les techniciens dentaires qui manipulent ces produits tous les jours.

Agents désinfectants

Ces produits sont souvent irritants après 48 h sous occlusion. C'est la raison pour laquelle un test semi-ouvert doit toujours être réalisé en premier (tableau 7). De plus, il peut être nécessaire de tester les constituants individuels pour détecter une allergie de contact.

Tableau 7 - Tests épicutanés aux produits désinfectants.

Produit	Concentration	Commentaires
Désinfection des mains	tel quel	Test semi-ouvert en premier. Irritation possible sous occlusion. Test d'usage – Tester les ingrédients
Désinfection des instruments, des sols, etc.	0,01 %, 0,1 %, 1 %	Test semi-ouvert en premier. Contiennent irritants forts

Vêtements

Un morceau du produit suspecté – textile, gant, chaussure – (2 × 2 cm humidifié avec du sérum physiologique) est appliqué sous occlusion pendant 48 h dans le dos.

Les colorants textiles, les résines formaldéhydes et les thiourées substituées peuvent être identifiés par l'utilisation des batteries complémentaires. Les colorants acides peuvent provoquer des sensibilisations actives si on les utilise à de fortes concentrations. C'est pourquoi les nouveaux colorants apportés par le patient doivent être testés à de fortes dilutions. De ce point de vue, les tests épicutanés réalisés avec des chromatogrammes en couche mince sont des outils élégants pour identifier rapidement une allergie de contact à un ingrédient d'un mélange, comme les colorants textiles même si la concentration variable peut conduire à des faux négatifs [4].

Pesticides

La plupart des réactions aux pesticides sont de nature irritante et posent la question de la toxicité systémique de ces produits par absorption percutanée. C'est pourquoi nous ne recommandons pas la réalisation de tests épicutanés avec les pesticides sauf s'il y a une très forte présomption d'allergie de contact. Des informations détaillées sur la toxicité du produit doivent être obtenues avant la réalisation de tests qui seront effectués de manière séquentielle – test ouvert, test semi-ouvert, test sous occlusion.

Détergents des produits ménagers

Recommandation générale : 1 % et 0,1 % dans l'eau, test semi-ouvert et contrôle préalable du pH !

Ce sont généralement les additifs comme les parfums, les conservateurs, les colorants, etc., qui sont responsables des sensibilisations plutôt que les détergents – la contribution de ces produits aux allergies est sans doute surestimée [2].

Les détergents puissants contiennent des ammoniums quaternaires qui sont très irritants.

Aliments

Chez les patients manipulant de la nourriture et chez les boulangers, une allergie de contact aux protéines doit être écartée par la réalisation d'un test cutané ou *prick-test* et d'un test épicutané après scarification ou *scratch patch test.*

Scratch patch test [23]

Après quatre scarifications avec une aiguille fine, le produit à tester est appliqué sous une *Finn Chamber* large pendant 24 h. La lecture est réalisée à 24 et à 48 h. Avec les fruits et les légumes, des réactions d'irritation sont fréquentes.

Pour les boulangers, les farines utilisées, les épices et les enzymes doivent être testées en *prick* et *scratch patch* test (amylase à 1 % dans l'eau).

Dans de rares cas, un test de provocation avec de la pâte serrée dans la main pendant 20 min, peut confirmer une allergie de contact aux protéines.

Plantes

La réalisation de tests épicutanés avec des morceaux de plantes n'est généralement pas recommandée, car des réactions d'irritation sont fréquentes et des sensibilisations actives peuvent survenir, même si une application directe sous un adhésif acrylique et sans occlusion diminue ces effets secondaires. Les préparations commerciales standardisées (sesquiterpène lactone mix, primine, *Compositæ* mix, diallyldisulfure, tulipaline, etc.) sont sûres et permettent d'identifier de nombreux cas d'allergies aux plantes. Chez les professionnels, des polysensibilisations peuvent intervenir.

En cas d'allergie récidivante, et en présence de tests épicutanés négatifs avec les allergènes commerciaux, il peut être utile de préparer un extrait de la plante suspectée en suivant le protocole de Hausen [12]. Les étapes importantes sont listées dans le tableau 8.

Les extraits de plantes peuvent être très irritants. C'est la raison pour laquelle des contrôles appropriés doivent être réalisés dans tous les cas. Il est évident que la classification botanique exacte de la plante est nécessaire avant toute étude.

Bois

La sciure de bois très fine, humidifiée avec du sérum physiologique peut être testée dans une *Finn Chamber* ou sur un adhésif acrylique. Les bois exotiques peuvent être très irritants et sensibilisants (teck, bois de rose, macoré) ; ils doivent être dilués à 10 % dans la vaseline (dans de rares cas, des sensibilisations peuvent intervenir même à des concentrations plus faibles).

Tableau 8 - Préparation d'un extrait de plante selon Hausen [12] pour la réalisation de tests épicutanés.

1. Obtenir un jus concentré de la plante en la coupant, en la pressant ou en l'écrasant dans un mortier ; diluer avec de l'eau 1 : 10 et 1 : 100.
2. Extraction rapide avec du diéthyléther (de 60 à 90 s). Attention ! l'extraction à l'éther est dangereuse à cause de la nature très inflammable de ce solvant. Si vous n'avez pas d'équipement de laboratoire adéquat (évaporateur rotatif) une alternative pratique est d'utiliser un grand récipient en verre avec le solvant et la plante, et de les laisser à l'air pendant 1 h.
3. Les tulipes, les lilas, les alstromérias et autres *Liliaceæ* sont extraits plus efficacement avec de l'éthanol.
4. Après évaporation du solvant, l'extrait est dilué dans le véhicule approprié (eau, éthanol, méthanol, acétone, méthyléthylcétone, huile végétale). L'utilisation de vaseline est aussi possible. Les séries de dilution commencent avec 1 : 1000, 1 : 100, 1 : 10. La préparation doit être gardée au réfrigérateur.

L'essence de térébenthine et la colophane (par la formation de peroxydes) sont les principaux allergènes des conifères.

Environnement de bureau

Les réactions au papier et au carton sont souvent de nature irritante, en particulier chez les sujets atopiques. Dans quelques rares cas, une allergie à la colophane ou aux résines formaldéhydes peut être pertinente. Un morceau de papier (2 × 2 cm, humidifié par du sérum physiologique) est appliqué sous occlusion pendant 48 h. Les papiers autocopiants sans carbone peuvent être testés de la même manière après les avoir frottés fermement pour relarguer l'encre encapsulée. L'éthylènediamine et la colophane ont été identifiées comme allergènes dans des papiers autocopiants sans carbone [17]. Le papier pour télécopie peut également contenir des allergènes de contact (colophane, bisphénol A). D'après Karlberg et Lidén [31] l'utilisation d'extraits (acétone ou méthanol) est plus pertinente que les tests épicutanés au papier lui-même.

D'autres produits peuvent être pertinents dans les cas d'allergies de contact chroniques des mains chez les employés de bureau :

- articles en caoutchouc ;
- colles (colophane, résines diverses) ;
- bois (bureau, poignées) ;
- métaux (nickel des objets métalliques comme les perforatrices, les stylos, etc.) ;
- plantes ;
- savons liquides, crèmes pour les mains utilisées sur le lieu de travail.

Matériaux de construction

- Ciment.
- Béton.
- Résines diverses.
- Mortiers de scellement.

La réalisation de tests épicutanés sous occlusion avec ces produits est totalement contre-indiquée à cause de leur fort potentiel irritant/caustique. Un test semi-ouvert peut être réalisé en cas de forte suspicion d'allergie de contact, particulièrement dans le cas des résines, si la batterie standard et les batteries complémentaires sont négatives. Le principal allergène dans le ciment est le bichromate de potassium, qui est présent dans la batterie standard. Les ciments à prise rapide contiennent des résines époxy qui sont des allergènes de plus en plus fréquents dans les métiers de la construction de même que dans d'autres secteurs de l'industrie (peinture, métallurgie, électronique et plastiques). La résine époxy de la batterie standard n'est pas suffisante pour détecter tous les cas d'allergies aux résines époxy comme cela a été montré dans une étude multicentrique en Allemagne [8]. Certaines résines acryliques peuvent également être présentes dans ces produits.

Peintures et vernis

La composition chimique des peintures et vernis est très complexe. Des acrylates de différente nature sont ajoutés à ces produits pour assurer un durcissement plus rapide. Dans les peintures dites « bio » de l'essence de térébenthine et de la colophane sont souvent présentes. Des isothiazolinones sont souvent ajoutées aux produits en solutions aqueuses. Avant de réaliser des tests avec ces produits, des informations détaillées doivent être obtenues du fabricant. Des tests semi-ouverts sont possibles et des conseils de concentrations sont listés dans le tableau 9.

Graisses et huiles

Ces produits, qui sont principalement employés comme lubrifiants, induisent rarement des allergies de contact. Ils ne sont pas très irritants, sauf dans le cas des huiles hydrauliques. Le tableau 10 recommande des concentrations de test.

Fluides de coupe

Les fluides de coupe sont indispensables pour l'usinage des pièces métalliques. Leur composition chimique varie en fonction de l'uti-

Tableau 9 - Tests épicutanés aux peintures, vernis et solvants. L'abréviation pour le véhicule sont la suivante : vas = vaseline.

Produit	Concentration	Commentaires
Un composant (base aqueuse *e.g.* peintures)	10-100 % (eau)	
Un composant (solvant *e.g.* peinture pour bois, fer, etc.)	1-10 % (vas)	
Durcisseur des peintures	2-5% (vas)	
Polyuréthanes ou vernis		
Peinture contenant des époxy	0,1-1,0% (vas)	Obtenir le détail de la composition en premier. La concentration peut dans certains cas aller à 10 % pour certaines peintures
Solvants organiques :		
- aliphatiques, cycloaliphatiques	1-10 % (vas)	
- aromatiques	1-5 % (vas)	
- chlorés	0,1-1% (vas)	
- esters	1-10% (vas)	

Tableau 10 - Tests épicutanés aux huiles et graisses. Les abréviations pour les véhicules sont les suivantes : ho = huile d'olive, vas = vaseline.

Produit	Concentration	Commentaires
Graisse lubrifiante	tel quel ou 20 % (vas)	Test semi-ouvert en premier
Huile lubrifiante	tel quel, 50 %, 10 % (ho)	
Huiles hydrauliques	1 % (ho)	

lisation et du type de métal. Les fiches de sécurité donnent en général peu d'informations allergologiques. Les allergènes les plus fréquents sont les agents anticorrosion, les émulsifiants, les acides résiniques et les conservateurs. Le tableau 11 donne des directives pour tester les fluides de coupe [26]. L'erreur la plus courante, lors du test des fluides de coupe aqueux, est de ne pas diluer le produit concentré apporté par le patient. Cela conduit généralement à une réaction d'irritation très sévère, parfois caustique. Le produit concentré est généralement dilué à 4-8 % par addition d'eau dans le circuit de la machine d'usinage. Les travailleurs sont souvent en contact avec les solutions diluées des fluides de coupe et développent des dermatites de contact chroniques d'irritation (fig. 4).

Des parfums comme les masqueurs d'odeurs sont souvent ajoutés et peuvent induire des allergies de contact. Il en va de même pour les isothiazolones et les conservateurs qui sont ajoutés, souvent en concentrations excessives, au cours des cycles du fluide de coupe pour éviter sa dégradation et l'apparition de mauvaises odeurs. C'est la raison pour laquelle il est nécessaire de tester les fluides de coupe « neufs » et « usagés ».

Tableau 11 - Tests épicutanés aux fluides de coupe. L'abréviation pour les véhicules est la suivante : ho = huile d'olive.

Produit	Concentration	Commentaires
Base aqueuse	5 % (eau)	La concentration usuelle sur le lieu de travail est 4-8 %. Tester le produit « neuf » à 5 % et le produit « usagé » tel quel si la concentration est inférieure à 8 % sinon diluer 1 : 1
Base organique	50 % (ho)	

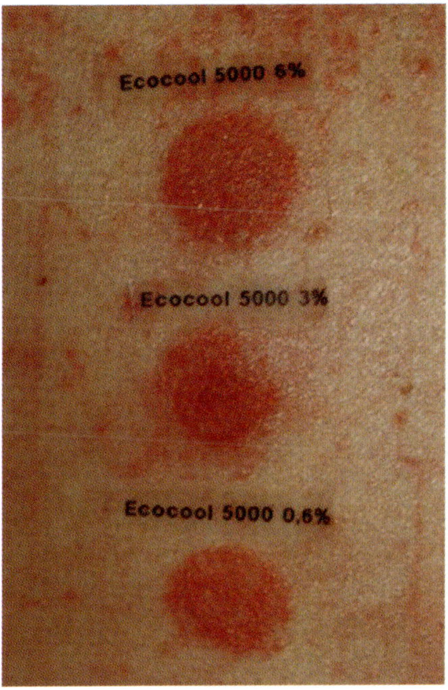

Fig. 4 - Test épicutané fortement positif à une dilution en série d'un fluide de coupe apporté par un patient présentant un eczéma des mains professionnel chronique (la concentration d'utilisation sur le lieu de travail était de 6% dans l'eau). Il a également des réactions positives à la colophane (2 +), à l'acide abiétique (3 +), à la monoéthanolamine (1 +) et à 2-(2-aminoéthoxy-éthanol diglycolamine (1 +) Ces produits sont souvent présents dans les fluides de coupe et peuvent correspondre à des sensibilisations pertinentes.

Produits du caoutchouc

Les produits du caoutchouc peuvent donner des tests épicutanés positifs lorsqu'ils sont testés « tel quel ». Cela est très utile pour tester les produits entrant en contact prolongé avec la peau, comme les gants de protection, les masques, etc. Très souvent, les ingrédients des caoutchoucs disponibles pour les tests épicutanés restent négatifs. L'isolement des allergènes du caoutchouc est extrêmement difficile à cause de la nature complexe de ce matériau et des très nombreux additifs ajoutés pour maintenir ses propriétés mécaniques. À titre de recommandation, les accélérateurs de vulcanisation, les antioxydants et autres produits fournis par le fabricant peuvent être testés à 1 % dans la vaseline. L'obtention d'une réaction positive nécessite la réalisation de séries de dilutions et le test sur des sujets de contrôle.

Colles et adhésifs

Cette catégorie de produits est maintenant présente partout et largement utilisée à la maison pour la réparation ou la fabrication de différents objets. Les colles sont souvent irritantes sous forme non diluée. La réalisation de tests épicutanés avec les acrylates à une mauvaise dilution peut induire des sensibilisations actives. Les concentrations listées dans le tableau 12 sont uniquement des indications ; avant de tester un produit inconnu, une information détaillée doit être obtenue du fabricant. Les tests doivent débuter par des tests semi-ouverts pour éviter les fortes réactions d'irritation ou les sensibilisations actives.

Tableau 12 - Test épicutanés aux colles et adhésifs. L'abréviations pour le véhicule est la suivante : vas = vaseline.

Produit	Concentration	Commentaires
Ruban adhésifs	tel quel	
Colles (sauf époxy et résines formaldéhydes et acryliques)		Test semi-ouvert en premier Laisser sécher si occlusion
- Colles dispersées	10-100 % (vas ou eau)	
- Colles contact	1-10 % (vas)	
Cyanoacrylates	2 % (vas)	Irritant fort. Rarement sensibilisant. Test semi-ouvert en premier

Matières plastiques

Pour cette famille de produits, l'utilisation des préparations commerciales peut être recommandée, car les concentrations ont été testées chez un grand nombre de patients et peuvent être considérées comme sûres et non sensibilisantes.

La plupart des patients sont en contact uniquement avec les produits finis ne contenant plus de monomères irritants ou sensibilisants. Néanmoins, comme il est décrit dans le chapitre 34 sur les matières plastiques du *Contact Dermatitis*, des exceptions à cette règle existent et certaines sensibilisations pertinentes ne sont détectées que par la réalisation de tests épicutanés avec de fines poussières de plastique ou avec tous les ingrédients dilués en série. Un test épicutané avec un chromatogramme en couche mince d'une résine de composition inconnue peut être une option intéressante pour chercher le sensibilisant responsable [4].

Certains de ces produits sont cancérigènes et peuvent causer des asthmes (par exemple les isocyanates). C'est pourquoi ces produits doivent être manipulés avec beaucoup de précaution.

Produits à ne pas tester

De manière générale, les produits suivants ne doivent pas être testés, car ils sont connus comme irritants et non comme sensibilisants (il y a quelques exceptions).

Un test épicutané peut être réalisé uniquement s'il y a une forte présomption d'allergie de contact en fonction de l'historique et de l'examen clinique. Dès lors, des tests ouvert et semi-ouvert doivent précéder la réalisation d'un test occlusif (dilutions en série de 0,1 % à 1,0 %).

- Composés astringents (*e.g.* $AgNO_3$).
- Antigels.
- Cires pour automobiles.
- Gasoil.
- Essence.
- Cire pour parquet.
- Chaux.

- Solvants organiques.
- Kérosène.
- Copeaux de métal.
- Antirouilles.
- White-spirit.
- Toluène.
- Produits WC et autres produits caustiques.
- Ciment et béton.

Tous les produits qui ont une forte odeur piquante et/ou qui contiennent des solvants organiques doivent être testés pour leur pH. Si un test ouvert ou semi-ouvert est négatif, des tests occlusifs avec des séries de dilutions, commençant par une très forte dilution, peuvent être réalisés (24 d'occlusion maximum, test localisé sur la face antérieure et médiane de la partie haute du bras, ce qui permet le retrait du test par le patient en cas de douleur).

S'il y a un doute sur la nature de la réaction – irritation ou allergie – un expert dans le domaine doit être consulté avant que d'autres tests soient conduits. La sensibilisation active de sujets volontaires ou des lésions ulcérées avec cicatrices sont les risques encourus en cas de poursuite des investigations.

Références

1. Balzer C, Schnuch A, Geier J, Uter W (2005) Ergebnisse der Epikutantestung mit patienteneigenen Kosmetika und Körperpflegemittel im IVDK, 1998–2002. Dermatol Beruf Umwelt 53: 8-24
2. Belsito DV, Fransway AF, Fowler JF Jr, Sherertz EF, Maibach HI, Mark JG Jr,Mathias CG, Rietschel RL, Storrs FJ,Nethercott JR (2002) Allergic contact dermatitis to detergents: a multicenter study to assess prevalence. J Am Acad Dermatol 46(2): 200-2006
3. Bruze M (1984) Use of buffer solutions for patch testing. Contact Dermatitis 10: 267-9
4. Bruze M, Frick M, Persson L (2003) Patch testing with thin-layer chromatograms. Contact Dermatitis 48: 278-9
5. Daecke CM (1994) Der Stellenwert patienteneigener Testsubstanzen bei der Epikutantestung.Hautarzt 45: 292-8
6. Dooms-Goossens A (1995) Patch testing without a kit. In: Guin JD (ed) Practical contact dermatitis. A handbook for the practitioner. McGraw-Hill, Philadelphia, Pa., pp 63-74
7. Frick M, Zimerson E,Karlsson D et al (2004) Poor correlation between stated and found concentration of diphenylmethane-4,4´-diisocyanate (4,4´-MDI) in petrolatum patch-test preparations. Contact Dermatitis 51: 73-8
8. Geier J, Lessmann H, Hillen U, Jappe U, Dickel H, Koch P *et al* (2004) An attemt to improve diagnostics of contact allergy due to epoxy resin systems. First results of the multicentre study EPOX 2002. Contact Dermatitis 51: 263-72
9. Giménez Arnau E, Andersen KE, Bruze M, Frosch PJ, Johansen JD, Menné T, Rastogie SE,White IR, Lepoittevin JP (2000) Identification of Lilial® as a fragrance sensitizer in a perfume by bioassay-guided chemical fractionation and structure-activity relationships. Contact Dermatitis 43: 351-8

10. Goossens A, Armingaud P,Avenel-Audran M *et al* (2002) An epidemic of allergic contact dermatitis due to epilating products. Contact Dermatitis 46: 67-70
11. Goossens A, Detienne T, Bruze M (2002) Occupational allergic contact dermatitis caused by isocyanates. Contact Dermatitis 47: 304-8
12. Hausen BM (1988) Allergiepflanzen, Pflanzengiftc. Handbuch und Atlas der allergieinduzierenden Wild- und Kulturpflanzen. 1988 Ecomed Verlag, Landsberg Lech
13. Henriks-Eckerman M, Suuronen K, Jolanki R, Alanko K (2004) Methacrylates in dental restorative materials.Contact Dermatitis 50: 233-7
14. Herbst RA,Uter W,Pirker C,Geier J,Frosch PJ (2004) Allergic and nonallergic periorbital dermatitis: patch test results of the Information Network of the Departments of Dermatology during a 5-year period. Contact Dermatitis 51: 13-9
15. Johansen JD, Frosch PJ, Rastogi SC, Menné T (2001) Testing with fine fragrances in eczema patients. Contact Dermatitis 44: 304-7
16. Jolanki R, Estlander T, Alanko K, Kanerva L (2000) Patch testing with a patient's own materials handled at work. In: Kanerva L, Elsner P, Wahlberg JE, Maibach HI (eds) Handbook of occupational dermatology. Springer-Verlag, Berlin Heidelberg New York, pp 375–383
17. Lange-Ionescu S,Bruze M,Gruvberger B,Zimerson E,Frosch PJ (2000) Kontaktallergie durch kohlefreies Durchschlagpapier. Dermat Beruf Umwelt 48: 183-7
18. Magerl A, Heiss R, Frosch PJ (2001) Allergic contact dermatitis from zinc ricinoleate in a deodorant and glyceryl ricinoleate in a lipstick. Contact Dermatitis 44: 119-21
19. Magerl A, Pirker C, Frosch PJ (2003) Allergisches Kontaktekzem durch Schellack und 1,3-Butylenglykol in einem Eyliner. Journal Deutsch Dermatolog Gesellsch 1: 300-2
20. Menné T, Dooms-Goossens A,Wahlberg JE, White IR, Shaw S (1992) How large a proportion of contact sensitivities are diagnosed with the European standard series? Contact Dermatitis 26: 201-2
21. Mutterer V, Giménez Arnau E, Lepoittevin JP, Johansen JD, Frosch PJ, Menné T,Andersen KE,Bruze M, Rastogi SC,White